U0235519

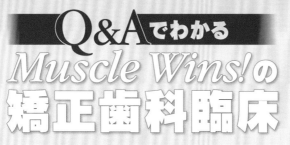

# Muscle Wins
# 正畸临床矫治
## 疑难问题及病例解析

Q&Aでわかる
*Muscle Wins!*の
矫正歯科临床

原　著　近藤悦子

主　译　白玉兴　杨　力　赵　弘

译　者　（以姓氏笔画为序）

马文盛　仇玲玲　史　真　白玉兴　李　悦

杨　力　张海萍　赵　弘　赵秀静　徐　辉

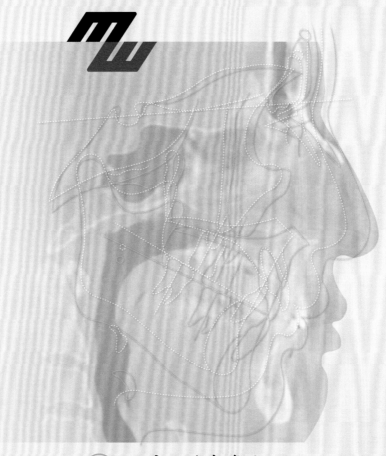

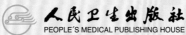

人民卫生出版社
PEOPLE'S MEDICAL PUBLISHING HOUSE

Questions and Answers : "Muscle Wins !" Treatment in Clinical Orthodontics
By Etsuko Kondo
Copyright © Ishiyaku Publishers, Inc. Tokyo, Japan, 2017.
All rights reserved.
First original Japanese edition published by Ishiyaku Publishers, Inc. Tokyo, Japan.
Chinese (in simplified character only) translation rights arranged with Ishiyaku Publishers, Inc. Tokyo, Japan. through CREEK&RIVER SHANGHAI Co., Ltd. and CREEK&RIVER SHANGHAI Co., Ltd

**图书在版编目(CIP)数据**

Muscle Wins 正畸临床矫治：疑难问题及病例解析/
(日)近藤悦子原著；白玉兴，杨力，赵弘主译. —北
京：人民卫生出版社，2020
ISBN 978-7-117-29099-9

Ⅰ.①M⋯　Ⅱ.①近⋯②白⋯③杨⋯④赵⋯　Ⅲ.①
口腔正畸学　Ⅳ.①R783.5

中国版本图书馆 CIP 数据核字(2019)第 230903 号

| 人卫智网 | www.ipmph.com | 医学教育、学术、考试、健康，购书智慧智能综合服务平台 |
| 人卫官网 | www.pmph.com | 人卫官方资讯发布平台 |

版权所有，侵权必究！

图字：01-2018-6153

**Muscle Wins 正畸临床矫治：疑难问题及病例解析**

主　　译：白玉兴　杨　力　赵　弘
出版发行：人民卫生出版社(中继线 010-59780011)
地　　址：北京市朝阳区潘家园南里 19 号
邮　　编：100021
E - mail：pmph @ pmph.com
购书热线：010-59787592　010-59787584　010-65264830
印　　刷：北京盛通印刷股份有限公司
经　　销：新华书店
开　　本：889×1194　1/16　印张：14
字　　数：454 千字
版　　次：2020 年 2 月第 1 版　2024 年 8 月第 1 版第 5 次印刷
标准书号：ISBN 978-7-117-29099-9
定　　价：208.00 元

打击盗版举报电话：010-59787491　E - mail：WQ @ pmph.com
质量问题联系电话：010-59787234　E - mail：zhiliang @ pmph.com

# 毕生钻研的"悦子技术"

我们大学培养了一大批人才,他们毕业后致力于科学研究和临床治疗并取得了杰出的成就。身处学术氛围浓郁的大学环境中,我对他们的热情和才华深感钦佩。近藤悦子女士就是他们之中的代表,是一位口腔正畸专业的开业医生。

据我所知,近藤女士蒙承日本齿科大学的榎惠教授、阿德莱德大学的P.R.Begg教授、伊利诺伊大学的T.M.Graber教授、T.J青葉教授以及日本齿科大学的中原理佐子教授等恩师以及志同道合的好友的眷顾和帮助,其研究范围远远超越了以往的口腔正畸范畴,开创出了一个超越传统正畸理念和技术的新领域。

近藤女士潜心研究了由解剖学者 H. Sicher 医生提出的肌肉支配下的形态与功能间的协调这一论点,不仅在理论上,而且在临床实践中揭示了舌、颌面部和颈部肌肉的形态以及肌力和肌功能之间关系的奥秘。她对 120 例治疗后咬合保持稳定的正畸患者进行了长达 50 年的随访,并在国际期刊和会议上发表了高水平的研究结果,引起了口腔正畸界的广泛关注,令人叹为观止。

近藤女士研究了舌和舌骨位置对呼吸、吞咽功能、咬合、颌面部骨骼形态、面部和包括颈部的软组织侧貌的影响。正是认识到这些影响可以极大地帮助正畸错殆畸形的矫治,她开发出一种独特的矫治方法。这种新颖且简单的矫治方法在大量病例中被证明是成功的,这给正畸临床带来了全新的改变。

本书是继 2007 年出版的《基于呼吸及口周肌功能的正畸临床治疗》一书后,她推出的又一力作。这本书以问答形式编写,例如,问题 1:"为什么要重视舌骨的位置?",问题 2:"拔牙与非拔牙的判断标准是什么?",又比如问题 4:"颈部肌肉异常对颌面部骨骼会造成什么影响?"。对于上述问题,作者在书中展示出引人入胜的病例,并通过这些病例做出了让读者耳目一新、通俗易懂的解答。

本书虽是近藤女士收集了多年重大研究成果的集锦,但其诊疗理念则植根于榎惠教授引入日本的 Begg 矫治技术。因为它的独特性,我想为它起一个恰如其分的名字,我愿意把它称为"悦子(Etsuko)矫治技术"。

个人而言,1995 年在希腊雅典举行的欧洲颌面会议上我展示了一项题为"原住民恒牙列的纵向变化"的研究。著名的 Graber 教授当时做了一个特别的大会演讲,在总结时他说:"各位,请保持简单!"西方人也相信简单,这给我留下了非常深刻的印象。

近藤女士很早就得到 Graber 教授的赏识,他非常钦佩她的工作。

**中原泉**

日本齿科大学校长、管理委员会主席

2017 年 8 月

# 读近藤女士新书后的思考

在这本著作中，近藤悦子女士用自己几十年从医的实践经验，成功地证明了自己独到的正畸治疗理念。可以说，这种理论与实践的相结合是青出于蓝而胜于蓝，这种努力本身更令人敬佩不已。客观地说，一个正畸医生几十年间孜孜不倦地追踪同一个患者并进行各种研究，即便是在大学的研究机构中也难度颇大，甚至可以说是几乎不可能做到的事情。

另外，这本书对于尚在口腔医学院学习的在校生来说，也是值得精读的好书。它告诫在校期间的大学生们应重视口腔解剖学的学习，并具体教授了如何才能正确掌握学习方法。

本书所有的病例分析均从解剖学的角度阐述了肌功能之间的关联性，其中，重点讲述了咀嚼肌在正畸治疗中的重要意义。甚至，强调了那些看起来与咬合毫无关联的元素，头部基准线、表情肌、舌骨上下肌群、头颅后部肌群、胸锁乳突肌、颊肌以及舌体运动、吞咽功能等，这些在矫正治疗中同样具有重要意义。

本书内容以一问一答的答疑方式展开，全篇通俗易懂，一目了然。是特别推荐给未来致力于从事口腔正畸事业的在校大学生们收藏和潜心攻读的好书。

**井出吉信**
东京齿科大学理事长、校长
2017 年 8 月

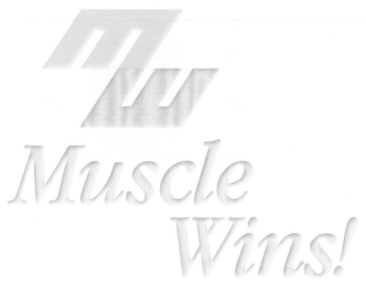

# 一项通过构建功能和形态的协调来促进健康的技术

近藤悦子女士在她第一本书的基础上，以问答的形式编写了第二本著作《Muscle Wins 正畸临床矫治：疑难问题及病例解析》。我非常荣幸再次为其新书写序，在此首先对她所付出的巨大努力表达我最诚挚的敬意。

功能决定形态。异常的功能，再加上不利的生长型将会共同影响颅颌面复合体的发育。高角病例的临床特征表现为垂直咬合高度增加、下颌角钝以及下颌后缩。除了这些骨骼特征，还常常伴有异常的肌肉活动和呼吸方式，如咀嚼肌薄弱、舌位置异常、异常吞咽和口呼吸。正畸治疗的目的就是改善形态和功能，实现二者的协调。对于高角病例，实现这些目标是非常困难的。

对正畸问题的诊断能力很大程度上取决于正畸医师的知识、经验和技能水平。对于一些被认为需要手术的高角病例，近藤悦子女士则通过非手术的方法，甚至某些情况下采取非拔牙的方法进行矫治。尽管这些病例看似被施加了"近藤魔法"而被神奇地治愈，但实际上她的治疗方法是基于大量的、可靠的数据分析，而使得"肌肉获胜"的正畸理念独具特色、科学可信。

她提出的是基于"肌肉与呼吸获胜"理念的、杰出的矫治技术，是通过改变以下几方面的咬合和颌骨形态来协调结构和功能、推进全身的健康，包括：①通过直立、压低后牙来降低垂直向咬合高度；②通过扩大牙弓使舌体空间增大，将口呼吸转化为鼻呼吸；③通过舌体上抬训练、嚼口香糖训练和紧咬牙训练改善口腔功能。

书中详细记录了有关内容，通过比较治疗前、后的头颅侧位片描迹重叠图、ET 图像和肌电图，证实了形态学的改变和口腔功能的相应调整。对治疗后的舌姿势位、舌骨位置、气道通畅度以及肌肉活动的变化也都有详细论述。

新的正畸技术只有被众多正畸医师使用才能引起革新。近藤悦子女士仅仅通过正畸手段改变颌骨形态、恢复正常功能，而成功地治疗了成人骨性Ⅲ类错𬌗病例、高角病例和睡眠呼吸暂停病例。毫无疑问，她高超的矫治理念和矫治技术在解决疑难病例上非常有效。特别是她治疗睡眠呼吸暂停病例的方法也将引起医学界的广泛关注。

近藤悦子女士一直在分析、评估和验证治疗结果的长期稳定性，以不断地为新病例的诊断和治疗提供反馈。正是她笃志好学的精神和坚持不懈的努力才使得这项工作得以完成。我希望这一杰出的理论和技术能在全球范围内推广，为广大正畸医师提供更多的帮助。

**大野肃英**

大野口腔正畸门诊

2017 年 8 月

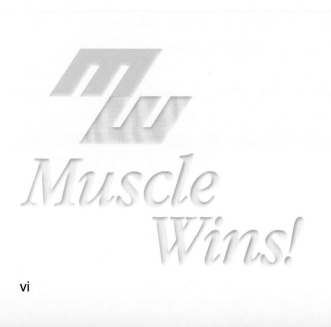

# 强烈推荐《Muscle Wins 正畸临床矫治：疑难问题及病例解析》

我非常荣幸地邀请到近藤悦子女士于 1996 年、2001 年、2008 年和 2017 年来中国台湾讲学。除了出色的治疗和疑难病例分析，她有我见过的最好的、长期随访的资料。她收集的资料不仅包括头颅侧位片、全景图和肌电图，还包括 CBCT。她甚至切割牙颌石膏模型，以便清楚显示舌侧的咬合关系。令人惊讶的是，近藤女士在非拔牙、不辅助微种植体支抗和正颌手术的情况下，成功地治疗了十分疑难的 III 类开𬌗患者。毫无疑问，她高超的矫治理念和机制是取得惊人疗效的关键因素之一。最重要的，经她治疗的病例的长期稳定让我们想探究其中的奥妙。著名的 TM Graber 医生十分赏识近藤女士独特的矫治理念，他曾引用著名解剖学家 Harry Sicher 的话："无论何时肌肉和骨骼之间进行较量的话，骨骼必败"。"肌肉获胜"的说法就出于此。

追踪正畸患者超过 30 年是令人惊异的。我甚至在庆祝她第一本书出版的聚会上见到了一位她长期随访的患者。病例的长期稳定性表明近藤女士"肌肉获胜"的理念是完全正确的，而且在临床实践中非常实用。大约 22 年前，在看到近藤女士挑战安氏 III 类病例的惊人疗效后，我很想采纳她的方法，但未能尝试，因为当时她治疗那些病例主要是使用 Begg 技术，这个技术我不太熟悉。大约 15 年前，她开始使用一种低摩擦、轻力的矫治器（几乎在同一时期我也开始这种尝试）。这让近藤女士的"肌肉获胜"的理念和机制变得更容易被采纳了。

对于那些从未聆听过近藤女士精彩演讲的人来说，这本新书《Muscle Wins 正畸临床矫治：疑难问题及病例解析》以及她的第一本书《基于呼吸及口周肌功能的正畸临床治疗》都是非常好的资源来深入学习其矫治理念的细节。

与她的第一本书一样，这本新书中有许多精美的病例。此外，近藤女士通过一问一答的方式，阐述了许多关于如何实现长期稳定性的观点。

相信这本新书将是关于口腔正畸学的又一畅销书。

**林锦荣**
中国台北医科大学临床教授
中国台湾正畸医师协会会长
2017 年 8 月

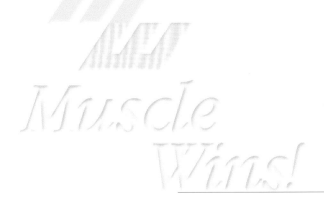

# 作者前言

　　毕业后，我即留在了大学附属医院的正畸科工作，从生平第一次诊治患者到今天，一晃已经过去了整整 52 个年头。在大学医院工作期间，我从已故恩师榎惠教授那里学到了许多有益的技能，特别是他提倡的重视功能重要性的理论让我受益匪浅。在此期间，我也多次参加了大野肃英先生和杉村英雄先生举办的各种讲座，学到了当时最先进的 Begg 矫治技术。除此之外，我还从当时我治疗的患者以及自己刚刚开业时治愈的患者身上学到了许多东西。之后，在美国齿科正畸界权威——T.M. Graber 教授的帮助下，我有幸能把基于呼吸及口周肌功能的正畸临床治疗法推广到全世界，我对这一切感到无比自豪。时至今日，Graber 教授当时赠给我的 "Proud of you!" 这句名言还一直被我当成座右铭，鼓舞和激励着我走向成功。

　　我从众多临床病例中精选出 120 个病例进行了结果分析，再按照分析出的诊疗标准和治疗程序，从中严格选出了 33 个病例的治疗方法，并在此基础上，于 10 年前编撰了《基于呼吸及口周肌功能的正畸临床治疗》一书。

　　在那本书的前言中，我这样记述："患者的咬合状况会随着矫治后的生长发育、下颌运动、舌体和口周肌功能、咀嚼肌以及颈部肌的活动与呼吸方式而变化。"如果只读过这点内容，也许很多正畸医生都会这样说："因此，矫正治疗只能在成长发育后开始。"这绝不是句玩笑话，在实际生活中，我也听说过有许多正畸医生放弃治疗正在处于生长发育期的患者，把他们推回家的事。

　　但是，等到生长发育期结束后再对患者开始矫治，其结果应该是，虽然能够改善齿列不齐，但却无法获得理想的咬合形态和健全的下颌功能。咬合不齐的患者往往是由于下颌偏位，下颌功能有问题，颈部肌功能左右偏差，下颌支、髁状突发育不全等引起的。因此，在生长发育的早期恢复其功能，改善其咬合至关重要，健全的功能有助于治疗后的成长与发育。在此，我要重申：其实，我们与患者的愿望是一致的，都希望获得在功能和审美上两全其美的颌面骨骼以及长期稳定的咬合状态。

　　《基于呼吸及口周肌功能的正畸临床治疗》出版后，随即被译成英文、韩文和中文，我也收到了许多世界各地寄来的书信和邮件。其中，许多人都提出希望再多了解一些关于"基于呼吸及口周肌功能的正畸临床治疗的方法""拔牙的标准和时机""为下颌关节的健康发育开始治疗的最佳年龄"等问题。受到读者的激励，我决心再次执笔，编撰了这本《Muscle Wins 正畸临床矫治：疑难问题及病例解析》。

　　在这 10 年间，我终于领悟到"观察舌骨位的重要性"。因此，我在本书中增添了上述内容，希望能通俗易懂地让诸位了解它的重要性。为了避免本书中的病例与第一卷重复，对于 Q12 这种长期稳定的病例，我多采用的是治疗后 5 年患者的病例，其中也有治疗后 23 年患者的病例，因为我认为其参考价值很高，值得选入。

　　对我来说，幸运的是二三十年前的患者仍然与我保持着联系，与我相交流。其中，还有父子两代、子孙三代都是我的患者，接受了我的治疗。我的医者信条是："不愿意对子女实施的治疗方法绝不施用在患者身上""应该把患者当成自己的子女实施诊疗"。正因为如此，我深得患者的信任，即便治疗结束后他们仍然时常来医院探望我，让我有机会继续了解治疗后的结果和痊愈的过程。对此，我也感铭肺腑。我把从患者身上学到的，通过治疗又还给了他们。我懂得这样做的重要性，深知人要懂得感恩的道理。

值此书出版之际，我衷心感谢为本书执笔作序的母校日本齿科大学理事长/校长中原泉先生、东京齿科大学理事长/校长井出吉信先生、母校学长大野粛英先生以及好友中国台湾正畸学会原会长林锦荣先生等人。

最后，借此机会，谨向原ORMCO公司的中澤孝夫先生、负责本书编辑工作的医齿药出版社的石飛赤根先生、牙科医生小野美代子和荒井志保，以及承担整理和管理患者档案资料的本院医务人员野田純子、鈴木澄江、佐佐木三千代、高田郁子、大野菊枝、坂本幸江、神田静等诸位同仁，深表谢意！

**近藤悦子**
2017 年 8 月

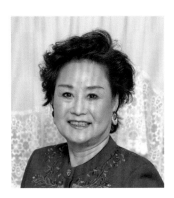

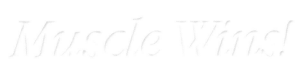

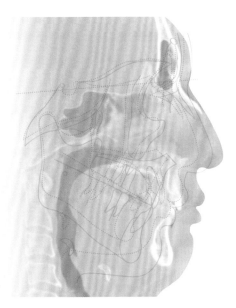

# *Muscle Wins!*

## 1. 解决前后向、垂直向的问题

不使用口外弓和种植支抗通过直立压低上下磨牙,改善咬合关系

### Ⅱ类开殆病例

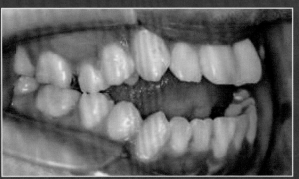

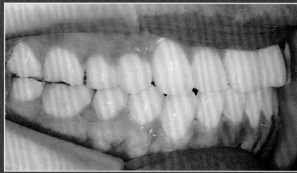

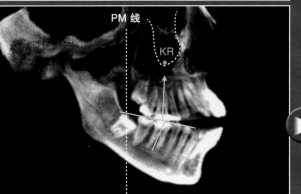

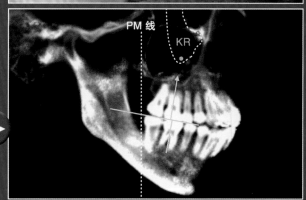

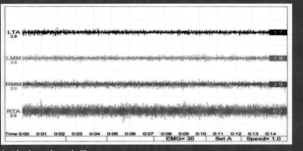

初诊时(19岁11个月)

矫治后2年0个月(24岁0个月)

▶ 参照 P.92:Q8-case1

# 特征性治疗结果

## Ⅲ类开𬌗病例

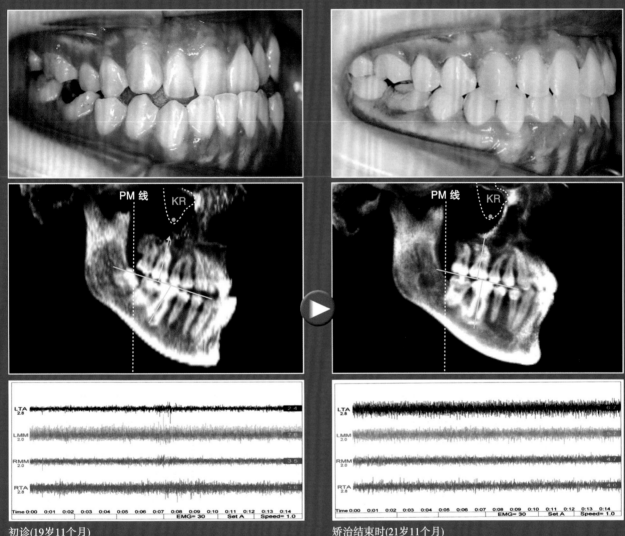

初诊(19岁11个月)　　　　　　　　　　矫治结束时(21岁11个月)

　　上颌第一恒磨牙牙轴的延长线均通过 key ridge 点，大部分Ⅱ类病例的上颌第一恒磨牙表现为近中倾斜而Ⅲ类病例则表现为远中倾斜，使Ⅱ类、Ⅲ类的咬合关系更加恶化。在后倾曲与橡皮圈牵引的共同作用下直立磨牙牙轴，使Ⅱ类病例上颌牙列向远中移动、下颌牙列向近中移动，从而达到Ⅰ类咬合关系。

　　由于Ⅲ类病例下颌第一恒磨牙近中倾斜，在后倾曲与橡皮圈牵引的共同作用下，下颌牙列向远中移动。

　　另外，在开𬌗的病例中无论是Ⅱ类还是Ⅲ类病例在后倾曲和短的橡皮圈牵引的共同作用下，使上下颌磨牙直立并压低，磨牙区咬合高度减低，开𬌗症状得到改善。

▶ 参照 P.114:Q9-case 4

## 通过直立压低磨牙重新构成咬合平面

# Ⅲ类开𬌗病例

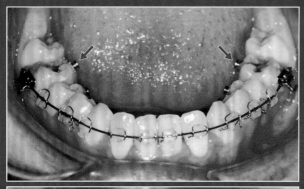 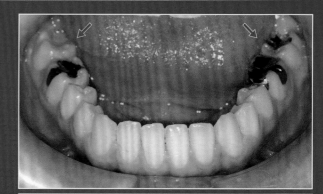

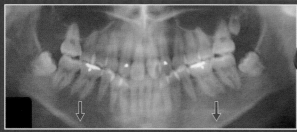 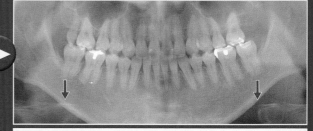

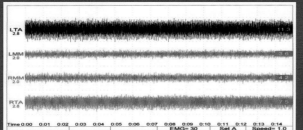

矫治开始后11个月(18岁1个月)　　　　矫治后6年7个月(26岁3个月)

| | | |
|---|---|---|
| SNA | 76.0° | 77.0° |
| SNB | 80.0° | 76.5° |
| ANB | −4.0° | 0.5° |
| GoA | 134.5° | 131.0° |
| F, Occp-AB | 65.0° | 90.0° |
| U1 to SN | 99.0° | 108.0° |
| L1 to Dc-L1i | 105.0° | 99.0° |

初诊时 (17 岁 2 个月 )
矫治后 6 年 7 个月（26 岁 3 个月）

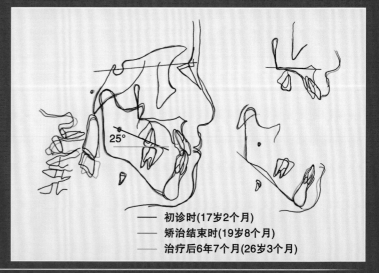

—— 初诊时(17岁2个月)
—— 矫治结束时(19岁8个月)
—— 治疗后6年7个月(26岁3个月)

　　下颌第一恒磨牙在矫治器的作用下被直立压低,而下颌第二恒磨牙则是在强化咬合力的作用下(增强咬肌、颞肌的功能)被直立压低。

　　本病例通过去除咬合干扰减弱了过度活跃的颞肌功能,在强化咬肌功能训练的作用下下颌第二恒磨牙被直立压低,其结果使咬合平面改变了25°。

▶ 参照 P.104:Q9-Case 1

# 利用生理性下颌顺时针旋转,短时间治疗将Ⅲ类关系改善为Ⅰ类关系

## Ⅲ类深反覆𬌗病例

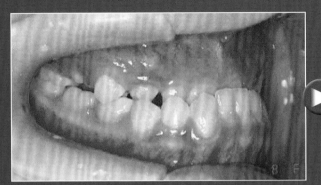

初诊时(12岁1个月)

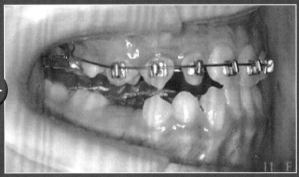

矫治后3个月(12岁4个月)
戴入下颌𬌗垫,下颌顺时针旋转

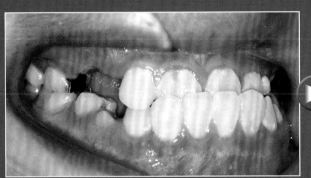

初诊时(12岁4个月)

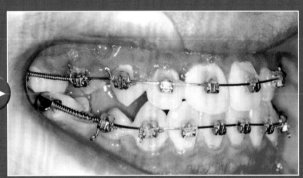

矫治后5个月(12岁10个月)　▶ 参照 P.140：Q11-case1

## Ⅲ类开𬌗病例

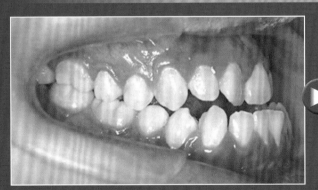

初诊时(18岁9个月)

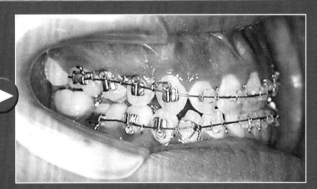

矫治后4个月(19岁1个月)　▶ 参照 P.112：Q9-case3

在许多Ⅲ类病例中,利用生理性下颌顺时针旋转、非外科手术的方法,可以早期改善前牙深反覆𬌗。

## 2. 解决垂直向、水平向问题

缓解咬合力，调整牙槽弓和牙弓的形态，可以打开咬殆

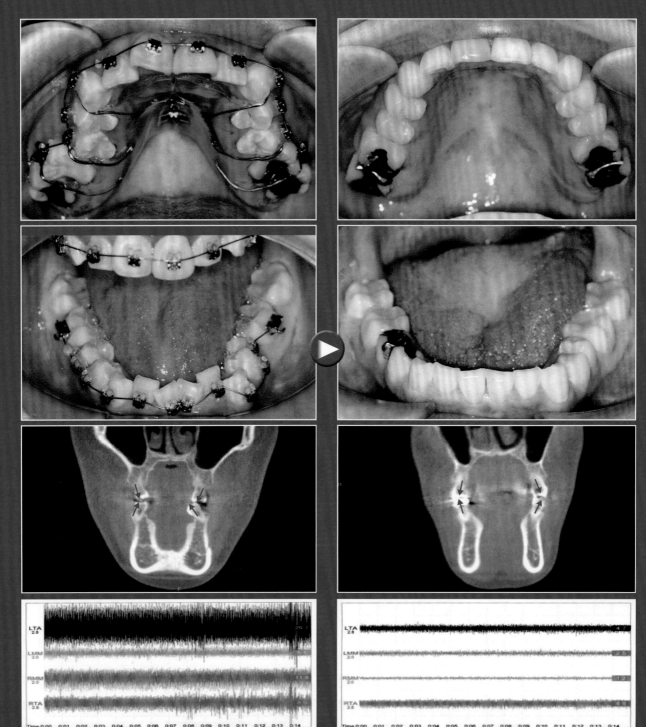

初诊时(27岁9个月)　　　　　　　　　　矫治后2年4个月(33岁1个月)

无需打开腭中缝,通过扩大狭窄的牙弓和牙槽基骨,使所有牙齿均能排列在牙槽骨的松质骨内

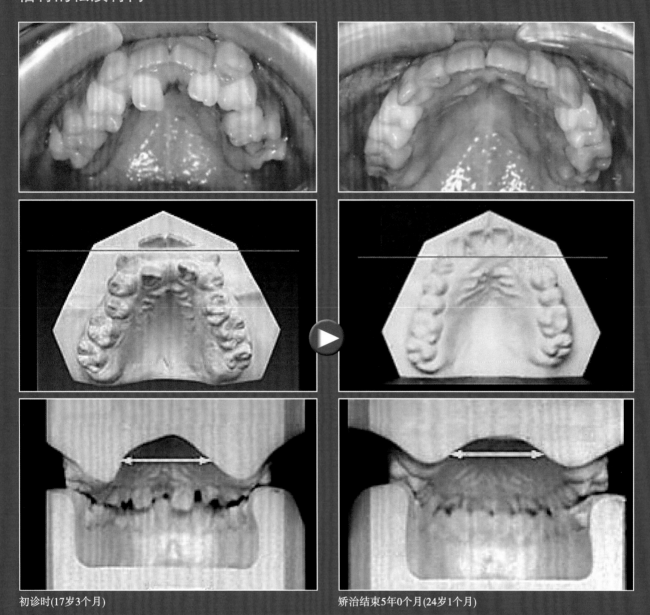

初诊时(17岁3个月)                                       矫治结束5年0个月(24岁1个月)

　　虽然是需要快速扩弓或者是拔牙的病例,在采用了可摘式螺旋扩弓矫治器和进行舌体上抬、吞咽功能训练治疗后,狭窄的牙弓和牙槽弓形态得到了调整,固有口腔空间得到扩大,但腭中缝并没有被打开。由于所有牙齿均排列在了牙槽骨的松质骨中,牙弓形态稳定从而维持了咬合的长期稳定。

## 舌体上抬训练使呼吸道打开，获得了鼻呼吸和正常吞咽方式，增强了咬合力

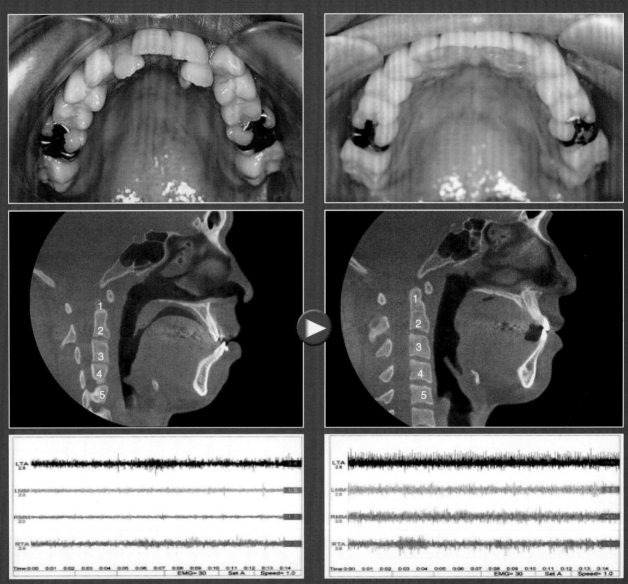

初诊时(20岁7个月)　　　　　　　　　　　　　　　　矫治结束2年0个月(24岁1个月)

在许多开𬌗病例中舌骨下肌群紧张，舌骨和舌体均被牵拉向下，舌体远离上腭，因此造成呼吸道狭窄，诱发口呼吸和异常吞咽，使咬合力降低（咬肌活动减弱），在机械性正畸治疗的同时要进行恢复肌功能的治疗，即 Muscle Wins! 的正畸治疗。舌体上抬与腭盖贴服，从而可以打开呼吸道，建立鼻呼吸及正常吞咽方式，调整牙弓及牙槽弓形态后，增强了咬合力，可以减小磨牙区的咬合高度，改善开𬌗。

# 3. 解决审美问题

## 咬合与软组织侧貌变化的关系

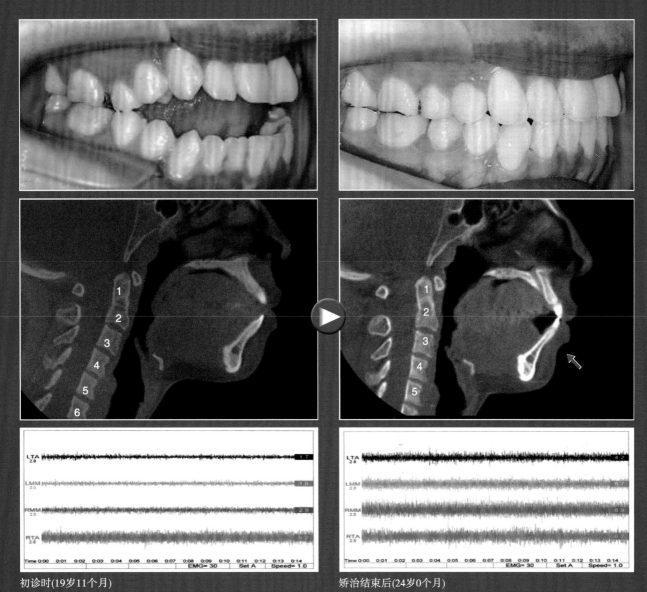

初诊时(19岁11个月)　　　　　　　　　　　　　　　　矫治结束后(24岁0个月)

　　开𬌗病例中使舌骨上移,建立鼻呼吸及正常吞咽方式的同时加强咬肌的强度,增强咬合力,从而减少磨牙区的咬合高度,开𬌗得到改善,形成理想的颏唇沟(箭头所示)形态。▶ 参照 P.92 : Q8-case1

## 4. 纠正左右不对称

纠正左右胸锁乳突肌不对称以后，颈椎弯曲、下颌升支及髁突形态左右不对称也随之得到了改善

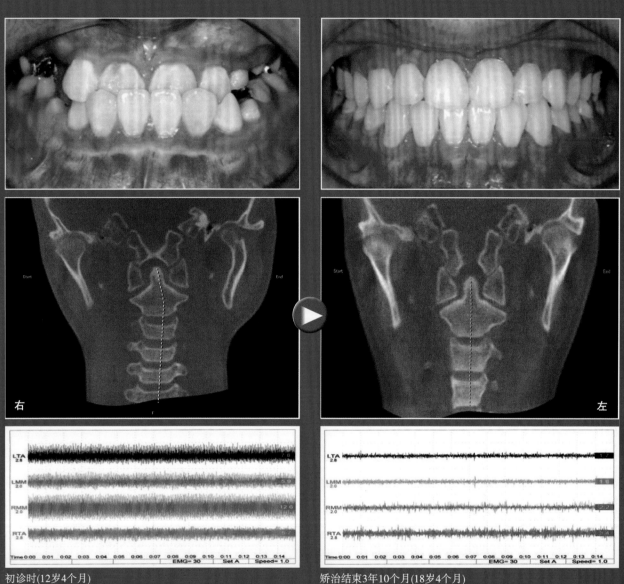

初诊时(12岁4个月)　　　　　　　　　　矫治结束3年10个月(18岁4个月)

　　在左右胸锁乳突肌不对称病例中常常会诱发颈椎弯曲、下颌升支及髁突形态左右不一致、下颌偏斜现象出现。在生长发育早期阶段机械性矫治的同时配合肌功能治疗(颈部肌、咬肌、颞肌)，改善颈椎弯曲及纠正左右不对称的下颌升支和髁突形态。　　　▶ 参照 P.140：Q11-case1

*Muscle Wins!*

# 5. 矫治后的稳定

正畸治疗结束时采用过矫治的咬合形态有利于自行调整建立功能性咬合状态

## Ⅱ类深覆𬌗病例

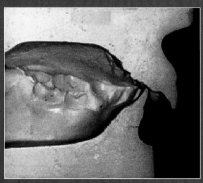
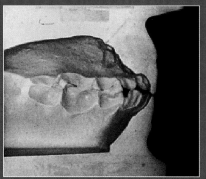
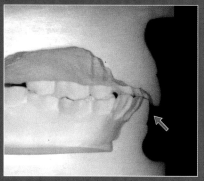

初诊时(9岁9个月)
咬合力过强造成磨牙区咬合高度降低引发前牙深覆𬌗,上颌切牙明显唇向倾斜。

矫治结束时(12岁4个月)
前牙覆𬌗矫治到切对切状态,上颌切牙略向舌侧倾斜的感觉,即过矫治状态下结束矫治。

矫治后45年2个月(57岁6个月)
上下切牙轴倾斜度得到改善,建立了正常的覆𬌗关系,形成了具有功能性咬合形态的切牙引导。

## Ⅱ类开𬌗病例

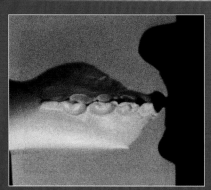
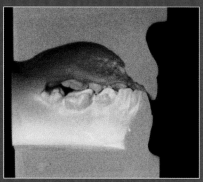
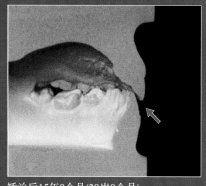

初诊时(9岁7个月)
口呼吸、异常吞咽习惯造成咬合力减弱,磨牙咬合高度增加,同时诱发了吐舌习惯,造成前牙开𬌗。上下颌切牙明显唇向倾斜。

矫治结束时(14岁9个月)
前牙深覆𬌗,上下切牙舌向倾斜,即过矫治的咬合状态下结束矫治。

矫治后15年0个月(29岁9个月)
正常的覆𬌗及良好的上下切牙倾斜度。形成了具有功能性咬合形态的切牙引导。

    在生长发育期中结束治疗的病例,要考虑到治疗后生长发育潜力的因素,治疗结束时多采用过矫治的方法,在完善功能的状态下随着生长发育的过程,可以自行调整建立功能性咬合形态。

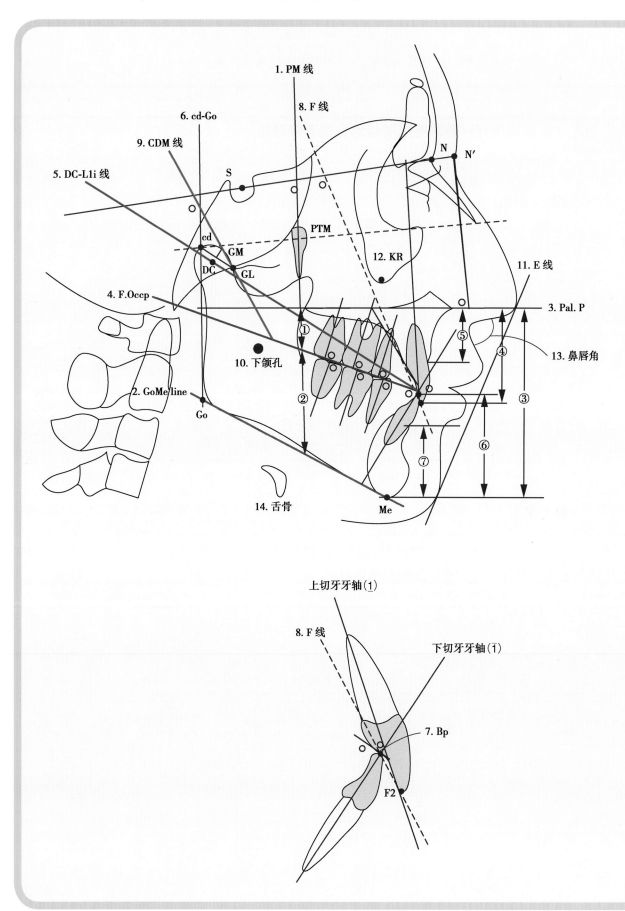

根据长期稳定病例的分析结果,追加下列重要的头影测量项目。

| 1. PM 线 | PTM(翼上颌裂)的顶点与最下点的连线,是颅部重要的解剖学基准线之一,牙槽骨位于该基准线的前方,PM 线与 17、27、37、47 的位置关系可以作为是否拔牙矫治的参考标准之一(参见 p.2) |
|---|---|
| 2. GoMe 线<br>(下颌平面:Mand.P) | Go 与 Me 连线 |
| 3. Pal.P(腭平面) | ANS 与 PNS 的连线 |
| 4. F .Occp | (功能𬌗平面)上下颌第一恒磨牙的牙尖及第一、第二前磨牙的牙尖的连线。从功能𬌗平面做恒磨牙及前磨牙牙长轴的垂线,可以观察牙齿的倾斜度。<br>(1)观察腭平面通过 PM 线与以下平面的距离<br>① Pal.P-F.Occp:代表上颌磨牙的咬合高度<br>② Pal.P-GoMe:代表下颌磨牙的咬合高度(①＋②的距离＝磨牙区的咬合高度)<br>(2)从 Pal.P 平面引垂线,观察以下③④⑤垂直高度<br>③ Pal.P-Me:代表前下面高<br>④ 1-Pal.P:代表上颌中切牙的切端到腭平面的垂直距离<br>⑤ Ī-Pr(上牙槽缘点):代表上颌前牙区牙槽骨的垂直高度<br>(3)从 Me 点做 Pal.P 的平行线,观察以下⑥⑦垂直高度<br>⑥ Ī-Me:下颌中切牙切端到 Me 的垂直高度<br>⑦ Me-Id(下牙槽缘点):下颌骨正中联合部的垂直高度 |
| 5. DC-Li 线 | 髁突中点(DC)到下颌中切牙切端的连线。代表下切牙的轴倾度 |
| 6. cd-Go | 髁顶点(cd)与下颌角点的连线。代表下颌升支的垂直高度(下颌升支长) |
| 7. inflection point(Bp) | 上颌切牙舌隆凸前的凹点。前牙覆𬌗改善后,确定前牙切导的位置,下切牙的切端与 Bp 点相接触 |
| 8. F 线 | 上颌切牙舌侧最下点(F2)与 Bp 点的连线。代表上颌切牙舌侧面诱导下颌前牙切导的位置(切导) |
| 9. CDM 线 | 颞下颌关节窝的最高点(与 cd 基本一致)与关节窝前壁最下点(GL)连线的中点向关节窝前壁引垂线,该垂线与关节窝前壁的交点为 GM 点。GM 点与 GL 线的连线被称为 CDM 线,代表髁导 |
| 10. 下颌孔 | 检测 F.Occp 的延长线与下颌孔位置时用此点,与 Xi 点一致 |
| 11. E 线 | 鼻尖点与颏前点的连线,诊断上下唇位置关系时用此线 |
| 12. key ridge: KR<br>(颧突线) | 颧骨外形线的最下点,是咬合力集中于颧突上的点。Atkinson 认为是 16、26 近中颊根的延长线在颧突上的投影,即 Angle 认为的上颌第一恒磨牙稳定不变的理论(笔者统计了 120 例矫治病例的结果,发现此点与上颌第一恒磨牙颊侧根分歧相对应的情况多见) |
| 13. 鼻唇角 | 鼻尖点至鼻下点连线,与鼻下点至上唇突点连线形成的夹角 |
| 14. 舌骨 | 舌骨位置与呼吸、吞咽方式、不正常咬合状态有关 |

Muscle Wins!

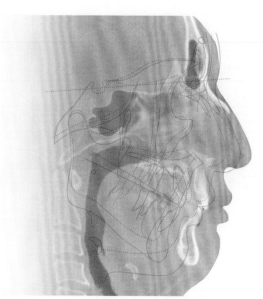

# 1

- 舌骨上肌群
- 舌骨下肌群

# 为什么要
# 重视舌骨的位置？

通过对 120 例矫治后保持咬合长期稳定的病例分析结果，发现舌骨的位置与舌骨肌群、呼吸、吞咽方式以及错𬌗畸形密切相关，正畸治疗时要重视舌骨的位置。

如图 1 所示，舌骨上肌群与舌骨下肌群维持舌骨的位置。舌骨的水平位置与舌骨上肌群有关，当舌骨上肌群紧张时限制了下颌向前发育，造成下颌后缩的 Ⅱ 类错𬌗畸形。

舌骨的垂直位置与舌骨下肌群有关，当舌骨下肌群紧张时造成舌体后缩，舌骨与会厌下降，呼吸道变窄，导致口呼吸和异常吞咽。其结果是咬肌活动下降，咬合力降低，垂直距离增大，造成 Ⅱ 类或 Ⅲ 类开𬌗。

因此，舌骨位置与错𬌗畸形密切相关，通过舌骨位置能够非常有效地判断下颌位置。

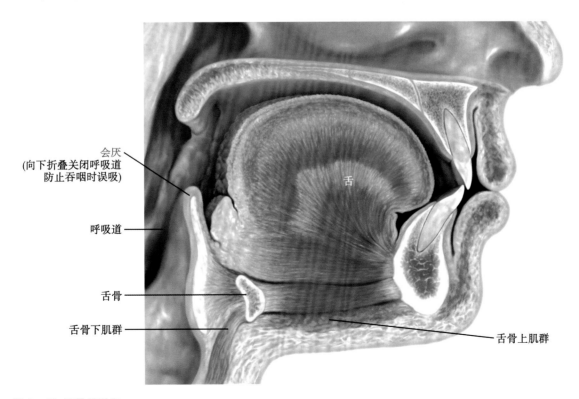

会厌
(向下折叠关闭呼吸道
防止吞咽时误吸)

呼吸道

舌

舌骨

舌骨下肌群

舌骨上肌群

图 1　舌、舌骨及舌肌

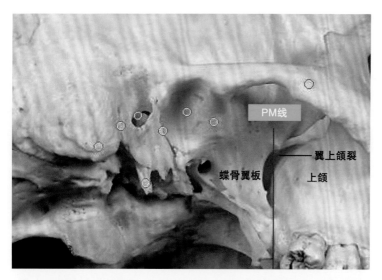

PM线

翼上颌裂

蝶骨翼板

上颌

图2　PM线

这是PTM（翼上颌裂）最上和最下点的连线，代表上颌骨后界。将第二磨牙排列在PM线之前的牙槽骨的松质骨中非常重要，参照PM线确定拔牙与非拔牙矫治。

（井出吉信监修：人体解剖学1 骨学（頭蓋）．わかば出版，東京，2000）

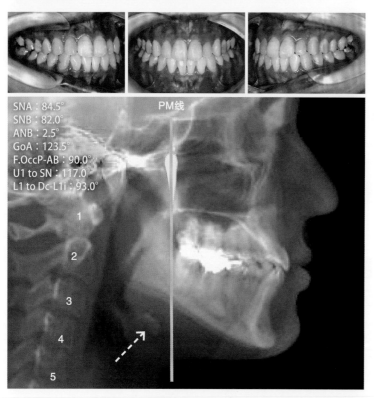

SNA：84.5°
SNB：82.0°
ANB：2.5°
GoA：123.5°
F.OccP-AB：90.0°
U1 to SN：117.0°
L1 to Dc-L1i：93.0°

PM线

1

2

3

4

5

图3　理想的舌骨位置（治疗后16年5个月随访一位33岁3个月的患者口内像和头颅侧位片）

舌骨水平向应位于PM线稍后，垂直向应在第三和第四颈椎水平，或者是下颌骨下缘稍下方。

## 1. 理想舌骨位置的参照点

舌骨水平向位置以PM线为基准（图2）。

理想的舌骨水平向位置位于PM线稍后（图3）。Ⅱ类错𬌗患者舌骨位置特别靠后时可诊断为"下颌后缩"。

Ⅲ类错𬌗患者舌骨靠近或位于PM线上时（偶尔会在PM线之前），可诊断为"下颌过度生长"。

舌骨垂直向位置参照颈椎和下颌骨下缘，不管是Ⅱ类还是Ⅲ类患者，理想的舌骨位置应位于第三和第四颈椎之间，下颌骨下缘稍下方。如果舌骨位置低于正常水平，通常伴有呼吸道狭窄、口呼吸、异常吞咽方式和开𬌗。

病例中发现：很多深覆𬌗病例的舌骨垂直位置正常。

**表 1　Ⅱ类错𬌗病例的舌骨位置与舌肌运动、呼吸模式、咬肌运动及错𬌗的关系**

舌骨位置（能够很好地提示下颌位置）：以下"舌骨水平向位置"与"舌骨垂直向位置"两列

| 骨型 | 覆𬌗 | 舌位 | 舌骨水平向位置（以PM线为基准） | 舌骨垂直向位置（参照颈椎和下颌下缘的位置） | 舌骨上肌群活动 | 舌骨下肌群活动 | 呼吸和吞咽方式 | 咬肌活动 | 垂直颌间距离 | 颏唇沟 | 病例 |
|---|---|---|---|---|---|---|---|---|---|---|---|
| 下颌后缩 | 正常 | 靠后 | 靠后 | 正常 | 紧张：妨碍下颌向前生长发育 | 正常 | 呼吸道打开，鼻呼吸，正确吞咽 | 正常 | 正常 | 正常 | 问题10-病例1，3，4等 |
| 下颌后缩 | 深覆𬌗 | 靠后 | 靠后 | 正常 | 紧张：妨碍下颌向前生长发育 | 正常 | 呼吸道打开，鼻呼吸，正确吞咽 | 过度 | 减小 | 深 | 问题10-病例1，3，4等 |
| 下颌后缩 | 开𬌗 | 靠后-低位 | 靠后 | 低位 | 紧张：妨碍下颌向前生长发育 | 紧张舌体上抬困难，呼吸道缩窄 | 口呼吸，异常吞咽，误吸和感冒风险增加 | 不足 | 增加 | 浅 | 问题8-病例1，2等 |
| 上颌过度生长 | 正常 | 靠后 | 正常 | 正常 | 正常 | 正常 | 鼻呼吸，正确吞咽 | 正常 | 正常 | 正常 | 问题10-病例2，5 |
| 上颌过度生长 | 深覆𬌗 | 靠后 | 正常 | 正常 | 正常 | 正常 | 鼻呼吸，正确吞咽 | 过度 | 减小 | 深 | 问题10-病例2，5 |
| 上颌过度生长 | 开𬌗 | 靠后-低位 | 正常 | 低位 | 正常 | 紧张-舌体上抬困难，呼吸道缩窄 | 口呼吸，异常吞咽，误吸和感冒风险增加 | 不足 | 增加 | 浅 | |
| 上颌过度生长／下颌后缩 | 正常 | 靠后 | 靠后 | 正常 | 正常 | 正常 | 呼吸道打开，鼻呼吸，正确吞咽 | 正常 | 正常 | 正常 | 问题3-病例1 |
| 上颌过度生长／下颌后缩 | 深覆𬌗 | 靠后 | 靠后 | 正常 | 正常 | 正常 | 呼吸道打开，鼻呼吸，正确吞咽 | 过度 | 减小 | 深 | 问题3-病例1 |
| 上颌过度生长／下颌后缩 | 开𬌗 | 靠后-低位 | 靠后 | 低位 | 正常 | 紧张-舌体上抬困难，呼吸道缩窄 | 口呼吸，异常吞咽，误吸和感冒风险增加 | 不足 | 增加 | 浅 | 问题8-病例3 |

**表 2　Ⅲ类错𬌗患者的舌骨位置与舌肌运动、呼吸模式、咬肌运动及错𬌗的关系**

舌骨位置（能够有效地提示下颌位置）：以下"舌骨水平向位置"与"舌骨垂直向位置"两列

| 骨型 | 覆𬌗 | 舌位 | 舌骨水平向位置（相对于PM线） | 舌骨垂直向位置（相对于颈椎和下颌下缘） | 舌骨上肌群活动 | 舌骨下肌群活动 | 呼吸和吞咽方式 | 咬肌活动 | 垂直颌间距离 | 颏唇沟 | 病例 |
|---|---|---|---|---|---|---|---|---|---|---|---|
| 下颌过度生长 | 正常 | 靠前低位 | 接近或在PM线上（个别在PM线前） | 正常 | 松弛：刺激下颌向前生长 | 正常 | 呼吸道打开，鼻呼吸，正确吞咽 | 正常 | 正常 | 正常 | 问题5-病例4 |
| 下颌过度生长 | 深覆𬌗 | 靠前低位 | 接近或在PM线上（个别在PM线前） | 正常 | 松弛：刺激下颌向前生长 | 正常 | 呼吸道打开，鼻呼吸，正确吞咽 | 过度 | 减小 | 深 | 问题5-病例4 |
| 下颌过度生长 | 开𬌗 | 低位 | 接近或在PM线上（个别在PM线前） | 低位 | 松弛：刺激下颌向前生长 | 紧张-舌体上抬困难，呼吸道缩窄 | 口呼吸，异常吞咽，误吸和感冒风险增加 | 不足 | 增加 | 浅 | 问题9-病例3~6 |
| 上颌发育不足 | 正常 | 低位 | 正常 | 正常 | | 正常 | 呼吸道打开，鼻呼吸，正确吞咽 | 过度 | 减小 | 深 | |
| 上颌发育不足 | 深覆𬌗 | 低位 | 正常 | 正常 | | 正常 | 呼吸道打开，鼻呼吸，正确吞咽 | 过度 | 减小 | 深 | |
| 上颌发育不足 | 开𬌗 | 低位 | 正常 | 低位 | | 紧张-抬舌困难，呼吸道缩窄 | 口呼吸，异常吞咽，误吸和感冒风险增加 | 不足 | 增加 | 浅 | 问题3-病例6~8，Q9-病例2 |
| 上颌发育不足／下颌过度生长 | 正常 | 低位 | 接近或在PM线上（个别在PM线前） | 正常 | 松弛：刺激下颌向前生长 | 正常 | 呼吸道打开，鼻呼吸，正确吞咽 | 正常 | 正常 | 正常 | 问题11-病例1，2 |
| 上颌发育不足／下颌过度生长 | 深覆𬌗 | 低位 | 接近或在PM线上（个别在PM线前） | 正常 | 松弛：刺激下颌向前生长 | 正常 | 呼吸道打开，鼻呼吸，正确吞咽 | 过度 | 减小 | 深 | 问题11-病例1，2 |
| 上颌发育不足／下颌过度生长 | 开𬌗 | 低位 | 接近或在PM线上（个别在PM线前） | 低位 | 松弛：刺激下颌向前生长 | 紧张-抬舌困难，呼吸道缩窄 | 口呼吸，异常吞咽，误吸和感冒风险增加 | 不足 | 增加 | 浅 | 问题9-病例1 |

病 例 1

下颌后缩·Ⅱ类开殆

| 治疗前(19岁11个月) | 治疗结束(22岁0个月) |
|---|---|

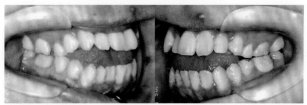

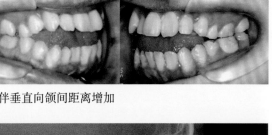

开殆伴垂直向颌间距离增加

覆殆正常,尖牙和磨牙Ⅰ类关系

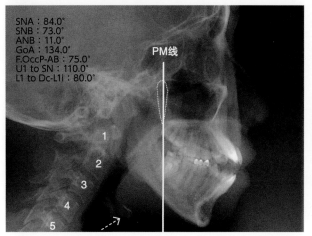

SNA : 84.0°
SNB : 73.0°
ANB : 11.0°
GoA : 134.0°
F.OccP-AB : 75.0°
U1 to SN : 110.0°
L1 to Dc-L1i : 80.0°

PM线

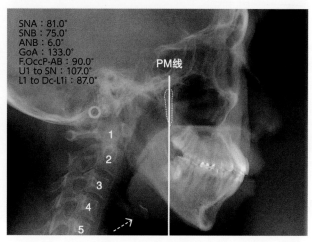

SNA : 81.0°
SNB : 75.0°
ANB : 6.0°
GoA : 133.0°
F.OccP-AB : 90.0°
U1 to SN : 107.0°
L1 to Dc-L1i : 87.0°

PM线

舌骨水平向明显位于PM线之后。由于舌骨上肌群紧张限制了下颌骨生长发育,下颌后缩。舌骨垂直向位于第四颈椎下方导致呼吸道狭窄、口呼吸、异常吞咽,造成开殆。

舌骨水平位置向前上方移动达到理想位置,呼吸道打开,鼻呼吸,建立了正常吞咽方式,开殆纠正。

➡参见问题8-病例1

## 2. Ⅱ类、Ⅲ类病例中关注舌骨位置与舌骨肌群活动性、呼吸和吞咽方式及咬肌活动的关系

　　表1和表2大致总结了舌骨位置与舌骨肌肉运动、呼吸和吞咽方式及咬肌活动的关系。以下病例展示了舌骨位置与呼吸、吞咽方式以及咬合的密切关系。在正畸治疗同时结合纠正舌骨上肌群和舌骨下肌群的活动,可以使舌骨达到理想位置,建立良好的咬合关系。

### 1）通过舌骨位置评估Ⅱ类病例

　　Ⅱ类病例中当舌骨的水平位置位于PM线后方时,下颌向前生长发育被紧张的舌骨上肌群限制,由此可判断这类病例的错殆畸形机制为下颌后缩。当舌骨水平位置正常时,Ⅱ类错殆畸形的机制是由上颌过度生长造成的,而不是下颌后缩。

　　病例1~3均为Ⅱ类病例,有治疗前后的口内像和头颅侧位片测量数值。

　　尽管病例1有轻度的双颌前突表现,从舌骨位置判断实际上是一个因舌骨位置不正确导致下颌后缩的开殆病例。

　　病例2和病例3似乎像是上颌过度生长的Ⅱ类深覆殆病例,但从舌骨的位置判断病例2伴有下颌后缩。

病 例 2

### 上颌过度生长·下颌后缩·Ⅱ类深覆𬌗病例

| 治疗前（9岁0个月） | 治疗结束（15岁2个月） |
|---|---|

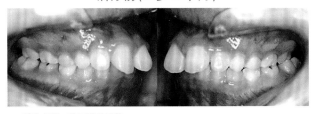

下颌后缩，前牙深覆𬌗

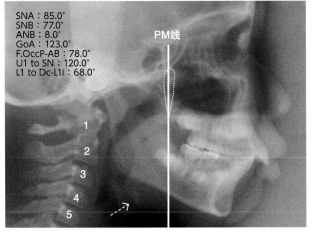

SNA：85.0°
SNB：77.0°
ANB：8.0°
GoA：123.0°
F.OccP-AB：78.0°
U1 to SN：120.0°
L1 to Dc-L1i：68.0°

PM线

1
2
3
4
5

舌骨水平向于 PM 线之后较远的位置。由于舌骨上肌群紧张限制了下颌骨向前生长发育，下颌后缩。舌骨垂直向位于第三、四颈椎的正常位置，呼吸道通畅，鼻呼吸，吞咽方式正常。

覆𬌗正常，尖牙和磨牙Ⅰ类关系

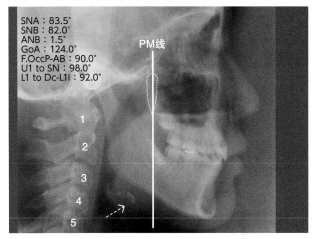

SNA：83.5°
SNB：82.0°
ANB：1.5°
GoA：124.0°
F.OccP-AB：90.0°
U1 to SN：98.0°
L1 to Dc-L1i：92.0°

PM线

1
2
3
4
5

舌骨水平向垂直向位置均正常，ANB 角 1.5°，上下颌关系正常，咬合稳定。下颌第二磨牙位于 PM 线之前的牙槽骨的松质骨中。
➡ 参见问题 3-病例 1

病 例 3

### 上颌过度生长·Ⅱ类深覆𬌗病例

| 治疗前（15岁10个月） | 治疗结束（18岁6个月） |
|---|---|

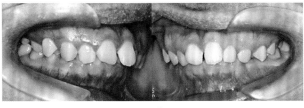

后牙垂直距离过低，前牙深覆𬌗

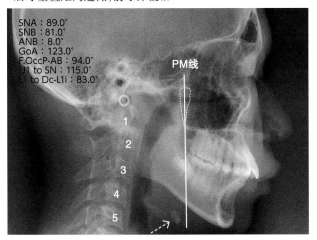

SNA：89.0°
SNB：81.0°
ANB：8.0°
GoA：123.0°
F.OccP-AB：94.0°
U1 to SN：115.0°
L1 to Dc-L1i：83.0°

PM线

1
2
3
4
5

舌骨水平向接近 PM 线，舌骨垂直向位置正常，位于下颌下缘稍下方，呼吸道通畅，鼻呼吸，吞咽方式正常。

覆𬌗正常，尖牙和磨牙Ⅰ类关系

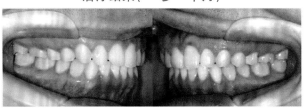

SNA：85.0°
SNB：82.0°
ANB：3.0°
GoA：129.0°
F.OccP-AB：90.0°
U1 to SN：101.0°
L1 to Dc-L1i：91.0°

PM线

1
2
3
4
5

舌骨位置理想，通过调整上下颌牙弓及牙槽弓的形态和远中移动上牙列，达到良好的上下颌关系，咬合稳定。
➡ 参见问题 10-病例 2

| 病　例　4 |
|---|

### 上颌发育不足·下颌过度生长·Ⅲ类深反殆病例

治疗前(8岁4个月)　　　　　　　　　　治疗结束(12岁4个月)

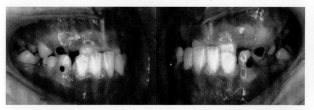
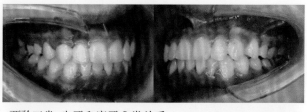

后牙垂直距离低,前牙深反殆　　　　　　　　覆殆正常,尖牙和磨牙Ⅰ类关系

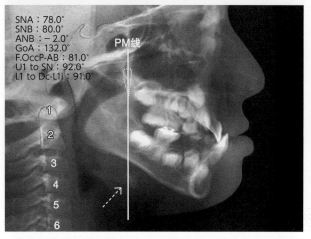

SNA：78.0°
SNB：80.0°
ANB：−2.0°
GoA：132.0°
F.OccP-AB：81.0°
U1 to SN：92.0°
L1 to Dc-L1i：91.0°

PM线

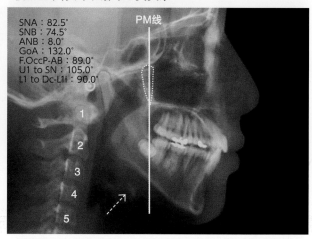

SNA：82.5°
SNB：74.5°
ANB：8.0°
GoA：132.0°
F.OccP-AB：89.0°
U1 to SN：105.0°
L1 to Dc-L1i：90.0°

PM线

舌骨水平向在PM线之前,舌骨上肌群松弛,下颌过度生长,舌骨垂直向位置正常,位于第三和第四颈椎之间,呼吸道通畅,鼻呼吸,吞咽方式正常。

舌骨水平向移动到理想位置,第二磨牙位于PM线之前的牙槽骨的松质骨中。

### 2）通过舌骨位置评估Ⅲ类病例

　　Ⅲ类病例的舌骨水平向位置接近PM线或位于PM线之前时,由于舌骨上肌群活动较弱,会导致下颌显著地向前生长发育。由此可以判断这类病例的错殆畸形机制为下颌生长过度。对于舌骨水平向位置正常的Ⅲ类病例,其错殆畸形的机制为上颌发育不足。

　　病例4~6均为Ⅲ类病例,有治疗前后的口内像和头颅侧位片测量数值。

　　病例4表现为上颌发育不足,但从舌骨位置判断还伴有下颌发育过度的Ⅲ类深反覆殆病例。以同样的标准,病例5也存在下颌发育过度,而病例6是上颌发育不足的Ⅲ类开殆病例,尽管下颌有拥挤,但下颌发育正常。

　　如果舌骨垂直向位置明显低于正常水平(第三和第四颈椎之间以及下颌下缘稍下方),舌体被紧张的舌骨下肌群牵拉,呼吸道变窄,就会造成口呼吸和异常吞咽方式,导致Ⅱ类或Ⅲ类开殆(注意:在颈椎粘连的病例中,舌骨垂直向位置可表现为正常)。

　　另外,舌骨垂直向位置正常,就会建立正确的呼吸(鼻呼吸)和吞咽方式。

## 病 例 5

### 下颌过度生长·Ⅲ类开殆病例

治疗前（19 岁 11 个月）　　　　治疗结束（21 岁 11 个月）

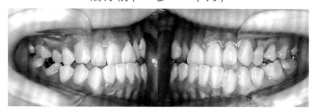

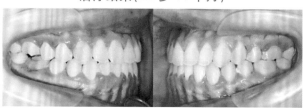

后牙垂直距离过大，开殆　　　　覆殆正常，尖牙和磨牙Ⅰ类关系

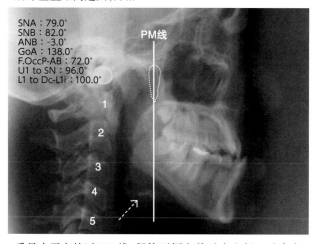

SNA : 79.0°
SNB : 82.0°
ANB : -3.0°
GoA : 138.0°
F.OccP-AB : 72.0°
U1 to SN : 96.0°
L1 to Dc-L1i : 100.0°

PM线

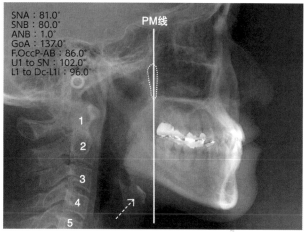

SNA : 81.0°
SNB : 80.0°
ANB : 1.0°
GoA : 137.0°
F.OccP-AB : 86.0°
U1 to SN : 102.0°
L1 to Dc-L1i : 96.0°

PM线

舌骨水平向接近 PM 线，促使下颌向前过度生长。垂直向舌骨在第四颈椎稍下方，导致呼吸道变窄、口呼吸、异常吞咽方式和开殆。

舌骨水平向位置轻度后移，垂直向位置上移至正常，呼吸道打开，鼻呼吸，吞咽方式正常，覆殆正常。

➡ 见问题 9-病例 4

## 病 例 6

### 上颌发育不足·Ⅲ类开殆病例

治疗前（25 岁 7 个月）　　　　治疗结束（29 岁 4 个月）

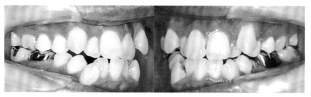

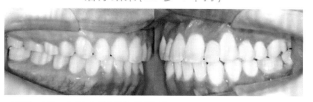

上下颌后牙舌倾、拥挤、开殆　　　　覆殆正常，尖牙和磨牙Ⅰ类关系

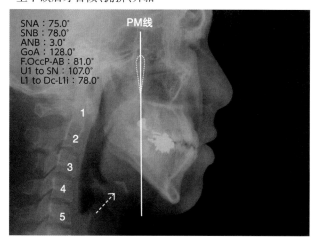

SNA : 75.0°
SNB : 78.0°
ANB : 3.0°
GoA : 128.0°
F.OccP-AB : 81.0°
U1 to SN : 107.0°
L1 to Dc-L1i : 78.0°

PM线

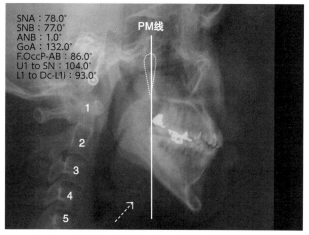

SNA : 78.0°
SNB : 77.0°
ANB : 1.0°
GoA : 132.0°
F.OccP-AB : 86.0°
U1 to SN : 104.0°
L1 to Dc-L1i : 93.0°

PM线

舌骨水平向位置正常，没有舌骨上肌群紧张。舌骨垂直向位于第四颈椎稍下方，导致呼吸道狭窄、口呼吸、异常吞咽方式和开殆。

舌骨垂直向达到理想位置，建立了鼻呼吸、正常的吞咽方式。咬合关系改善，ANB 角 1°。

➡ 参见问题 3-病例 7

问题

# 2

关键词

- PM 线
- 牙弓牙槽弓
- 下切牙牙轴
- 咬合垂直距离
- 鼻唇角和颏唇沟

# 拔牙与非拔牙的判断标准是什么？

有许多判断拔牙与非拔牙的标准，但绝对不能仅通过测量牙弓拥挤度做决定，一定要从生长发育潜力以及治疗的可能性多个方面进行判断。

本章主要讲述作者确定拔牙与非拔牙的六个重要标准：

1. 上、下第二恒磨牙相对于 PM 线的位置（图 1）。
2. 上、下第一恒磨牙的轴倾度。
3. 下颌中切牙长轴与 DC-L1i 线的成角：L1 与 DC-L1i。
4. 牙弓、牙槽弓形态再塑形的可能性。
5. 磨牙咬合垂直距离的高低、左右对称程度。
6. 唇部侧貌（鼻唇角、颏唇沟）。

## 1. 上、下第二恒磨牙相对于 PM 线的位置关系

如图 1 和图 2 所示，PM 线是牙槽骨松质骨的后界。这是拔牙与非拔牙的一个重要参考标准线，将所有牙齿排列在 PM 线之前是维持咬合稳定的关键。同时，在牙槽骨和牙根之间有牙周膜纤维存在，可缓解咬合与咀嚼时牙齿的生理动度，以维持牙齿及牙周组织的健康。

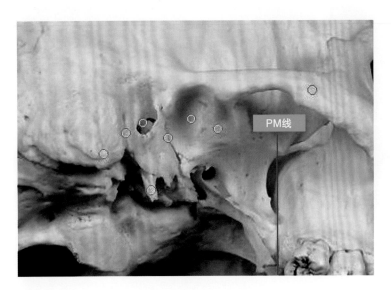

**图 1　PM 线（连接翼上颌裂的最上下点）是决定拔牙与非拔牙的参考基准线**

PM 线是牙槽骨松质骨的后界，所有牙齿应该都排列于该线之前，这样咬合才能稳定。

（井出吉信监修：人体解剖学 1　骨学（頭蓋）. わかば出版, 東京, 2000）

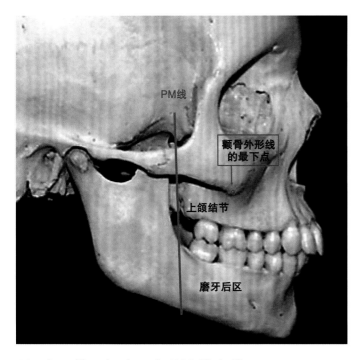

图2　PM线与上颌结节和磨牙后区的关系
(井出吉信监修:人体解剖学1　骨学(頭蓋). わかば
出版, 東京, 2000)

### 1)　上下第二恒磨牙在PM线之前

非拔牙矫治概率大。

### 2)　上下第二恒磨牙在PM线之后

如果是生长发育期儿童,下颌生长可以提供恒牙萌出的间隙,在利用PM线决定拔牙与非拔牙时要特别注意监控治疗过程(见问题10-病例3)。如果是成人矫治,拔牙的概率比较大(见问题8-病例2)。

## PM线与上下牙弓远中移动的可能性

**下颌后缩的Ⅱ类病例**

多数病例的下颌第二恒磨牙部分牙冠位于PM线之后,要进行非拔牙矫治时,就需要下颌有向前生长的潜力。因上颌第二恒磨牙大部分位于PM线之前,由此可判断上牙弓是否可以远移。

**下颌过度生长的Ⅲ类病例**

当下颌第二恒磨牙位于PM线之前时判断,下牙列可以远移。

## 2. 上、下第一恒磨牙的轴倾度

上颌第一恒磨牙牙轴是牙冠中心与颊侧根分歧的连线。
下颌第一恒磨牙牙轴是牙冠中心与根分歧的连线。

### 1)　Ⅱ类病例中上颌第一恒磨牙的轴倾度

相对于殆平面,多数上颌第一恒磨牙长轴向近中倾斜,从而加重了Ⅱ类关系(图3:这个病例的下颌第一恒磨牙牙轴轻度近中轻度倾斜)。

### 2)　Ⅲ类病例中上下颌第一恒磨牙的轴倾度

相对于殆平面,多数下颌第一恒磨牙长轴向近中倾斜,从而加重了Ⅲ类关系(图4)。

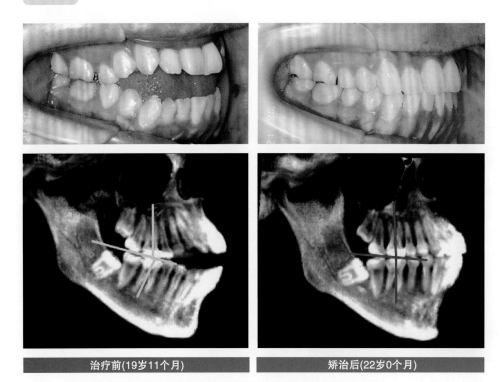

治疗前(19岁11个月) 矫治后(22岁0个月)

**图3 Ⅱ类开𬌗非拔牙矫治患者治疗前后上下第一恒磨牙轴倾度的变化**

治疗前:上下第一恒磨牙牙轴相对于𬌗平面近中倾斜,加重Ⅱ类关系。由于缺乏顺应牙轴的
垂直向咬合力传导,咬合是不稳定的。

矫治后:上下颌磨牙直立使上下牙列远中移动,通过非拔牙矫治建立了尖牙和磨牙Ⅰ类关
系。上下第一恒磨牙牙轴与𬌗平面垂直,建立了良好的磨牙咬合支持。

➡参照问题8-病例1

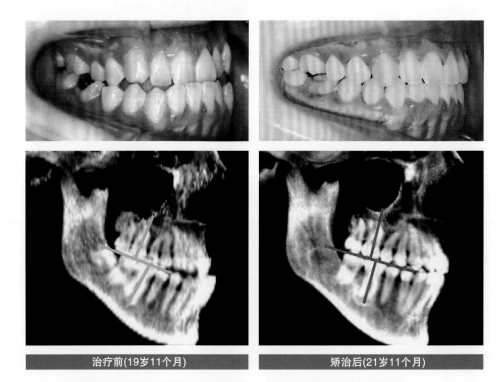

治疗前(19岁11个月) 矫治后(21岁11个月)

**图4 Ⅲ类深反覆𬌗非拔牙矫治患者治疗前后上下第一恒磨牙轴倾度的变化**

治疗前:上颌第一恒磨牙牙轴相对于𬌗平面向远中倾斜,下颌第一恒磨牙牙轴相对于𬌗平面
近中倾斜,从而加重了Ⅲ类关系。由于咬合力不是与牙长轴一致的垂直力,咬合力
分散,咬合不稳定。

矫治后:通过直立上下磨牙,实现了上颌牙弓的近中移动和下颌牙弓的远中移动。建立了尖牙
和磨牙Ⅰ类关系。上下第一恒磨牙牙轴与𬌗平面垂直,建立了良好的磨牙咬合支持。

➡参照问题9-病例4

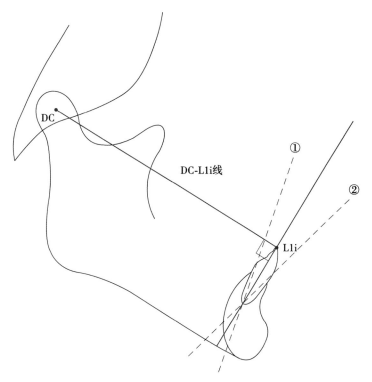

图5　DC-L1i线与下颌中切牙成角示意图

另外,在咬合力大的Ⅱ类和Ⅲ类病例中,上下第一恒磨牙轴倾度会增加。

因此,直立上下第一恒磨牙可以使Ⅱ类病例的上牙弓向远中移动,使Ⅲ类病例的上牙弓向近中移动、下牙弓向远中移动。如果四个第二恒磨牙均位于PM线之前,可以通过非拔牙矫治改善咬合关系。

## 3. 下颌中切牙长轴与DC-L1i线的成角:L1与DC-L1i

DC-L1i线是连接髁突中心点(DC)和下颌切牙切端(L1i)的线(图5)。这条线与下切牙长轴的成角应该尽可能接近90°。决定拔牙还是非拔牙要看是否能实现该角为90°。

①当下颌切牙舌倾时,L1与DC-L1i的成角较大,首先要考虑非拔牙矫治(图5①➡参照问题9-病例2)。

②当下颌切牙唇倾时,L1与DC-L1i的成角过小,可能需要拔牙矫治(图5②➡参照问题8-病例3)。

## 4. 牙槽弓形态再塑形的可能性

在多数牙弓狭窄的病例中,舌体不能充分上抬,使口腔内外力量失去平衡,强大的咬合力造成了磨牙舌侧倾斜。

舌体上抬训练和减小咬合力训练可以帮助磨牙向颊侧移动,从而不需要扩开腭中缝以达到纠正牙弓形态的目的,同时通过恢复功能实现了非拔牙矫治(图6)。

在作者的行医经验中,几乎没有因调整牙弓、牙槽弓形态失败而采取再拔牙矫治的病例。

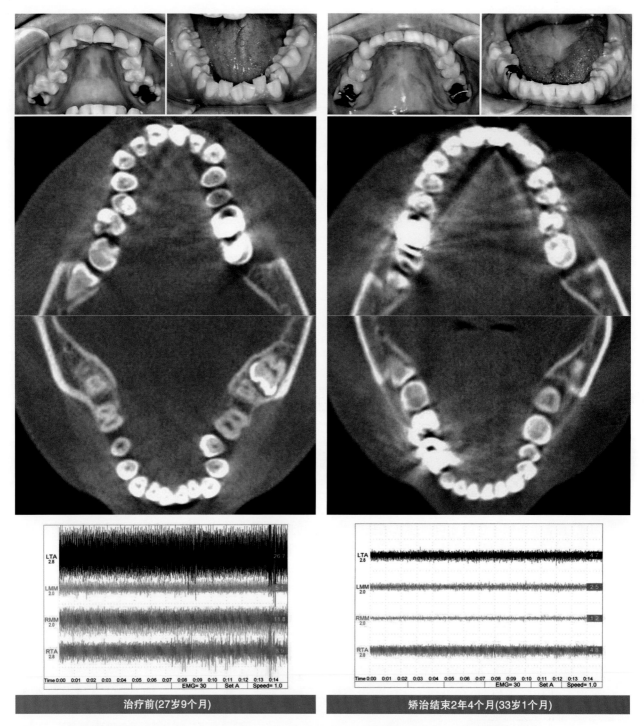

| 治疗前(27岁9个月) | 矫治结束2年4个月后(33岁1个月) |

图6 Ⅱ类深覆𬌗非拔牙矫治病例,初诊和矫治2年4个月后牙弓、牙槽弓形态及咬肌、颞肌活动的变化
治疗前:上下牙弓、牙槽弓形态狭窄,由于咬合力过大导致磨牙舌倾。诊断分析结果:可以通过直立舌倾的磨牙调整牙槽
　　　弓形态。
治疗2年4个月后:磨牙向颊侧直立,咬合力减小。通过非拔牙矫治,使咬合得到改善,牙弓、牙槽弓形态理想,矫治后咬
　　　合稳定。

➡参照问题10-病例1

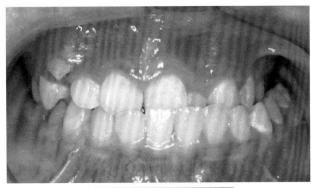 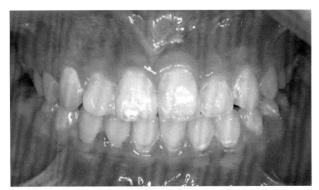

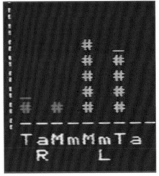

| 治疗前(10岁11个月) | 矫治后(14岁6个月) |

图7　左右两侧磨牙区垂直距离及咬肌、颞肌活动明显不对称的Ⅲ类深反覆𬌗病例，非拔牙矫治前后咬合、咬肌及颞肌活动的变化

治疗前：左右两侧磨牙垂直距离明显不对称，右侧第一恒磨牙Ⅲ类关系，左侧第一恒磨牙Ⅱ类关系。

矫治后：在矫治器治疗的同时配合理疗和纠正姿势，通过非拔牙矫治方法改善了咬合关系，左右咬肌活动不对称及磨牙垂直距离的不对称均得以纠正。

➡ 参照问题5-病例4

## 5. 磨牙咬合垂直距离的高低及左右是否对称

### 1）磨牙咬合垂直距离增加（咬肌活动减弱）

这种情况虽然拔牙的可能性较高，但如果能加强咬肌活动，直立压低磨牙减少磨牙区咬合垂直距离高度，非拔牙矫治也是可能的。

### 2）磨牙咬合垂直距离减少（咬肌活动增强）

这种情况很可能是非拔牙矫治。如果可以缓解咬肌紧张度，通过近远中或颊舌向直立磨牙，使磨牙咬合垂直距离增加，从而达到非拔牙矫治的目的。

### 3）左右磨牙咬合垂直距离显著不对称（单侧颈部肌肉紧张导致咬肌和颞肌活动不对称：图7）

如果紧张的颈部肌肉可以得到缓解，左右不对称的咬肌活动和咬合垂直距离得到纠正，可以实施非拔牙矫治。

如果不对称问题不能纠正，上颌需拔除两个第一前磨牙、下颌垂直距离低的一侧拔除第一前磨牙、垂直距离高的一侧拔除第二前磨牙，纠正垂直距离不对称和下颌骨偏斜，协调中线。

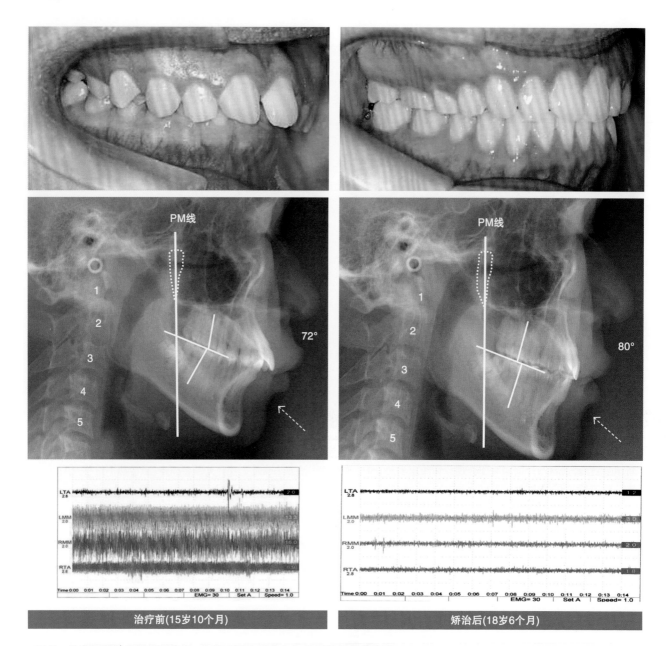

图8 Ⅱ类深覆𬌗病例颏唇沟深,非拔牙矫治后咬合与软组织侧貌的变化

治疗前:由于咬合力大(咬肌活动强),磨牙垂直距离低,闭唇时唇肌张力弱,颏唇沟深。上切牙唇倾,鼻唇角小。

矫治后:咬合力减小(咬肌活动减弱),磨牙垂直距离增加。上牙弓远中移动,下颌前移。鼻唇角和颏唇沟正常。非拔牙矫治咬合得以改善。

➡参照问题 10-病例 2

## 6. 软组织侧貌(鼻唇角、颏唇沟)

### 1) 检查鼻唇角

鼻唇角正常值范围 90°~110°,决定拔牙与非拔牙矫治时需要参考鼻唇角的大小。

①当鼻唇角小时

拔牙矫治可能性增加。

②当鼻唇角大时

尽可能避免拔牙矫治。

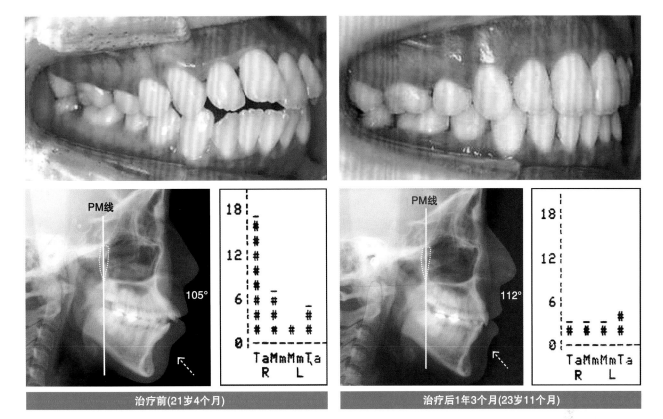

**图9 Ⅱ类开𬌗颏唇沟浅的病例，拔牙矫治治疗前后咬合及软组织侧貌的变化**

治疗前：由于口呼吸及不良舌习惯使磨牙咬合垂直距离增加，咬合力弱（咬肌活动下降）造成下颌骨向后方旋转，导致闭口时下唇向上拉伸，形成颏唇沟浅的软组织侧貌形态。

治疗后1年3个月：由于建立了鼻呼吸和正确吞咽方式，咬合力（咬肌活动）增加。通过拔牙矫治，磨牙咬合垂直距离减小。实现了自然唇闭合状态，鼻唇角和颏唇沟形态正常。

➡参照问题8-病例2

### 2）当颏唇沟深时（图8）

咬肌活动增强造成咬合垂直距离降低，上下唇闭合时颏唇沟加深。因此需要缓解咬肌的活动，增加咬合垂直距离后再决定拔牙还是非拔牙矫治。

对于拥挤的病例，在改善拥挤的同时要预测包括第二恒磨牙在内的所有牙齿是否都能排列在 PM 线之前。

### 3）当颏唇沟浅时（图9）

由于咬肌活动弱使垂直距离增高，上下唇需拉伸才能闭合，因此颏唇沟变浅。

磨牙需要直立和压低，同时有必要加强咬肌活动，增加咬合力。当咬合垂直距离减小之后，再诊断是否需要拔牙还是非拔牙矫治。如果上述方法无效、颏唇沟仍然很浅，可能需要拔牙矫治。

### 4）当颏唇沟形态协调时

对于磨牙垂直距离正常、自然状态下闭唇良好的患者，可以实施非拔牙矫治。但是如果第二恒磨牙不能排列于 PM 线之前，则需考虑拔牙矫治。

# 怎样确定拔牙时机和拔牙部位？

关　键　词

- 鼻呼吸和正常吞咽方式
- 调整牙弓、牙槽弓形态
- 松质骨形成
- 尖牙Ⅰ类关系
- 磨牙Ⅰ类关系

　　错𬌗畸形常常是由于口呼吸和异常的吞咽习惯，以及咀嚼肌（咬肌和颞肌）和颈部肌肉功能异常等原因导致的。正畸临床上应该首先纠正这些不良习惯和异常功能，使尖牙建立Ⅰ类关系后再考虑拔牙矫治（图1）。

　　通过以下病例解析阐述拔牙时机及拔牙部位的选择及其理由。

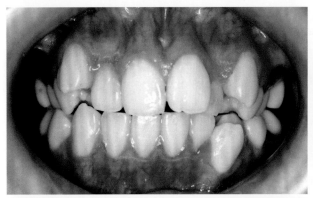

初诊(18岁4个月)

由于重度拥挤，尖牙牙根在牙齿移动过程中有可能出现牙根暴露。

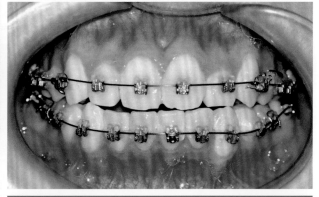

治疗4个月(18岁9个月)

当初始排齐牙列并建立尖牙Ⅰ类关系后，拔除上颌第一前磨牙(14、24)。

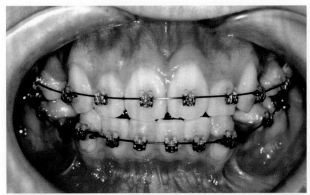

治疗6个月(18岁11个月)

14、24拔除后，上牙弓远移至前牙将近对刃关系，此时拔除下颌第一前磨牙(34、44)。

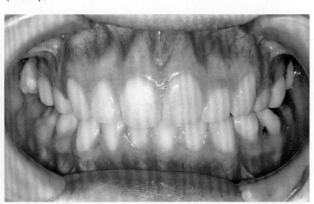

治疗结束(21岁0个月)

建立了稳定的尖牙和磨牙Ⅰ类咬合关系，没有出现牙根暴露。

图1　考虑拔牙的时机

➡参照病例2

## 1. 拔牙时机的选择及基本原则

（1）建立鼻呼吸和正常吞咽方式后再拔牙

（2）在调整牙弓、牙槽弓形态并有足够的松质骨形成后再拔牙

这是为了让牙齿能够在牙槽骨的松质骨中移动,避免牙根暴露,有益于牙齿和牙周组织健康。

（3）在咬肌、颞肌和颈部肌肉活动正常、并且纠正了其不对称之后再拔牙

咬肌与颞肌功能薄弱的一侧通常后牙咬合垂直距离增高,升支细长,髁突较小。而在咬肌和颞肌功能过强的一侧,通常后牙垂直距离降低,升支较粗,髁突较大。这种后牙垂直距离、升支高度及髁突大小的差异会造成下颌偏斜,中线偏斜。应尽可能消除咬肌与颞肌活动的不对称问题后再拔牙。

（4）建立尖牙Ⅰ类咬合关系后再拔牙

## 2. 拔牙顺序与拔牙部位

（1）Ⅱ类病例:通常先拔除上牙

通过直立上颌磨牙或远移上牙列,建立尖牙接近Ⅰ类的关系、切牙对刃关系或前牙正常覆𬌗覆盖关系后再拔除上颌前磨牙。

这是因为要通过确定上牙弓远移后的软组织侧貌、形态,来决定上颌拔牙位置(上颌第一还是第二前磨牙)。

很多Ⅱ类病例都需要待促进下颌向前生长发育后,再考虑拔除下颌牙齿。

（2）Ⅲ类病例:通常先拔除下颌牙齿

通过直立下颌磨牙或远移下牙弓,建立尖牙接近Ⅰ类的关系、切牙对刃关系或正常前牙关系后再拔除下颌牙齿。

这是因为要通过确定下牙弓远移后的软组织侧貌、形态,来决定下颌拔牙位置(下颌第一还是第二前磨牙)。

很多Ⅲ类病例都需要待促进上颌向前生长发育后,再考虑拔除上颌牙齿。

## 3. 治疗结束时应建立的咬合特征

要确保关闭所有拔牙间隙。上下磨牙直立并与𬌗平面垂直,使咬合力能够沿牙齿长轴传导,提供磨牙咬合支持。所有牙齿排列于牙槽骨的松质骨中。

## 病例 1

# 生长发育期伴有露龈笑的 Ⅱ 类深覆𬒈病例,
# 上颌生长过度,下颌后缩(拔除 14,24,35,45)

因为上颌左右尖牙位置过高,所以先拔除上颌左右第一前磨牙。建立尖牙 Ⅰ 类关系后,再拔除下颌第二前磨牙。

---

**患者:**9 岁 0 个月,女性。

**主诉:**牙齿前突。

**初诊检查:**Ⅱ 类深覆𬒈(上颌生长过度,下颌后缩),露龈微笑。

**治疗计划:**

　　①松弛舌骨上肌群,刺激下颌骨向前下方生长。

　　②远移上牙弓,改善上切牙唇倾度。

　　③增加咬合垂直距离,改善颌骨及咬合关系。

　　④将包括第二恒磨牙在内的所有牙齿均排列于 PM 线之前,建立 Ⅰ 类尖牙和磨牙咬合关系。

**拔牙部位:**左右上颌第一前磨牙和左右下颌第二前磨牙。

**拔牙顺序:**

　　①拔除左右上颌第一前磨牙,将尖牙纳入牙弓。

　　②当尖牙建立 Ⅰ 类关系时,拔除左右下颌第二前磨牙,为下颌第二恒磨牙的萌出提供间隙,向近中移动下颌牙弓,建立磨牙 Ⅰ 类咬合关系。

**矫治器治疗:**第一阶段,每天晚上(和白天在家时)戴用功能矫治器(FKO),上颌可摘式螺旋扩弓矫治器(白天外出时戴用)。

　　第二阶段,上下颌戴入固定矫治器(澳丝后倾曲配合牵引),改善颌骨及咬合关系。

　　当尖牙和磨牙建立 Ⅰ 类咬合关系后(治疗 72 个月时),先去除上颌固定矫治器,然后再去除下颌矫治器。

**功能性恢复治疗:**舌体上抬训练,唇肌功能训练,开闭口和下颌前伸练习。

**治疗结果:**治疗结束后 3 年,咬合保持稳定,牙周组织健康。由于是在生长发育期进行的治疗,下颌骨得以充分向前下方生长发育。虽然拔除了 4 颗前磨牙,却为 4 颗智齿提供了萌出间隙。

**治疗时间:**第 1 阶段(12 个月),第 2 阶段(9 个月),第 3 阶段(13 个月),第 4 阶段(38 个月)。

　　＊ 第一期治疗:第 1~3 阶段

　　＊ 第二期治疗:第 4 阶段

**保持时间:**2 年

**【讨论】**

治疗开始于生长发育初期,先拔除了上颌第一前磨牙,使上牙弓远移,然后拔除了下颌第二前磨牙,以利于下颌第二恒磨牙萌出,并使下牙弓充分向前生长发育。正畸治疗建立了稳定的咬合关系,上下颌切牙唇倾度理想,治疗效果稳定。这个病例说明,通过仔细诊断选择合适的治疗时机和拔牙部位,正畸治疗达到了事半功倍的效果。

# 初诊(9岁0个月)

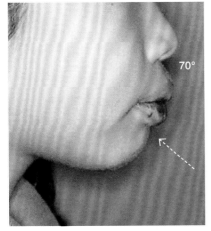

软组织侧貌显示鼻唇角小,颏唇沟深。

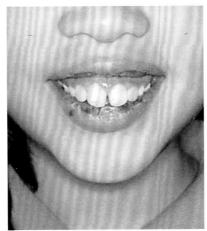

露龈微笑的口唇形态。

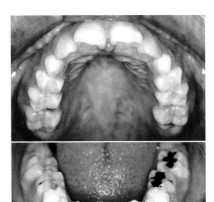

上牙弓、牙槽弓狭窄。

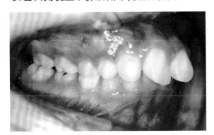

磨牙Ⅱ类关系,上切牙唇倾严重。

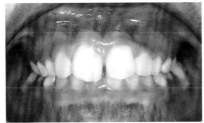

上颌前牙区牙槽骨高,磨牙咬合垂直距离低,深覆𬌗。

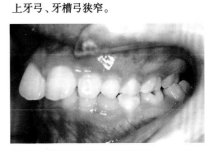

上牙弓牙槽弓狭窄,后牙反𬌗。

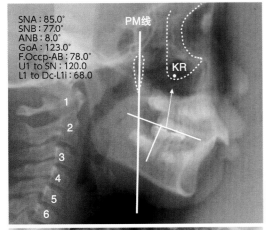

```
SNA : 85.0°
SNB : 77.0°
ANB : 8.0°
GoA : 123.0°
F.Occp-AB : 78.0°
U1 to SN : 120.0
L1 to Dc-L1i : 68.0
```

**头颅侧位片所见**
- 由于舌骨水平向位于PM线后方很多(垂直向位置理想),限制了下颌向前方的生长。
- 下颌第二恒磨牙牙胚的1/2位于PM线之后,而上颌第二恒磨牙牙胚位于PM线之前。
- 上切牙过度唇倾。上前牙区牙槽骨丰满并突出,造成深覆𬌗和露龈笑。
- 由于上下颌后牙区牙槽骨的高度较低,造成咬合垂直距离降低。
- 上下第一恒磨牙相对于咬合平面近中倾斜。上颌第一恒磨牙长轴的延长线通过key ridge(KR)与咬合平面不垂直。因此咬合力不能沿牙长轴传递,加重了后牙及颞下颌关节的压力。
- 造成不协调的软组织侧貌形态、颏唇沟深。

**全口曲面断层片所见**
- 较深的角前切迹(箭头所指)表明咬合力过强。
- 4颗智齿牙胚都存在,没有牙齿及牙周组织异常。

1-1 初诊面像和口内像,头颅侧位片及全口曲面断层片

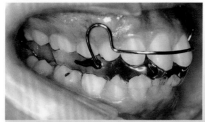 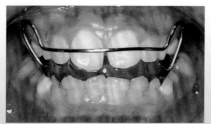 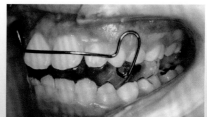

治疗开始(9岁1个月) 功能矫治器(FKO)夜间使用3个月。

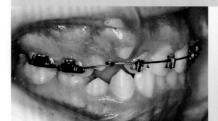 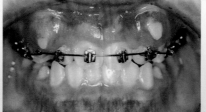 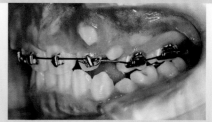

治疗12个月(10岁1个月)

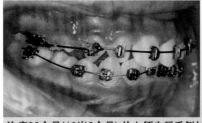 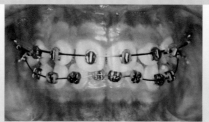 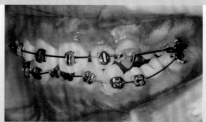

治疗20个月(10岁9个月) 从上颌尖牙舌侧扣向下颌尖牙和前磨牙颊侧挂皮圈行三角形牵引。

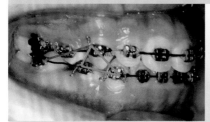 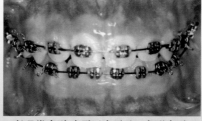 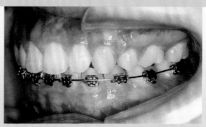

治疗35个月(12岁0个月)　　　　长Ⅱ类牵引,尖牙区水平及三角形牵引。　　　治疗72个月(15岁1个月)
去除上颌矫治器。

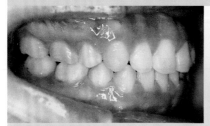 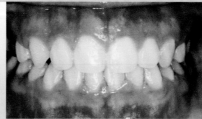 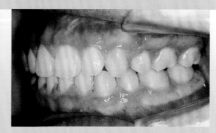

治疗结束(15岁2个月)

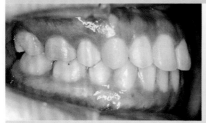 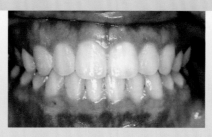 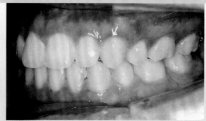

矫治结束3年(18岁2个月)

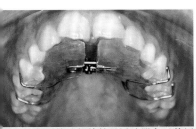 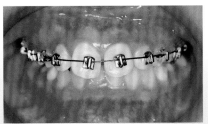

间:上颌可摘式螺旋扩弓矫治器白天戴用
个月(两个螺旋扩弓器前后排列,每隔一天
时每次转90°)

治疗3个月(9岁4个月)

治疗开始时的治疗目标:
诱导下颌骨向前生长发育,改善上切牙唇倾度。

**方法**
夜间(加上回家后的日间)戴用FKO,白天外出时戴用上颌可摘式螺旋扩弓矫治器。
治疗3个月时开始戴入上颌固定矫治器(0.014英寸澳丝,弯制后倾曲并做水平牵引)。
舌体上抬、下颌前伸训练,开闭口训练。

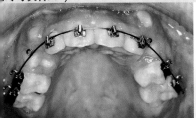 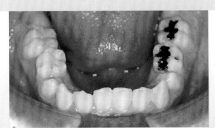

治疗12个月后的变化
磨牙咬合垂直距离增加,咬合打开,上切牙向舌侧直立,深覆𬌗改善。

**下一步治疗目标**
将上颌尖牙纳入牙弓。

**方法**
拔除上颌左右第一前磨牙,使用弯制有后倾曲的澳丝扩大牙弓。继续舌体上抬、下颌前伸训练,开闭口训练。

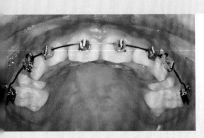 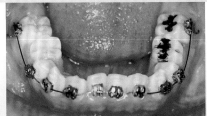

准备拔除下颌右侧第二前磨牙。

治疗12~20个月的变化
上下尖牙排入牙列,尖牙接近Ⅰ类关系。

**下一步治疗目标**
建立了尖牙和磨牙Ⅰ类关系。

**方法**
在上下牙弓使用弯制有后倾曲的澳丝扩大牙弓,在尖牙/前磨牙区做三角形牵引和长Ⅱ类牵引。

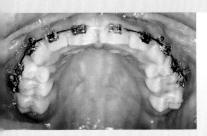 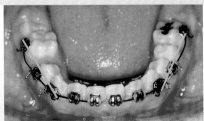

准备拔除左侧下颌第二前磨牙。

治疗35个月的变化
前牙覆𬌗正常,中线协调,尖牙Ⅰ类关系,磨牙仍然是Ⅱ类关系。

**下一步治疗目标**
建立磨牙Ⅰ类关系以及尖牙和后牙的良好尖窝咬合关系。

**方法**
在上下颌使用带后倾曲的澳丝,进行牵引。当尖牙和磨牙均达到Ⅰ类咬合关系时,去除上颌固定矫治器(72个月时)。

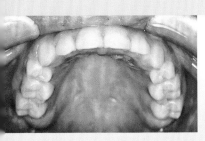 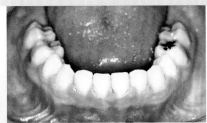

治疗结束
前牙覆𬌗正常,中线协调,尖牙和磨牙Ⅰ类关系同时建立了磨牙区尖窝紧密咬合。
牙周组织健康维持良好。
继续舌体上抬训练。

**保持**
白天使用可摘保持器,晚上使用牙齿正位器,保持2年。

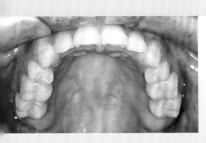 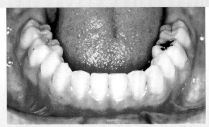

治疗结束3年
尖牙和磨牙Ⅰ类咬合关系及紧密的尖窝咬合关系保持良好。由于早期的功能矫治,使得下颌骨向前方生长发育,由于下颌拔除了第二前磨牙,使上下颌骨及咬合关系均得到了纠正。治疗后维持了良好的稳定性。

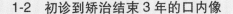

1-2　初诊到矫治结束3年的口内像

21

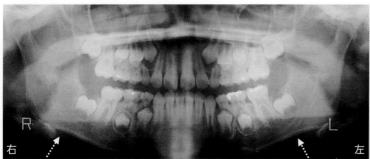

**初诊(9岁0个月)**
角前切迹较深(箭头所指),近中倾斜的后牙以及较低的磨牙垂直距离表明咬合力过大。

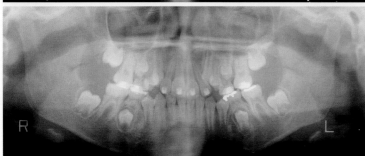

**治疗12个月(10岁1个月)**
由于上颌左右尖牙没有萌出位置,拔除上颌左右第一前磨牙为尖牙提供间隙,将尖牙排入牙列。

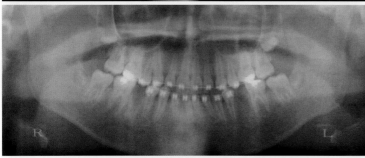

**治疗35个月(12岁0个月)**
拔除下颌左右第二前磨牙,近中移动下颌磨牙,建立了磨牙Ⅰ类关系。

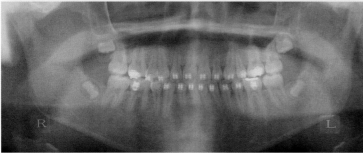

**治疗63个月(14岁4个月)**
下颌磨牙近中移动,建立了磨牙Ⅰ类关系及紧密的尖窝咬合关系。

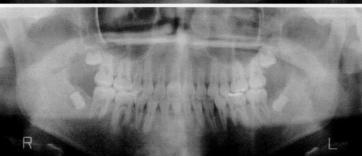

**治疗结束(15岁2个月)**
上颌磨牙牙根相对于𬌗平面及下颌磨牙牙根至下颌骨下缘的距离均有所增加,表明磨牙咬合垂直距离有所增加。

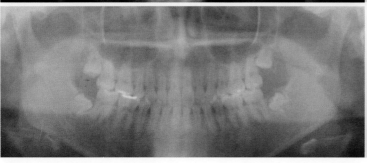

**治疗结束3年(18岁2个月)**
由于拔除了上下颌4颗前磨牙改善咬合,上下颌4颗智齿有足够的萌出空间。

**1-3 初诊到治疗结束3年0个月的全口曲面断层片**

初诊(9岁0个月)　　　　治疗结束(15岁2个月)　　　　治疗结束3年(18岁2个月)

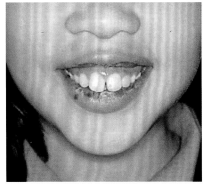
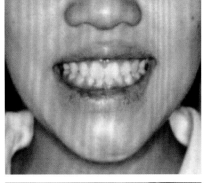
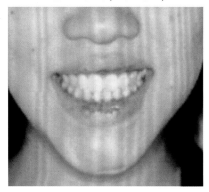

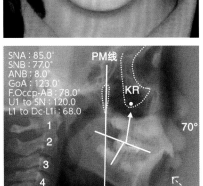
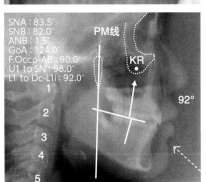
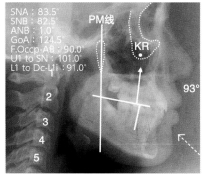

**面部所见**
- 露龈微笑。

**头颅侧位片所见**
- 下颌后缩，颏唇沟深，鼻唇角小。
- 舌骨明显位于PM线之后，限制了下颌骨向前生长发育。
- 下颌第二恒磨牙牙胚有一半位于PM线之后。
- 上切牙过度唇倾。
- 上下第一恒磨牙向近中倾斜。上颌第一恒磨牙牙长轴延长线通过key ridge但与咬合平面不垂直。因此咬合力不能沿牙齿长轴传递。

**面部所见**
- 露龈微笑改善。

**头颅侧位片所见**
- 面型改善，颏唇沟和鼻唇角改善。
- 舌骨位置前移，促进了下颌骨向前生长发育，建立了良好的上下颌骨及咬合关系。
- 上下第一恒磨牙长轴与殆平面垂直。上颌第一恒磨牙长轴的延长线通过key ridge与殆平面垂直。建立了紧密的咬合关系，咬合力垂直传导可减轻对颞下颌关节的压力。

**面部所见**
- 良好的软组织侧貌，没有露龈微笑。

**头颅侧位片所见**
- 建立了良好的软组织侧貌形态。
- 所有智齿可以排列于PM线之前。
- 上下磨牙长轴保持与殆平面垂直。

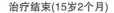

通过戴入矫治器及放松舌骨上肌群和减小咬合力的矫治结果：①促进了下颌骨向前下方生长发育。②增加了上下颌磨牙区咬合垂直距离。③远中移动上牙弓，近中移动下牙弓，使上下颌关系与咬合关系理想，同时获得了良好的鼻唇角和颏唇沟形态

咬合垂直距离增加　　前部牙槽骨高度增加1.5mm

咬合垂直距离增加

前部牙槽骨高度增加5mm

下颌向前下方的主动生长

—— 初诊(9岁0个月)
—— 治疗12个月(10岁1个月)
—— 治疗结束(15岁2个月)
—— 治疗结束3年(18岁2个月)

1-4　初诊到治疗结束3年的面像，头颅侧位片及重叠图(以S点为原点的SN平面重叠，以ANS为原点的腭平面重叠及以Me点为原点的下颌平面重叠)

## 病例 2

# 成人牙列重度拥挤伴下颌后缩的 Ⅱ 类开𬌗病例
# (拔除 14,24,34,44)

纠正拥挤和开𬌗,建立磨牙 Ⅰ 类咬合关系,先拔除上颌第一前磨牙,之后拔除下颌第一前磨牙,使牙齿在牙槽骨中移动,避免牙根暴露。

患者:18 岁 4 个月,女性。

主诉:牙列拥挤,开闭口时颞下颌关节不适。

初诊检查:Ⅱ 类开𬌗(下颌后缩),重度拥挤,下颌升支和髁突形态异常,异位性皮炎。

治疗计划:

　　①将所有第二恒磨牙排列于 PM 线之前的牙槽骨中。

　　②调整牙弓和牙槽弓形态。

　　③下颌向前移动。

　　④远中移动上牙列,纠正拥挤,改善唇形。

　　⑤调整中线,建立尖牙和磨牙 Ⅰ 类的尖窝咬合关系。

拔牙部位:4 颗第一前磨牙。

拔牙顺序:

　　①拔除上颌左右第一前磨牙。

　　②上颌拔牙 1 周后,拔除下颌左右第一前磨牙。

矫治器治疗:上颌可摘式螺旋扩弓矫治器,上下颌固定矫治器(使用末端弯制后倾曲的澳丝配合牵引)。

功能性恢复治疗:舌体上抬训练,建立鼻呼吸功能和正确的吞咽方式,下颌前伸训练。

治疗结果:所有第二恒磨牙均排列在 PM 线之前,建立了尖牙和磨牙 Ⅰ 类咬合关系。但是由于下颌向前的生长潜力已结束,所以不可能纠正升支和髁突的形态。由于上切牙轻度舌倾、下切牙轻度唇倾,上下颌骨关系并不是很理想,软组织侧貌也不是很协调。但是治疗结束 4 年咬合依然稳定,并且维持了良好的牙周组织健康。

治疗时间:31 个月。

保持时间:2 年。

【讨论】

　　如果治疗开始时处于颞下颌关节的生长发育高峰期,就可以促进下颌骨向前生长发育,将会获得更理想的上下颌骨和上下颌咬合关系。

## 初诊（18 岁 4 个月）

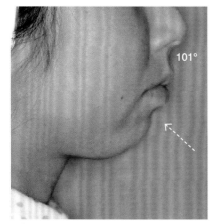

下颌后缩，唇形不协调。

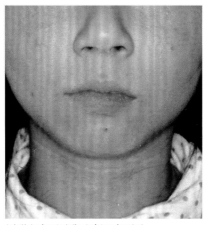

唇形左右不对称，左侧口角下垂。

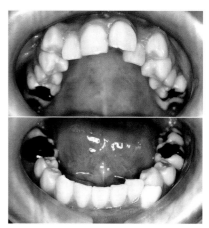

下颌第二恒磨牙部分萌出。

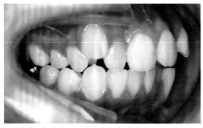

上颌尖牙唇向，有牙根暴露风险。

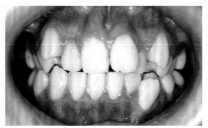

左侧下颌尖牙唇向，有牙根暴露风险。

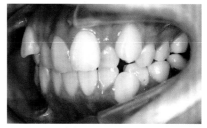

由于上牙弓狭窄导致后牙反𬌗。

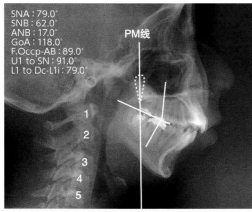

SNA : 79.0°
SNB : 62.0°
ANB : 17.0°
GoA : 118.0°
F.Occp-AB : 89.0°
U1 to SN : 91.0°
L1 to Dc-L1i : 79.0°

PM线

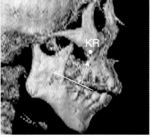

KR

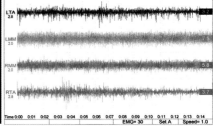

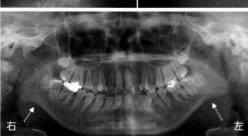

右　　左

**头颅侧位片所见**
- 舌骨的水平向位于PM线后，抑制了下颌向前的生长发育。
- 舌骨的垂直向远离下颌下缘，导致呼吸道狭窄、口呼吸和异常吞咽方式。
- 下颌第二恒磨牙部分萌出，2/3牙冠位于PM线之后。
- 上下颌磨牙近中倾斜严重。

**全口曲面断层片所见**
- 下颌升支过短，髁突形态异常。
- 4颗智齿牙胚阻生。
- 深的角前切迹(箭头所指)表明咬合力过大。

**牙颌面三维结构图像所见**
- 上颌第一恒磨牙近中倾斜，其牙长轴延长线通过key ridge(KR)点与𬌗平面不垂直。咬合力不能沿牙长轴传递，导致咬合不稳定。

**EMG所见**
- 咬肌活动增加，导致角前切迹加深(全口曲面断层片上箭头所指)和升支变短。

2-1　初诊面像、口内像、头颅侧位片、全口曲面断层片、牙颌面三维结构影像和 EMG

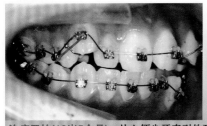 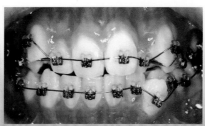 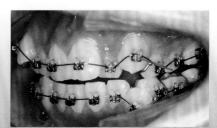

治疗开始(18岁5个月)　从上颌尖牙牵引钩到下颌第二前磨牙舌侧扣做短Ⅱ类牵引。

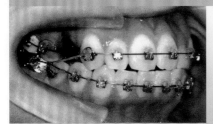 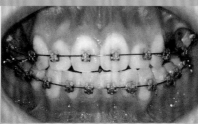 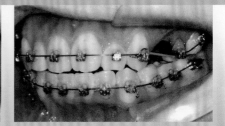

治疗5个月(18岁10个月)　从上颌尖牙牵引钩到下颌第二前磨牙舌侧扣做短Ⅱ类牵引。

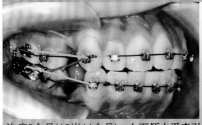 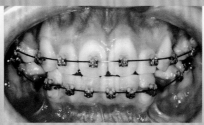 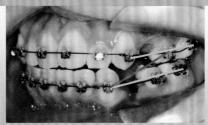

治疗6个月(18岁11个月)　上下颌水平牵引以关闭拔牙间隙,右侧做短Ⅱ类牵引,左侧做短Ⅲ类牵引,纠正中线。

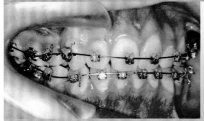 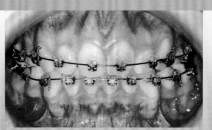 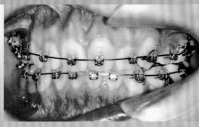

治疗16个月(19岁9个月)　上下尖牙没有出现牙根暴露。

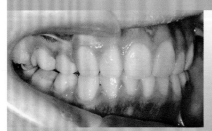 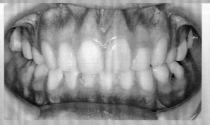 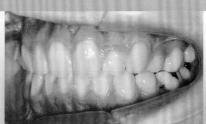

治疗结束(21岁0个月)

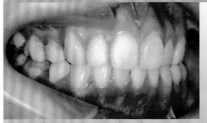 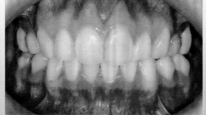 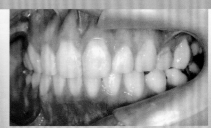

治疗结束4年10个月(25岁10个月)

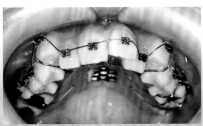 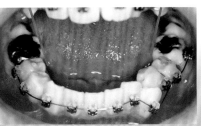

在上颌尖牙牵引钩和下颌第二前磨牙舌侧扣上做短Ⅱ类牵引。

**治疗开始时的目标**
调整牙弓和牙槽弓形态,解除拥挤,建立鼻呼吸和正确吞咽方式。

**方法**
上颌可摘式螺旋扩弓矫治器,上下颌固定矫治器(初始NiTi丝,待牙列拥挤减轻后,使用末端弯制后倾曲的澳丝进行短Ⅱ类牵引)。
开始做舌体上抬和下颌前伸训练。

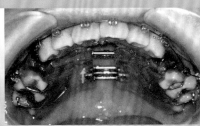 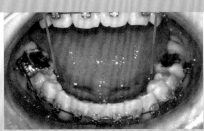

在上颌尖牙牵引钩和下颌第二前磨牙舌侧扣上做短Ⅱ类牵引。

**治疗5个月的变化**
上下牙弓牙槽弓形态改善,拥挤解除,建立了Ⅰ类尖牙关系。准备拔除上颌第一前磨牙。

**下一步治疗目标**
建立Ⅰ类磨牙关系。

**方法**
在上下颌使用带有后倾曲的澳丝,并加短Ⅱ类牵引。
继续舌体上抬和下颌前伸训练。

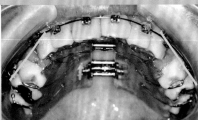 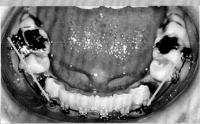

右侧上颌尖牙舌扣与下颌第二前磨牙颊侧做短Ⅱ类牵引,左侧在尖牙和前磨牙颊侧做短Ⅲ类牵引。

**治疗6个月的变化**
由于下颌牙弓前移,尖牙关系变为Ⅲ类。

**下一步治疗目标**
为了获得下颌第二恒磨牙顺利萌出的间隙。
建立Ⅰ类尖牙和磨牙关系。

**方法**
拔除下颌第一前磨牙。
使用弯制后倾曲的澳丝短牵引,上下颌采用水平牵引。
继续舌体上抬和下颌前伸训练。

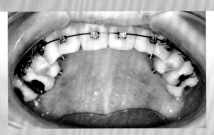 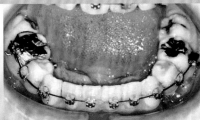

**治疗16个月的变化**
建立了Ⅰ类尖牙和磨牙关系。

**下一步治疗目标**
建立紧密的尖窝咬合关系。

**方法**
在尖牙和磨牙区进行三角形牵引。
继续舌体上抬和下颌前伸训练。

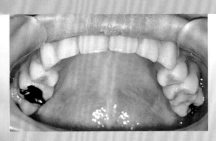 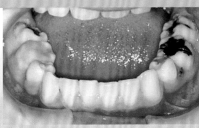

**治疗结束**
建立了Ⅰ类尖牙和磨牙关系及紧密的尖窝咬合关系,覆𬌗正常。治疗时间31个月。
继续进行舌体上抬和下颌前伸训练。

**保持**
白天戴用可摘式保持器,晚间戴用牙齿正位器,保持2年。

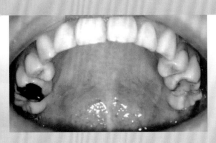 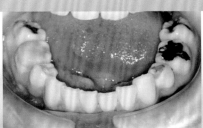

**治疗结束4年10个月**
维持了良好的尖牙、磨牙Ⅰ类咬合关系及紧密的磨牙尖窝咬合关系。牙周组织健康,没有牙根暴露。

2-2　开始治疗到治疗结束4年10个月的口内像

初诊
(18岁4个月)

治疗6个月
(18岁11个月)

治疗结束4年10个月
(25岁10个月)

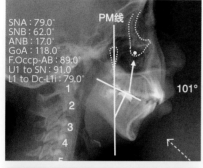

SNA：79.0°
SNB：62.0°
ANB：17.0°
GoA：118.0°
F.Occp-AB：89.0°
U1 to SN：91.0°
L1 to Dc-L1i：79.0°

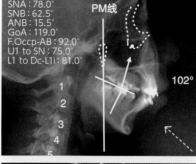

SNA：78.0°
SNB：62.5°
ANB：15.5°
GoA：119.0°
F.Occp-AB：92.0°
U1 to SN：75.0°
L1 to Dc-L1i：81.0°

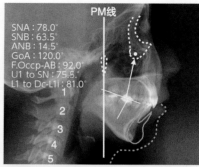

SNA：78.0°
SNB：63.5°
ANB：14.5°
GoA：120.0°
F.Occp-AB：92.0°
U1 to SN：75.5°
L1 to Dc-L1i：81.0°

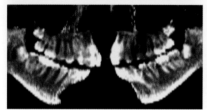

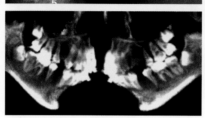

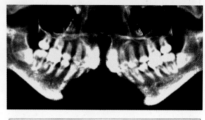

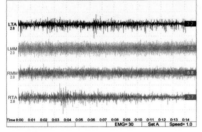

**头颅侧位片**
- 鼻唇角正常,但因为下颌后缩唇形不理想。
- 舌骨偏后下的位置导致呼吸道狭窄,口呼吸和异常吞咽方式。
- 第二恒磨牙部分萌出,2/3牙冠位于PM线之后。

**CT(oblique：近远中向斜位)**
- 上下后牙向近中倾斜,4颗智齿阻生。

**EMG**
- 咬肌活动过强,颞肌活动不对称。

**头颅侧位片**
- 下颌后缩导致唇形不协调。
- 舌骨位置上移,呼吸道通畅,建立了鼻呼吸和正确吞咽方式。
- 第二恒磨牙部分萌出,1/3牙冠位于PM线之后。

**CT(oblique：近远中向斜位)**
- 上下切牙仍然唇倾,后牙向近中倾斜。4颗第一前磨牙已经拔除,为第二恒磨牙提供间隙,并纠正切牙唇倾。

**EMG**
- 咬肌活动过强,颞肌活动不对称。

**头颅侧位片**
- 唇形改善不明显。
- 下颌第二恒磨牙位于PM线之前。
- 由于缺乏下颌向前的生长潜力,切牙唇倾度和殆关系改善不明显。
- 如果能在生长发育期进行治疗,会使得切牙唇倾度和殆关系更好,像蓝色线条显示的那样。

**CT(oblique：近远中向斜位)**
- 没有牙周异常。

**EMG**
- 咬肌和颞肌活动基本对称

2-3 初诊到治疗结束4年10个月的头颅侧位片、CT(近远中向斜位)和EMG

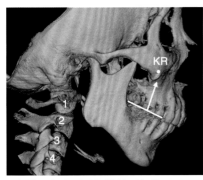

上颌第一恒磨牙牙长轴的延长线通过key ridge且与咬合平面垂直,建立了咬合力垂直传导的咬合形态。

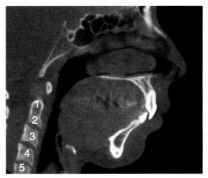

舌骨位于理想的位置,即第三和第四颈椎之间。呼吸道打开,但是由于缺乏下颌向前的生长潜力,上下切牙唇倾度及殆关系并不理想。

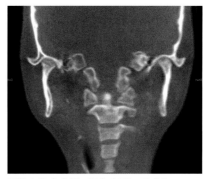

颈椎和齿突变形。髁突变形、不对称。

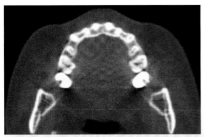

牙槽弓形态稳定,所有牙齿均排列在牙槽骨的松质骨内。

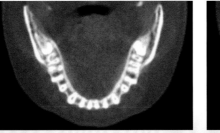

上下第一恒磨牙牙根均在松质骨内,维持了良好的尖窝关系。

2-4　治疗结束4年10个月的牙颌面三维结构图像和CT( curved MPR:冠状位,axial:轴位)

## 病例 3

# 下颌后缩,只有 3 颗下切牙的成人 Ⅱ 类深覆𬌗病例
# (拔除 14,24,34)

由于先天缺失下颌右侧侧切牙,在调整牙弓、牙槽弓形态、咬合打开、建立尖牙 Ⅰ 类咬合关系后,拔除了上颌左右第一前磨牙和下颌左侧第一前磨牙。

患者:17 岁 4 个月,女性。

主诉:牙齿前突。

治疗计划:

①调整牙弓及牙槽弓形态,将包括第二恒磨牙在内的所有牙齿均排列于 PM 线之前的松质骨中。

②远中移动上、下牙列,获得理想的软组织侧貌。

③建立尖牙和磨牙 Ⅰ 类咬合关系,上下中线协调的良好咬合形态。

拔牙部位:上颌左右第一前磨牙,下颌左侧第一前磨牙。

拔牙顺序:

①拔除上颌左右第一前磨牙。

②上颌拔牙 1 个月后,拔除下颌左侧第一前磨牙。

矫治器治疗:上颌可摘式螺旋扩弓矫治器,上下颌固定矫治器(弯制有后倾曲的细丝配合牵引)。

功能性恢复治疗:舌体上抬训练,建立了鼻呼吸和正确吞咽方式,下颌前伸和唇肌功能训练。

治疗结果:第二恒磨牙前的所有牙齿均排列在 PM 线之前,建立了 Ⅰ 类尖牙和磨牙咬合关系,有理想的颏唇沟和软组织侧貌形态。由于维持了良好的牙周组织健康,咬合稳定,治疗后软组织侧貌形态更为理想。

治疗时间:19 个月。

保持时间:2 年。

【讨论】

由于先天缺失一个下颌侧切牙,邻近的尖牙用来代替缺失的侧切牙,第一前磨牙用来代替尖牙,下切牙未做邻面去釉,使上下中线保持协调。

# 初诊(17岁1个月)

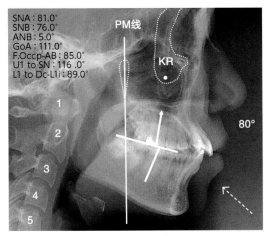

SNA : 81.0°
SNB : 76.0°
ANB : 5.0°
GoA : 111.0°
F.Occp-AB : 85.0°
U1 to SN : 116 .0°
L1 to Dc-L1i : 89.0°

PM线
KR
80°

鼻唇角小,软组织侧貌显示下颌后缩。

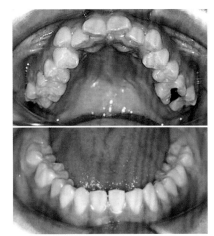

上牙弓狭窄,下颌缺失一个侧切牙。

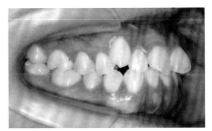

右侧尖牙和磨牙Ⅰ类关系。

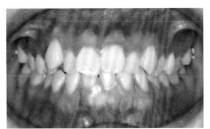

下中线向缺失牙一侧偏斜。

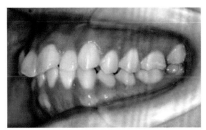

左侧尖牙和磨牙Ⅱ类关系。

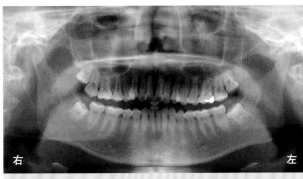

右　　　　左

**头颅侧位片所见**
- 舌骨水平位于PM线之后,下颌向前的生长发育被抑制。
- 虽然位于PM线之前,但如果向远中移动下牙列,下颌第二恒磨牙将会位于PM线之后,不能将所有牙齿排列在松质骨中,所以需要采取拔牙方法。
- 上下颌第一恒磨牙向近中倾斜,因此上颌第一恒磨牙牙长轴向key ridge延伸的线与咬合平面并不垂直。咬合力不能沿牙齿长轴垂直传导。
- 上切牙唇倾。

**全口曲面断层片所见**
- 下颌右侧侧切牙先天缺失。
- 4颗智齿牙胚存在。
- 牙根及牙槽骨未见异常。

3-1　初诊头颅侧位片、口内像和全口曲面断层片

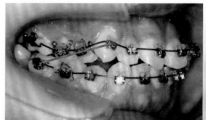

初诊(17岁3个月)

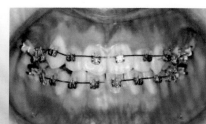

在上颌尖牙牵引钩和下颌第一恒磨牙舌侧扣上做长Ⅱ类牵引。

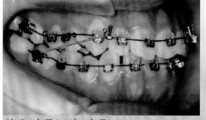

治疗1个月(17岁4个月)

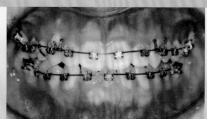

在上颌尖牙牵引钩和下颌第一恒磨牙舌侧扣上做长Ⅱ类牵引。

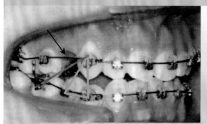

治疗4个月(17岁7个月)

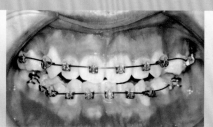

右侧长Ⅱ类牵引,左侧长Ⅲ类牵引纠正中线,双侧三角形牵引。

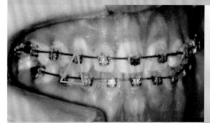

治疗13个月(18岁4个月)

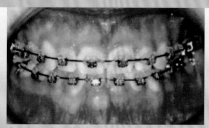

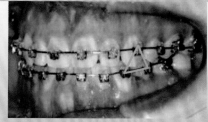

尖牙区三角形牵引。

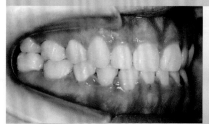

治疗结束(18岁10个月)

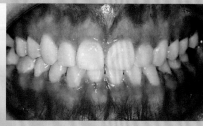

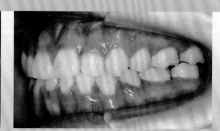

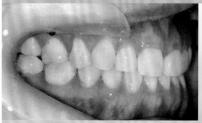

治疗结束保持3年10个月(22岁8个月)

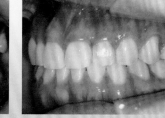

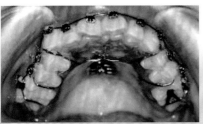
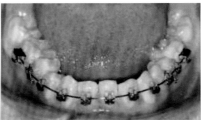

上颌可摘式螺旋扩弓矫治器,一直用到矫治结束。

治疗开始时的目标
调整牙弓、牙槽弓形态。
将上颌右侧尖牙排齐入牙列。
上下左右第二恒磨牙完全萌出。

方法
上下颌固定矫治器(使用弯制后倾曲的澳丝配合长Ⅱ
类牵引)。
开始舌体上抬、下颌前伸和唇肌功能训练。

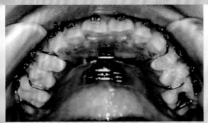
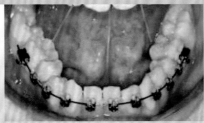

上颌戴入可摘式螺旋扩弓矫治器。

从下颌舌侧的舌侧扣挂Ⅱ类牵引。

治疗1个月的变化
上颌牙弓扩大。建立了尖牙Ⅰ类咬合关系。

下一步治疗目标
打开咬合,远移上牙弓,下颌第二恒磨牙完全萌出。

方法
拔除上颌左右第一前磨牙和下颌左侧第一前磨牙,使
用澳丝弯制后倾曲,做长Ⅱ类牵引。继续做舌体上抬、
下颌前伸和唇肌功能训练。

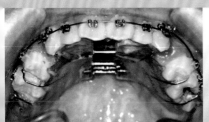
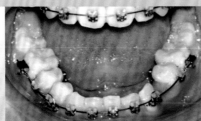

上颌戴入可摘螺旋扩弓矫治器。

下颌右侧尖牙代替缺失的同侧侧切牙。

治疗4个月的变化
咬合打开。

下一步治疗目标
调整上下中线,建立尖牙和磨牙的Ⅰ类咬合关系,完善
协调的软组织侧貌。

方法
使用澳丝弯制后倾曲,通过牵引纠正中线。继续做舌体
上抬、下颌前伸和唇肌功能训练。

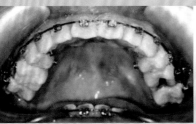

下颌第二恒磨牙未粘接颊面管被直立压低
(箭头所指),最终其牙冠高度与邻牙一致。

治疗13个月的变化
上下中线对正,建立了Ⅰ类尖牙和磨牙关系,获得了良
好的软组织侧貌。

下一步治疗目标
建立良好的尖窝紧密咬合关系。

方法
在上下牙弓使用0.016英寸×0.016英寸镍钛丝。继续做
舌体上抬、下颌前伸训练。

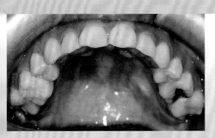
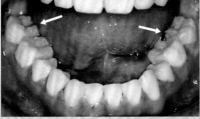

下颌第二恒磨牙舌倾和牙冠高度有改善
(箭头所指)。

治疗结束
中线协调,建立了尖牙和磨牙Ⅰ类咬合关系及良好的
尖窝咬合关系。疗程19个月。
继续做舌体上抬和下颌前伸训练。

保持
白天戴用可摘式保持器,晚间戴用牙齿正位器,保持2年。

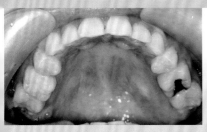
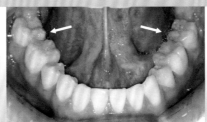

下颌第二恒磨牙直立,牙冠高度与邻牙一致
(箭头所指)。

治疗结束3年10个月
中线协调,几乎看不出下颌缺失一颗侧切牙。牙弓形态
和咬合维持稳定,牙周组织健康。继续做舌体上抬和唇
肌功能训练。

3-2 开始治疗到治疗结束保持3年10个月的口内像

33

| 初诊<br>(17岁2个月) | 治疗4个月<br>(17岁7个月) | 治疗结束3年10个月<br>(22岁8个月) |
| --- | --- | --- |

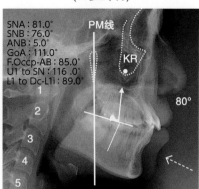

SNA : 81.0°
SNB : 76.0°
ANB : 5.0°
GoA : 111.0°
F.Occp-AB : 85.0°
U1 to SN : 116.0°
L1 to Dc-L1i : 89.0°

PM线　KR　80°

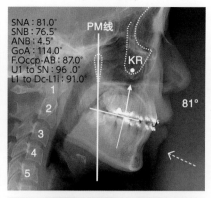

SNA : 81.0°
SNB : 76.5°
ANB : 4.5°
GoA : 114.0°
F.Occp-AB : 87.0°
U1 to SN : 96.0°
L1 to Dc-L1i : 91.0°

PM线　KR　81°

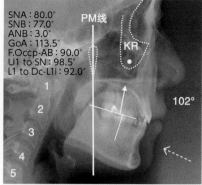

SNA : 80.0°
SNB : 77.0°
ANB : 3.0°
GoA : 113.5°
F.Occp-AB : 90.0°
U1 to SN : 98.5°
L1 to Dc-L1i : 92.0°

PM线　KR　102°

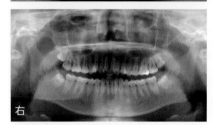

右

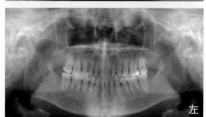

左

**头颅侧位片**
- 下颌后缩的软组织侧貌。
- 第二恒磨牙远中面与PM线接触。
- 上下切牙唇倾,磨牙近中倾斜。
- 上下第一恒磨牙相对于咬合平面近中倾斜,由于上颌第一恒磨牙牙长轴的延长线过key ridge且与船平面垂直,咬合力不能垂直向传递,所以上下后牙更容易向近中倾斜。

**全口曲面断层片**
- 只有3颗下切牙。
- 有4颗阻生智齿。
- 牙根和牙周组织未见异常。

**头颅侧位片**
- 侧貌双唇前突。
- 下颌第二恒磨牙排列于PM线之前。
- 上下切牙唇倾。
- 上颌第一恒磨牙牙长轴基本与咬合平面垂直。其过key ridge的延长线与咬合平面垂直,对颞下颌关节压力最小,咬合力能够垂直传导。

**全口曲面断层片**
- 牙根与牙周组织未见异常。

**头颅侧位片**
- 鼻唇角和颏唇沟形态理想。
- 所有第二恒磨牙排列于PM线之前。
- 咬合稳定,上颌第一恒磨牙牙长轴的延长线过key ridge与船平面垂直,对颞下颌关节压力最小,咬合力能够垂直传导。

**全口曲面断层片**
- 拔除了4颗智齿。
- 牙根和牙周组织未见异常。

3-3　初诊到治疗结束3年10个月的头颅侧位片和全口曲面断层片

专栏 牙齿先天缺失在正畸患者中很常见

先天缺失下颌侧切牙的病例

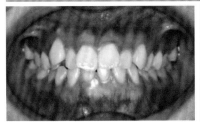

缺失下颌右侧侧切牙的Ⅱ类病例。
➡参照问题3-病例3

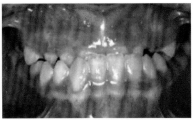

缺失下颌右侧侧切牙的Ⅲ类病例。

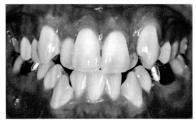

缺失下颌左侧侧切牙的Ⅲ类病例。
➡参照问题3-病例6

先天缺失下颌第二前磨牙的病例

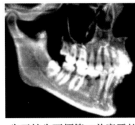
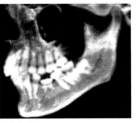

先天缺失下颌第二前磨牙的Ⅱ类病例。

先天缺失多个牙齿的病例

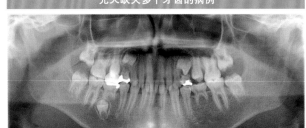

先天缺失上颌2颗尖牙和下颌左侧第二前磨牙的Ⅱ类病例。

　　除以上牙齿先天缺失的情况以外,也有先天缺失上颌侧切牙或上颌第二前磨牙的病例。对于牙齿先天缺失的患者制定拔牙矫治计划要格外注意。

专栏 是否要拔除智齿

1. 原则上,如果智齿位于 PM 线之前是不需要拔除的。

2. 在智齿萌出过程中,后牙区的咬合垂直距离会随着牙槽骨的垂直向生长而增加,因此应该仔细选择拔除智齿的时机。

- 生长发育期的Ⅱ类深覆𬌗、下颌后缩患者:当下颌智齿萌出时,由于下颌牙槽骨的垂直向生长,后牙咬合垂直距离增加,同时下颌还可以向前下方生长发育,待磨牙区高度充分生长发育后,如果智齿萌出的间隙不足则拔除 38,48。

- 开𬌗病例:如果治疗中不需要将智齿纳入矫治,应该尽早拔除 4 颗智齿,因为随着智齿的萌出牙槽骨会有垂直向的生长,后牙咬合垂直距离增加会加重开𬌗的程度。

- 下颌偏斜病例:这些病例是由于左右咬合垂直距离不对称。应该先拔除咬合垂直距离高的一侧上下颌智齿(拔牙时机的差异会帮助纠正左右不对称)。

## 病例 4

### 12,13 萌出不全发育期的 I 类开拾病例
### (拔除 14,24,34,44)

诱导未完全萌出的牙齿排列入牙列,纠正开拾,建立了尖牙 I 类咬合关系后,略调整上下颌牙弓形态后开始拔除下颌牙齿。

***

患者:12 岁 6 个月,男性。

主诉:咬合异常,舌体伸到上下前牙间,发音异常。

初诊检查:I 类开拾,口呼吸,异常吞咽习惯,软组织侧貌曲线不协调。

治疗计划:

    ①建立鼻呼吸和正确吞咽方式。增加咬合力。降低磨牙区咬合垂直距离。纠正开拾,改善软组织侧貌形态。

    ②改善牙弓、牙槽弓形态,开拓萌出不足牙齿的间隙,诱导其排入牙列建立咬合。

    ③远移上下牙列,纠正上下切牙唇倾,改善软组织形态。

    ④建立尖牙和磨牙 I 类咬合关系。

拔牙部位:14、24、34、44。

拔牙顺序:

    ①在建立鼻呼吸和正确吞咽方式、纠正开拾,将阻生的右上尖牙和侧切牙排入牙列后,开始拔除上颌左右第一前磨牙。

    ②本病例中因不需要过多的调整牙弓形态,所以先拔除了下颌左右第一前磨牙。

    ③下颌拔牙 1 个月后,拔除上颌左右第一前磨牙。

矫治器治疗:上颌可摘式螺旋扩弓矫治器,上下颌固定矫治器(细丝弓弯制后倾曲配合牵引)。

功能性恢复治疗:舌体上抬训练,用力咀嚼口香糖训练。

治疗结果:所有第二恒磨牙均排列在 PM 线之前,建立了尖牙和磨牙 I 类咬合关系,中线协调,获得了理想的软组织侧貌形态。

治疗时间:26 个月。

保持时间:2 年。

【讨论】

    尽管 13、12 阻生萌出不全,而且牙根已发育完成,但由于治疗开始于生长发育期,因此能够将牙齿引导排入牙列中,并维持了牙周组织的健康。

# 初诊（12 岁 6 个月）

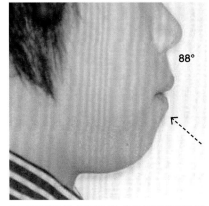

下面高度增长,颏唇沟浅,软组织侧貌不协调。

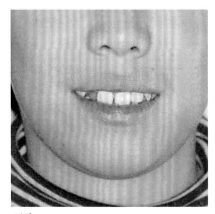

开𬌗。

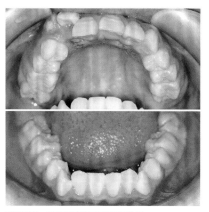

下颌第二恒磨牙萌出间隙不足。

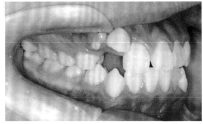

上颌右侧尖牙和侧切牙低位、开𬌗。

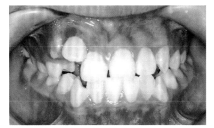

下颌向左偏斜,上下中线偏斜。

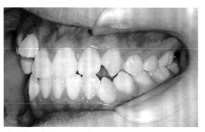

尖牙Ⅲ类关系,开𬌗。

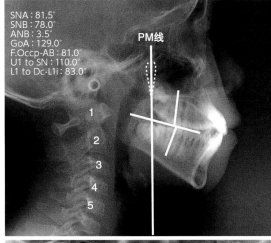

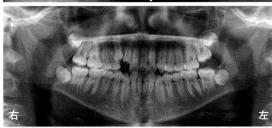

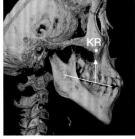

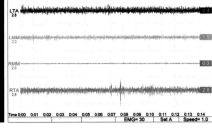

SNA : 81.5°
SNB : 78.0°
ANB : 3.5°
GoA : 129.0°
F.Occp-AB : 81.0°
U1 to SN : 110.0°
L1 to Dc-L1i : 83.0°

PM线

**头颅侧位片和牙颌面三维结构图像所见**

- 舌骨水平向位置理想,位于PM线稍后方。
- 舌骨垂直向明显低于下颌下缘,推测舌骨下肌群紧张,从而诱发呼吸道狭窄、口呼吸和异常吞咽。
- 下颌第二恒磨牙排列在PM线的后方,为了改善唇倾的上下切牙轴倾度,考虑采取拔牙矫治。
- 上下颌第一恒磨牙相对于𬌗平面均向近中倾斜。上颌第一恒磨牙牙长轴的延长线通过key ridge与咬合平面不垂直。咬合力不能垂直向传导。

**全口曲面断层片所见**

- 未完全萌出的右上尖牙和侧切牙牙根未完全形成。
- 未发现牙周组织异常。
- 4颗智齿牙胚存在。

**EMG所见**

- 咬肌活动减弱,咬合力降低。

4-1 初诊面像、口内像、头颅侧位片、全口曲面断层片、牙颌面三维结构图像和 EMG 所见

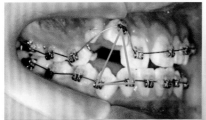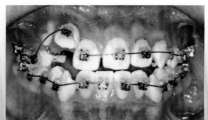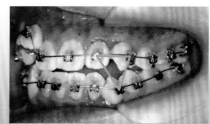

治疗开始(12岁6个月)　前牙区三角形牵引。

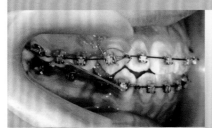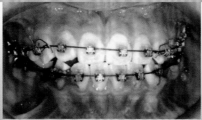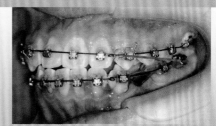

治疗5个月(12岁11个月)　右侧短Ⅲ类牵引,左侧短Ⅱ类牵引,调整中线。

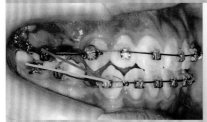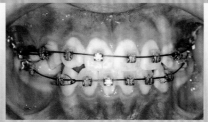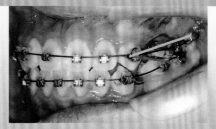

治疗6个月(13岁0个月)　右侧短Ⅲ类和水平牵引,左侧短Ⅱ类和水平牵引。

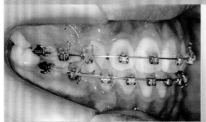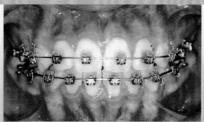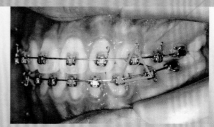

治疗20个月(14岁2个月)　尖牙区三角形牵引。

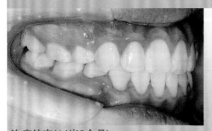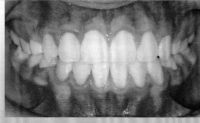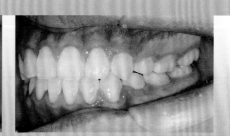

治疗结束(14岁8个月)

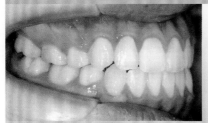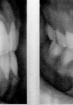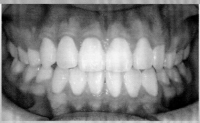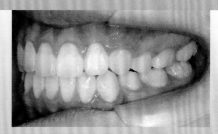

治疗结束2年1个月(16岁9个月)

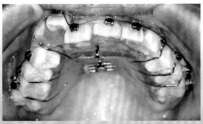
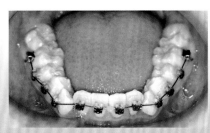

治疗开始时的目标
调整牙弓形态。
为萌出不足的右上尖牙和侧切牙开辟间隙,并将其引导排入牙列中。
建立鼻呼吸和正确吞咽方式,纠正开𬌗。

方法
上下颌使用固定矫治器(细丝弓弯制后倾曲配合牵引)。
开始舌体上抬训练和咀嚼训练。

上颌可摘式螺旋扩弓矫治器(治疗期间一直佩戴)。

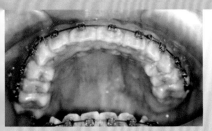
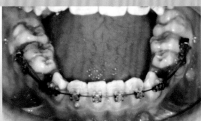

治疗5个月后的效果
上下牙弓形态改善,萌出不足的尖牙和侧切牙被排列入牙列。
建立了尖牙Ⅰ类咬合关系,开𬌗纠正。

下一步治疗目标
远移上下牙列。
为下颌第二恒磨牙萌出创造间隙。

方法
先拔除下颌左右第一前磨牙。

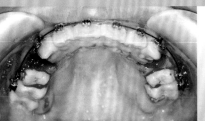
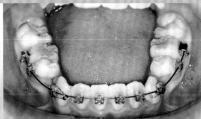

治疗6个月的效果
营造了充足的舌体依存空间,建立了鼻呼吸和正确吞咽方式。

下一步治疗目标
远移上下牙列,确保上下第二恒磨牙萌出间隙,协调中线。

方法
拔除上颌左右第一前磨牙。
使用弯制有后倾曲的澳丝配合牵引。
继续舌体上抬和咀嚼训练。

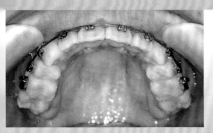
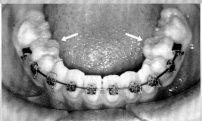

治疗20个月的效果
四个第二恒磨牙完全萌出。
中线协调,建立了尖牙和磨牙Ⅰ类咬合关系。

下一步治疗目标
稳定牙弓形态。
通过磨牙颊舌向直立,建立良好的尖牙和磨牙紧密的尖窝咬合关系。

方法
上下颌放置0.016英寸×0.016英寸镍钛丝,并进行牵引。
继续舌体上抬练习和唇肌训练。

第二恒磨牙未粘接颊面管。舌体上抬训练的力量可使第一恒磨牙直立(箭头所指)。

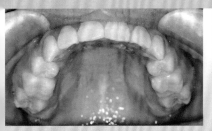
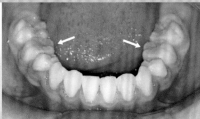

治疗结束时
上下颌中线基本协调,建立了Ⅰ类尖牙和磨牙紧密的咬合关系,确立了鼻呼吸和正确的吞咽方式。矫治时间26个月。

保持
白天使用可摘式保持器,夜间戴用牙齿正位器,保持2年。

下颌左右第一恒磨牙略向颊舌侧直立(箭头所指)。

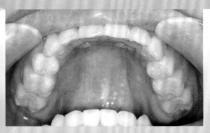
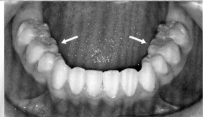

治疗结束2年1个月
保持了Ⅰ类尖牙和磨牙关系及良好的尖窝咬合关系。
治疗前未全萌出的右侧上颌尖牙、侧切牙及其他牙齿的牙周组织未见异常。
继续舌体上抬训练。

下颌第一恒磨牙完全直立(箭头所指)。

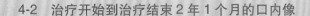

4-2　治疗开始到治疗结束2年1个月的口内像

39

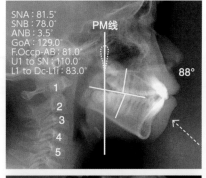
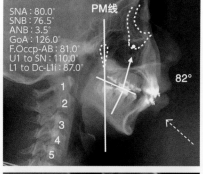
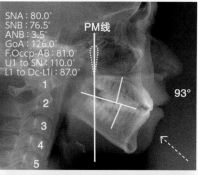

初诊
(12岁6个月)

治疗5个月
(12岁11个月)

治疗结束2年1个月
(16岁9个月)

| SNA : 81.5° | SNA : 80.0° | SNA : 80.0° |
| SNB : 78.0° | SNB : 76.5° | SNB : 76.5° |
| ANB : 3.5° | ANB : 3.5° | ANB : 3.5° |
| GoA : 129.0° | GoA : 126.0° | GoA : 126.0° |
| F.Occp-AB : 81.0° | F.Occp-AB : 81.0° | F.Occp-AB : 81.0° |
| U1 to SN : 110.0° | U1 to SN : 110.0° | U1 to SN : 110.0° |
| L1 to Dc-L1i : 83.0° | L1 to Dc-L1i : 87.0° | L1 to Dc-L1i : 87.0° |

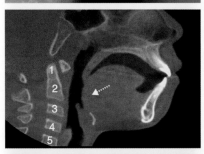
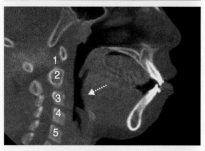
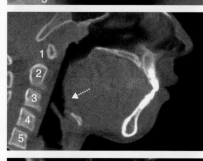

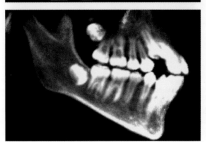
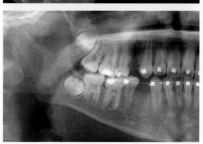
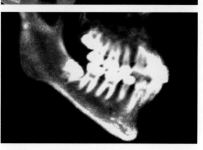

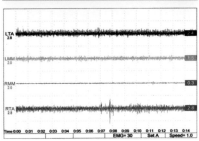

**头颅侧位片所见**
- 由于下颌骨顺时针旋转,形成颏唇沟浅的软组织侧貌形态。
- 下颌第二恒磨牙牙冠的1/3位于PM线之后,预测萌出间隙不足。

**CT(sagittal: 矢状位)所见**
- 舌背部未贴服于上腭,舌骨和会厌软骨位置低,使呼吸道变窄,口呼吸,异常吞咽。
- 会厌软骨上方的组织(箭头所指)将会厌压向下。

**CT(近远中向斜位)所见**
- 未全萌出牙齿的牙根未完全形成。

**EMG所见**
- 左右咬肌活动减弱。

**头颅侧位片所见**
- 下颌顺时针旋转的面部侧貌。
- 下颌第二恒磨牙位于PM线之前。
- 上下切牙唇倾严重,因此需要拔牙矫治改善侧貌凸度。

**CT(矢状位)所见**
- 息止颌位舌体贴服于上腭。
- 会厌上方的肿胀(箭头所指)使得会厌向下阻塞呼吸道。
- 尚未完全建立鼻呼吸功能。

**全口曲面断层片(治疗6个月所见)**
- 先拔除下颌左右第一前磨牙,1个月后再拔除上颌左右第一前磨牙。

**头颅侧位片所见**
- 获得了较理想的软组织侧貌。
- 舌骨位置理想。
- 所有第二恒磨牙位于PM线之前。
- 上颌第一恒磨牙牙长轴与咬合平面垂直,建立了对颞下颌关节压力降至最小的咬合形态。

**CT(矢状位)所见**
- 息止颌位舌体贴服于上腭,但呼吸道仍被会厌上方的肿胀组织阻塞,呼吸道仍狭窄的感觉。

**CT(近远中向斜位)所见**
- 拔牙间隙完全关闭,治疗前未全萌出牙齿的牙根完全形成,牙周组织健康。

**EMG所见**
- 咬肌与颞肌活动加强。

4-3  初诊到治疗结束 2 年 1 个月的头颅侧位片、CT( 矢状位、近远中向斜位 )、全口曲面断层片和 EMG

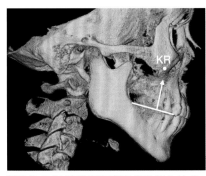

紧密的咬合减轻了颞下颌关节的压力,这是由于上颌第一恒磨牙牙轴与咬合平面垂直,其过key ridge的延长线与咬合平面垂直的咬合形态。

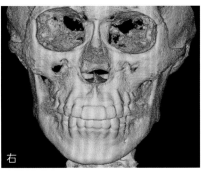

建立了尖牙和磨牙Ⅰ类咬合关系,中线协调。

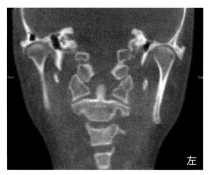

颈椎仍不对称,齿状突起向左侧弯曲,右侧髁突形态较左侧髁突形态小,左右不对称。

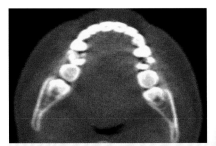

牙弓形态稳定,所有牙齿排列于牙槽骨的松质骨中。

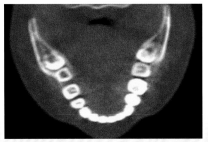

建立了良好的尖窝咬合关系,上颌第一恒磨牙和下颌第二恒磨牙均排列于牙槽骨的松质骨内。

4-4 治疗结束2年1个月的牙颌面三维结构图像和CT(冠状位、轴位)

## 病例 5

# 上颌发育不足,下颌发育过度,生长发育期的 Ⅲ 类深反殆患者,在生长期矫治避免了凹面型
# ( 拔除 15,25,35,45)

　　在建立了尖牙Ⅰ类关系后,为了给第二恒磨牙萌出提供间隙,同时避免过度内收前牙,决定拔除 4 颗第二前磨牙。先拔除下颌第二前磨牙。

---

患者:11 岁 0 个月,男性。

主诉:兜齿。

初诊检查:Ⅲ类深反殆(上颌发育不足,下颌发育过度),上颌拥挤,软组织侧貌不协调。

治疗计划:

　　①减小咬合力,增加磨牙咬合垂直距离。顺时针旋转下颌,改善软组织侧貌形态。

　　②改善牙弓、牙槽弓形态,将上颌左右侧切牙排入牙列。

　　③远移下牙列,直立下切牙,改善软组织侧貌。

　　④建立尖牙和磨牙Ⅰ类咬合关系。

　　⑤拔除 4 颗第二前磨牙,改善鼻唇角,为下颌第二恒磨牙萌出提供间隙,避免凹面型,改善上下颌骨及上下牙弓之间的关系。

拔牙部位:4 颗第二前磨牙。

拔牙顺序:

　　①在牙弓形态改善后、上颌侧切牙排齐、下牙弓远移和建立尖牙Ⅰ类关系后,开始拔牙。

　　②先拔除下颌左右第二前磨牙,因为下牙弓形态不需过多的调整。

　　③拔除下颌第二前磨牙 3 周后,开始拔除上颌左右第二前磨牙。

矫治器治疗:上颌可摘式螺旋扩弓矫治器,上下颌固定矫治器(使用弯制后倾曲的澳丝配合弹力牵引)。

功能性恢复治疗:开闭口训练,减小咬合力。舌体上抬和唇肌闭合训练。

治疗结果:所有第二恒磨牙均排列在 PM 线之前,建立了尖牙和磨牙Ⅰ类咬合关系,中线对齐,获得了理想的软组织侧貌,没有形成难看的凹面型。

治疗时间:34 个月。

保持时间:2 年。

【讨论】

　　上颌发育不足的Ⅲ类病例,当需要拔牙为第二恒磨牙萌出提供间隙时,拔除 4 颗第二前磨牙可以获得较好的软组织侧貌形态,避免形成凹面型。

# 初诊(11 岁 0 个月)

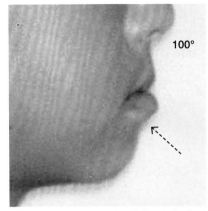
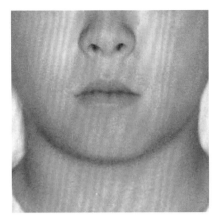
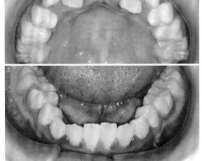

鼻唇角正常,由于下颌前突使软组织侧貌不协调。

所有第二恒磨牙萌出间隙不足,上颌侧切牙腭向错位。

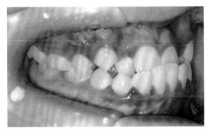
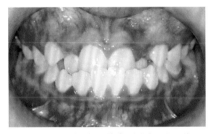
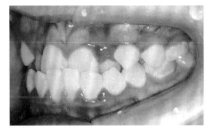

尖牙和磨牙Ⅲ类关系。

下颌左右尖牙与第一前磨牙之间可见明显紧张的颊系带。

磨牙咬合垂直距离降低,前牙深反覆𬌗。

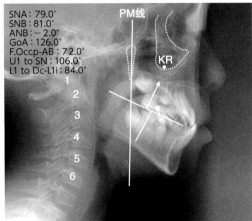

SNA: 79.0°
SNB: 81.0°
ANB: —2.0°
GoA: 126.0°
F.Occp-AB: 72.0°
U1 to SN: 106.0°
L1 to Dc-L1i: 84.0°

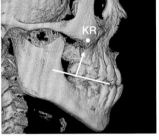
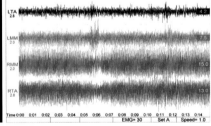

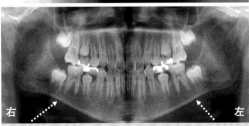

头颅侧位片和牙颌面三维结构图像所见
- 舌骨的水平位与PM线接触,提示下颌过度向前生长(SNB为81°)。
- 上颌第一恒磨牙向远中倾斜,牙长轴向key ridge的延长线与𬌗平面不垂直。咬合力不能垂直传导。
- 下颌第二恒磨牙的牙胚1/3位于PM线之后。
- 鼻唇角正常,下颌切牙唇向倾斜。

全口曲面断层片所见
- 所有第二乳磨牙未替换,第二前磨牙未萌出。未见牙齿及牙周组织异常。
- 磨牙咬合垂直距离(上颌第一恒磨牙根尖到𬌗平面的距离及下颌第一恒磨牙根尖到下颌下缘的距离)不对称,左侧比右侧高。

EMG所见
- 两侧肌肉肌力明显不对称,右侧咬肌及颞肌肌力过强。造成右侧的咬合垂直距离低于左侧。

5-1 初诊面像、口内像、头颅侧位片、全口曲面断层片、牙颌面三维结构图像和 EMG 所见

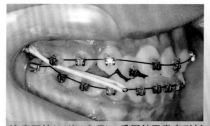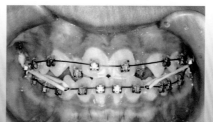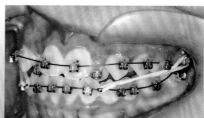

治疗开始(11岁1个月)　采用长Ⅲ类牵引纠正反𬌗。

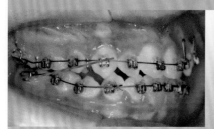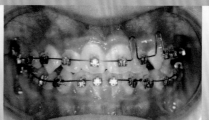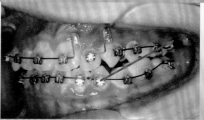

治疗3个月(11岁4个月)　上颌采用弯制垂直开大曲的澳丝,右侧长Ⅱ类牵引,左侧长Ⅲ类牵引。

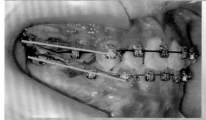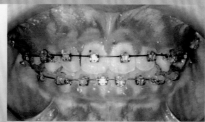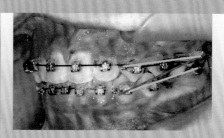

治疗13个月(12岁2个月)　长Ⅲ类牵引，同时上下颌水平牵引。

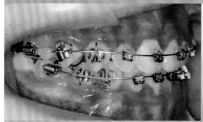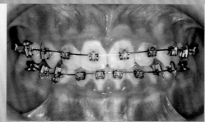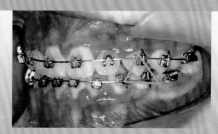

治疗21个月(12岁10个月)　上尖牙舌扣与下颌尖牙及第一前磨牙进行三角形牵引。

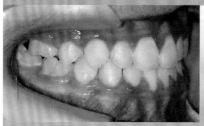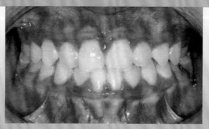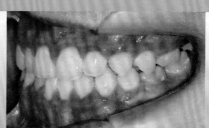

治疗结束(13岁11个月)

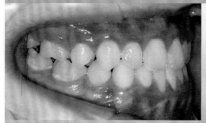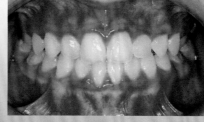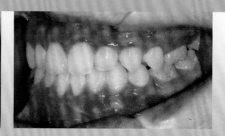

治疗结束10个月(14岁9个月)

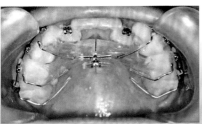
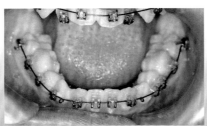

**治疗开始时的目标**
纠正前牙反𬌗。
改善上牙弓形态。
减小咬合力,增加咬合垂直距离。

**方法**
在上下颌使用固定矫治器(弯制后倾曲的澳丝配合Ⅲ类牵引)。
开始舌体上抬训练和开闭口练习。

上颌可摘式螺旋扩弓矫治器(治疗期间一直佩戴)。

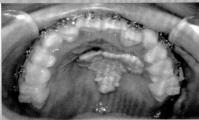
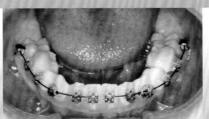

**治疗3个月的变化**
上牙弓形态改善,左右侧切牙排齐到牙弓内。
尖牙咬合接近Ⅰ类关系,前牙反𬌗稍有改善。

**下一步治疗目标**
纠正上颌左右侧切牙的扭转,建立尖牙Ⅰ类咬合关系。
为下颌第二恒磨牙萌出创造间隙。

**方法**
待下颌第二前磨牙完全萌出时,将其拔除,采用弯制后倾曲的澳丝配合牵引。

开闭口训练和利用口香糖进行舌体上抬训练。

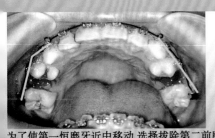
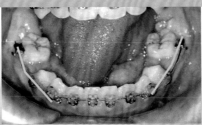

**治疗13个月的变化**
建立了尖牙Ⅰ类咬合关系,前牙咬合正常。

**下一步治疗目标**
为上颌第二恒磨牙创造间隙,协调中线。建立磨牙Ⅰ类咬合关系。

**方法**
拔除左右上颌第二前磨牙。
使用弯制后倾曲的澳丝唇弓,配合长Ⅲ类牵引和水平牵引。

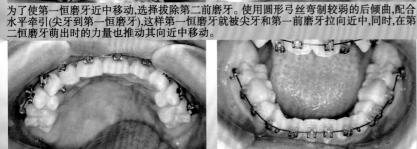

为了使第一恒磨牙近中移动,选择拔除第二前磨牙。使用圆形弓丝弯制较弱的后倾曲,配合水平牵引(尖牙到第一恒磨牙),这样第一恒磨牙就被尖牙和第一前磨牙拉向近中,同时,在第二恒磨牙萌出时的力量也推动其向近中移动。

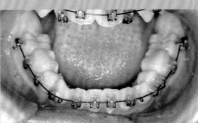

**治疗21个月的变化**
拔牙间隙关闭。
建立了尖牙和磨牙Ⅰ类咬合关系。

**下一步治疗目标**
为上下第二恒磨牙萌出提供间隙。
建立良好的尖窝咬合关系。

**方法**
在上下颌放置0.016英寸×0.016英寸镍钛丝,并进行三角形牵引。
继续舌体上抬训练和唇肌功能训练。

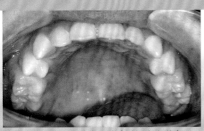
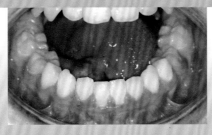

**治疗结束**
建立了稳定的尖牙和磨牙区尖窝紧密咬合,牙弓形态稳定,第二恒磨牙完全萌出,牙周组织健康。矫治时间34个月。

**保持**
白天使用可摘式保持器,晚间戴用牙齿正位器,保持2年。

舌体上抬训练后形成了良好的牙弓形态。

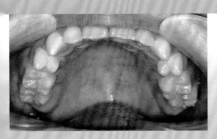
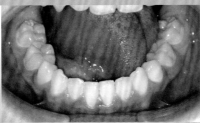

**治疗结束10个月**
保持了稳定的尖牙和磨牙Ⅰ类咬合关系,牙周组织健康。嘱患者维持良好的口腔卫生,继续舌体上抬训练。由于拔除4颗第二前磨牙,避免了凹面型的形成。

**注意**
第二前磨牙和第一恒磨牙间的上颌窦底过低,会使磨牙近移比较困难(➡ 参照问题9-病例4)。

5-2 治疗开始到治疗结束10个月的口内像

| 初诊<br>(11岁0个月) | 治疗13个月<br>(12岁2个月) | 治疗结束10个月<br>(14岁9个月) |
|---|---|---|

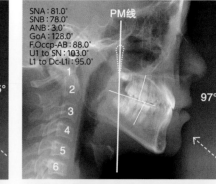

SNA : 79.0°
SNB : 81.0°
ANB : −2.0°
GoA : 126.0°
F.Occp-AB : 72.0°
U1 to SN : 106.0°
L1 to Dc-L1i : 84.0°
PM线
100°

SNA : 80.0°
SNB : 79.0°
ANB : 1.0°
GoA : 130.0°
F.Occp-AB : 80.0°
U1 to SN : 110.0°
L1 to Dc-L1i : 83.0°
PM线
95°

SNA : 81.0°
SNB : 78.0°
ANB : 3.0°
GoA : 128.0°
F.Occp-AB : 88.0°
U1 to SN : 103.0°
L1 to Dc-L1i : 95.0°
PM线
97°

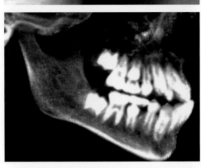
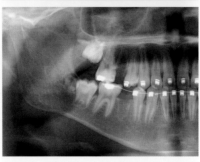
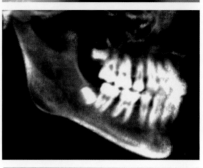

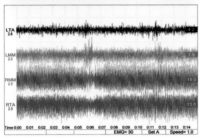
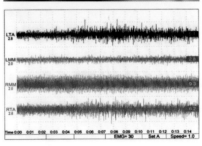

**头颅侧位片所见**
- 由于颏部前突,尽管鼻唇角正常,但软组织侧貌不协调。
- 舌骨水平位与PM线接触,提示下颌生长过度(SNB为81.0°)。
- 下颌第二恒磨牙牙胚的1/3位于PM线之后。
- 下切牙唇向倾斜。

**CT(近远中向斜位)所见**
- 第二恒磨牙与第二前磨牙未萌,牙齿数目和牙槽骨未见异常。

**EMG所见**
- 肌肉活动明显不对称,右侧咬肌与颞肌过强,限制右侧牙槽突的垂直向生长,使得双侧后牙咬合垂直距离不对称。

**头颅侧位片所见**
- 上下唇前突软组织侧貌形态。
- 下颌第二恒磨牙萌出间隙不足。
- 为了防止凹面型的形成采用拔除4颗第二前磨牙的方法,并有利于为第二恒磨牙萌出提供间隙。
- 上下切牙唇倾。

**全口曲面断层片所见**
- 4颗第二前磨牙被拔除。

**EMG所见**
- 右侧咬肌和颞肌活动力略有增加。

**头颅侧位片所见**
- 避免了凹面型的形成,获得了理想的鼻唇角和颏唇沟形态。
- 获得良好的上下颌骨关系和磨牙的尖窝咬合关系,所有第二恒磨牙位于PM线之前,切牙倾斜度理想。

**CT(近远中向斜位)所见**
- 拔牙间隙完全关闭,未见牙根异常,牙周组织健康。
- 所有智齿牙胚都在(建议拔除)。

**EMG所见**
- 右侧咬肌与颞肌活动基本与左侧一致,因此右侧咬合垂直距离增加,不对称得以纠正。

5-3 初诊到治疗结束10个月的头颅侧位片、CT(近远中向斜位)、全口曲面断层片和EMG

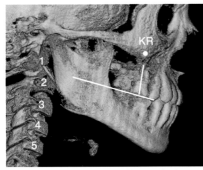
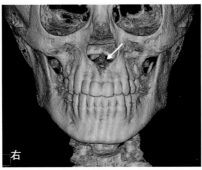
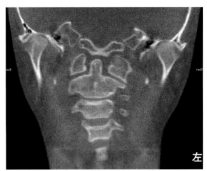

由于上颌第一恒磨牙牙长轴与咬合平面垂直,其延长线过key ridge与咬合平面垂直,增加了垂直向的咬合力,确立了减轻颞下颌关节压力的良好咬合形态。

前牙咬合正常,中线协调。
头向左侧轻度倾斜。
前鼻嵴处有骨缺损(箭头所指)。

颈椎和齿状突向左侧弯曲。
右侧髁突较左侧髁突高,左右不对称。

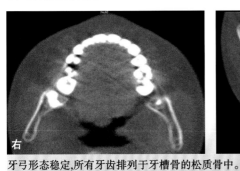
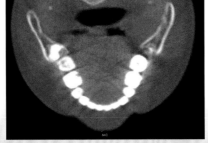
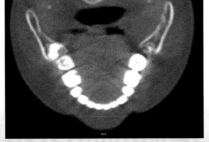
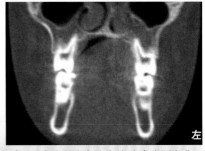

牙弓形态稳定,所有牙齿排列于牙槽骨的松质骨中。

建立了紧密的尖窝咬合关系,鼻中隔弯曲。

5-4 治疗结束 10 个月的牙颌面三维结构图像和 CT ( 冠状位、轴位 )

**病例 6**

# 上颌发育不足伴拥挤的成人 Ⅲ 类开𬌗病例
# (拔除 27)

拔除了左侧上颌伸长造成咬合干扰的第二恒磨牙。通过自体移植将埋伏的智齿移入拔牙窝。

患者:28 岁 0 个月,男性。

主诉:牙齿咬不上,影响说话,左侧颞下颌关节偶有弹响。

初诊检查:Ⅲ类开𬌗(上颌发育不足),口呼吸和异常吞咽造成开𬌗。上牙弓狭窄,牙列拥挤。由于左上第二恒磨牙伸长形成咬合干扰,导致下颌右偏,中线不调。右侧尖牙和磨牙Ⅰ类咬合关系,左侧为Ⅲ类咬合关系。上颌中部轻度腭裂。鼻唇角正常,下颌前突的软组织侧貌形态。

治疗计划:

①改善牙弓形态,建立鼻呼吸和正确的吞咽方式。解除拥挤,纠正开𬌗。

②由于下颌中央联合部牙槽骨厚度较薄、上下颌尖牙区唇侧骨板也较薄,及上颌左右切牙区有微小的骨裂,为了减小由于牙齿移动导致牙根暴露和牙槽突裂的风险,应避免拔除上下前磨牙。

③为解除咬合干扰,拔除左上伸长的第二恒磨牙,将其同侧的埋伏智齿移植到拔牙窝,纠正下颌偏斜,减轻或消除左侧颞下颌关节的不适。

④建立尖牙和磨牙Ⅰ类关系。

⑤加强咬合力,建立良好的尖窝咬合关系。

拔牙部位:左上第二恒磨牙。

拔牙顺序:在上下牙弓形态改善、尖牙排齐后,拔除左上第二恒磨牙。将其同侧的埋伏智齿移植到牙槽窝,并移动到位。

矫治器治疗:上颌可摘式螺旋扩弓矫治器,上下颌固定矫治器(使用弯制后倾曲的澳丝配合牵引)。

功能性恢复治疗:借助咀嚼口香糖进行咀嚼肌功能训练增加咬合力,同时进行舌体上抬训练和唇肌功能训练。

治疗结果:移植的左上智齿和其他几个第二恒磨牙均排列在 PM 线之前,建立了稳定的尖牙和磨牙Ⅰ类关系。维持了良好的牙周组织健康,没有出现牙根暴露。获得了理想的软组织侧貌形态。消除了左侧颞下颌关节的不适。

治疗时间:27 个月。

保持时间:2 年。

【讨论】

压低造成咬合干扰的磨牙是很困难的,这个病例中拔除了伸长的第二恒磨牙,将同侧埋伏的智齿移植到第二恒磨牙的拔牙窝内。自体移植的智齿很好地被排齐在牙槽骨的松质骨内,行使第二恒磨牙的功能。

## 初诊（28 岁 0 个月）

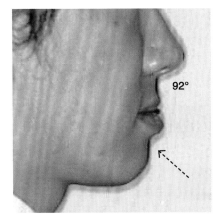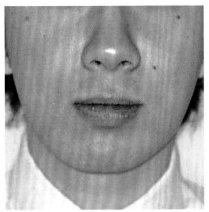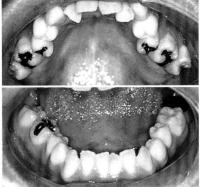

下颌前突的软组织侧貌形态,但是鼻唇角和
颏唇沟形态正常。

左上第二恒磨牙伸长造成咬合干扰。

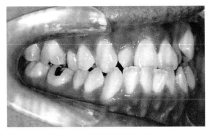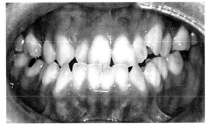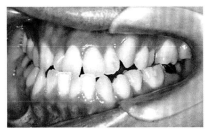

右侧尖牙和磨牙Ⅰ类关系,下颌磨牙舌倾。

由于左上第二恒磨牙伸长造成咬合干扰,下颌向右侧偏斜。

左侧尖牙和磨牙Ⅲ类咬合关系。上下前磨牙均舌倾、反𬌗。

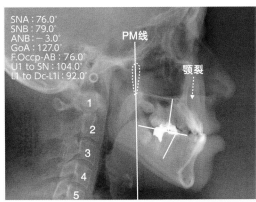

SNA : 76.0°
SNB : 79.0°
ANB : −3.0°
GoA : 127.0°
F.Occp-AB : 76.0°
U1 to SN : 104.0°
L1 to Dc-L1i : 92.0°

PM线

颏裂

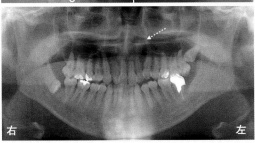

右　　　　　左

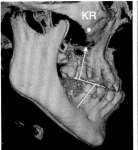

KR

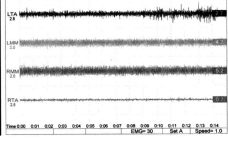

**头颅侧位片和牙颌面三维结构图像所见**
- 舌骨水平向距PM线很近,提示为下颌发育过度、上颌发育不足的Ⅲ类咬合关系。
- 舌骨垂直向位于第4颈椎下方导致呼吸道狭窄,导致口呼吸和异常吞咽。
- 下颌第二恒磨牙位于PM线之前。

**全口曲面断层片所见**
- 左上第二恒磨牙伸长,第一恒磨牙近中倾斜。
- 左上中切牙牙根向远中弯曲。
- 在21上方可见轻度齿槽突裂(箭头所指)。

**牙颌面三维结构图像所见**
- 左上第一恒磨牙牙长轴向远中倾斜,其延长线过key ridge与咬合平面不垂直。下颌第一恒磨牙近中倾斜,咬合力不能沿牙齿长轴垂直传导。

**EMG所见**
- 咬肌活动过强,而颞肌活动较弱。两组肌肉活动均不对称。

6-1　初诊面像、口内像、头颅侧位片、全口曲面断层片、牙颌面三维结构图像和 EMG

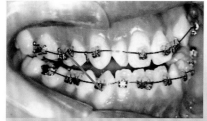 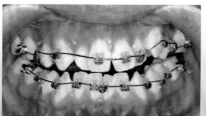 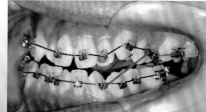

治疗开始(28岁0个月)  采用短Ⅲ类牵引。

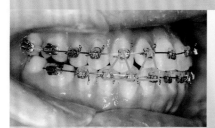 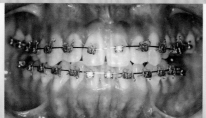

治疗11个月(28岁11个月)  在上颌尖牙舌扣和下颌尖牙与前磨牙做三角形牵引。

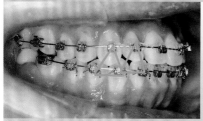 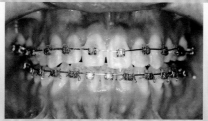 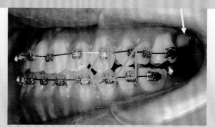

治疗14个月(29岁2个月)  在上颌尖牙舌扣做三角形牵引,箭头所指为移植的智齿。

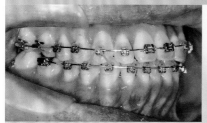 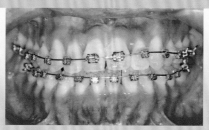

治疗24个月(30岁0个月)

移植的智齿用复合树脂夹板固定在邻牙上(箭头所指)。

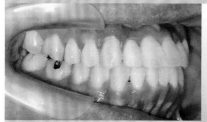 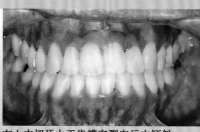 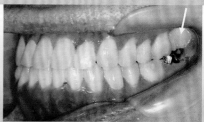

治疗结束(30岁3个月)

左上中切牙由于齿槽突裂向远中倾斜。

移植的智齿(箭头所指)。

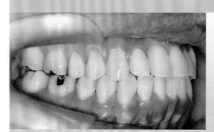 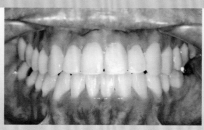 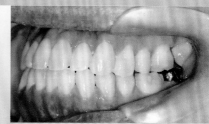

治疗结束6个月(30岁9个月)

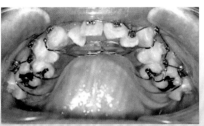
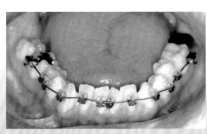

上颌可摘式螺旋扩弓矫治器。

**治疗开始时的目标**
解除拥挤,纠正前牙反殆和开殆。
调整上下牙弓形态。
建立鼻呼吸和正确吞咽方式。
消除咬合干扰。

**方法**
在上下颌使用固定矫治器(弯制后倾曲的澳丝配合长Ⅲ类牵引)。
开始舌体上抬训练。

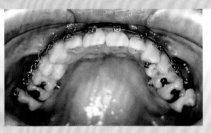
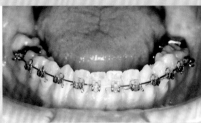

**治疗11个月的变化**
上牙弓形态改善。
前牙拥挤、反殆、开殆改善。
建立了鼻呼吸和正确的吞咽方式。

**下一步治疗目标**
建立尖牙和磨牙Ⅰ类咬合关系。

**方法**
采用0.016英寸×0.016英寸镍钛丝配合三角形牵引。
舌体上抬训练和牙龈按摩。

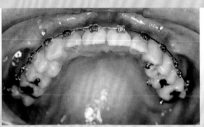
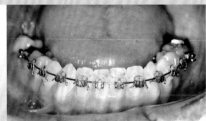

**治疗14个月的变化**
建立了接近Ⅰ类的尖牙和磨牙咬合关系。

**下一步治疗目标**
消除咬合干扰。
自体移植左上埋伏智齿。

**方法**
拔除左上第二恒磨牙,将同侧的埋伏智齿自体移植到拔牙窝。上下采用0.016英寸×0.016英寸镍钛丝配合三角形牵引。
继续舌体上抬和牙龈按摩训练。

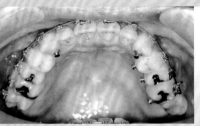
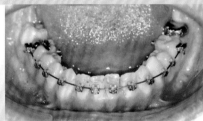

移植智齿的扭转尚未纠正

**治疗24个月的变化**
左上自体移植的智齿移动到位。
解除了咬合干扰,颞下颌关节不适减轻。

**下一步治疗目标**
对移植牙行牙周手术,使牙周组织健康。
建立良好尖窝咬合关系。

**方法**
将移植牙与邻牙做夹板固定。
继续舌体上抬、牙龈按摩、咬合训练,维护口腔卫生。

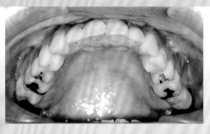
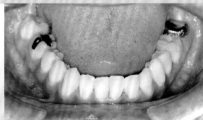

**治疗结束**
移植的智齿得以直立。
建立了稳定的尖牙和磨牙Ⅰ类咬合关系,牙周组织健康。
矫治时间27个月。

**保持**
白天使用可摘式保持器,晚间戴用牙齿正位器,保持2年。
继续舌体上抬训练,维持良好的口腔卫生。

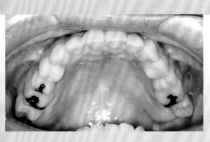
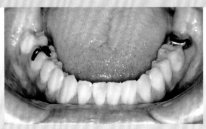

**治疗结束6个月**
咬合关系更加理想,牙周组织健康。
治疗后咬合稳定的主要原因:消除了左上第二恒磨牙伸长造成的咬合干扰,通过舌体上抬训练建立了鼻呼吸和正确的吞咽方式,牙弓形态维持稳定。

6-2 治疗开始到治疗结束6个月的口内像

初诊(28岁0个月)　　　　　　治疗14个月(29岁2个月)　　　　　治疗结束(30岁3个月)

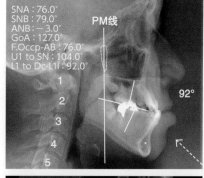
SNA : 76.0°
SNB : 79.0°
ANB : - 3.0°
GoA : 127.0°
F.Occp-AB : 76.0°
U1 to SN : 104.0°
L1 to Dc-L1i : 92.0°
92°

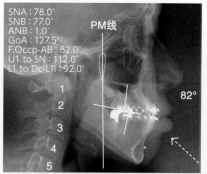
SNA : 78.0°
SNB : 77.0°
ANB : 1.0°
GoA : 127.5°
F.Occp-AB : 82.0°
U1 to SN : 112.0°
L1 to Dc-L1i : 92.0°
82°

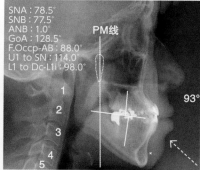
SNA : 78.5°
SNB : 77.5°
ANB : 1.0°
GoA : 128.5°
F.Occp-AB : 88.0°
U1 to SN : 114.0°
L1 to Dc-L1i : 98.0°
93°

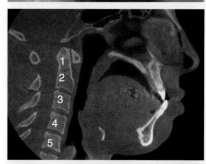
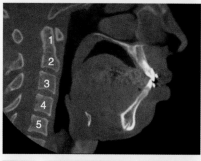
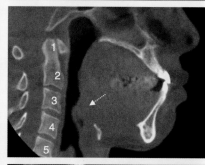

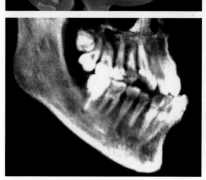
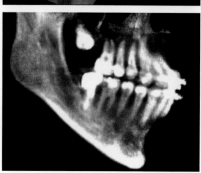
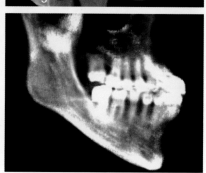

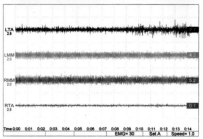

**头颅侧位片所见**
- 下颌前突的软组织侧貌形态。
- 下颌第二恒磨牙在PM线之前。
- 相对于咬合平面,上颌第一恒磨牙向远中倾斜,下颌第一恒磨牙向近中倾斜。咬合力不能垂直传导。

**CT(矢状位)所见**
- 舌骨和会厌位置低,舌不能贴于上腭。呼吸道狭窄导致口呼吸和异常吞咽。

**CT(近远中向斜位)所见**
- 左上第二恒磨牙伸长,根部有埋伏的智齿。

**EMG所见**
- 左右颞肌肌力不对称。

**头颅侧位片所见**
- 下颌前突纠正。
- 上下第一恒磨牙直立,使咬合力能够沿牙长轴垂直传导,形成了稳定的咬合形态。
- 前牙反𬌗解除。

**CT(矢状位)所见**
- 舌骨垂直向位置仍然较低,使舌背部不能贴于上腭。还需要建立鼻呼吸和正确吞咽方式。

**EMG所见**
- 拔除了左上第二恒磨牙,将同侧埋伏的智齿做自体移植。

**头颅侧位片所见**
- 有理想的颏唇沟。
- 移植的智齿和其他第二恒磨牙位于PM线之前,上下第一恒磨牙牙轴与咬合平面垂直,咬合力能垂直传导,建立了稳定咬合。

**CT(矢状位)所见**
- 舌骨和舌位提高,舌背部能贴于上腭。呼吸道通畅,建立了鼻呼吸和正确吞咽方式。
- 会厌略向后偏移使呼吸道变窄(箭头所指)。

**CT(近远中向斜位)所见**
- 移植牙牙根形成。

**EMG所见**
- 咬肌与颞肌肌力增加。

6-3　初诊到治疗结束的头颅侧位片、CT(矢状位、近远中向斜位)和EMG

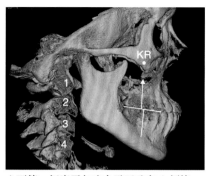
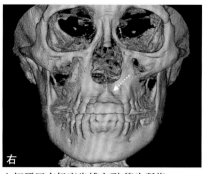
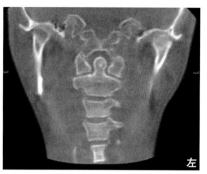

上下第一恒磨牙与咬合平面垂直,上颌第一恒磨牙牙长轴的延长线通过key ridge,其结果:建立了垂直咬合力的形态。

上切牙区有轻度齿槽突裂(箭头所指)。

颈椎和齿状突轻微向左侧弯曲,尽管髁突仍有轻度不对称,颞下颌关节症状消除了。

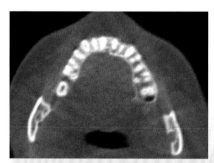
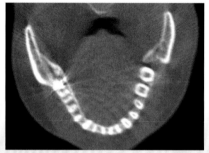
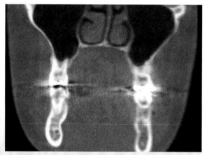

牙弓形态稳定,包括移植的智齿在内,所有牙齿排列于牙槽骨的松质骨中。

建立了紧密的尖窝咬合关系,上下第一恒磨牙排列于骨松质内,鼻中隔偏曲。

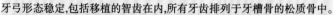

6-4　治疗结束的牙颌面三维结构图像和CT(近远中向斜位、轴位)

## 病例 7

# 上颌发育不足伴严重拥挤,下颌只有 3 颗切牙的 Ⅲ 类开秴成人病例 ( 拔除 36,46)

拔除的是下颌两个已经死髓的第一恒磨牙,并利用了水平阻生的智齿,避免了拔除健康的下颌前磨牙。

**患者:** 25 岁 7 个月,男性。

**主诉:** 前牙咬不上,排列不整齐,咀嚼和发音困难,右侧颞下颌关节偶有弹响。

**初诊检查:** Ⅲ 类开秴(上颌发育不足),下颌只有 3 颗切牙(32 先天缺失)。上下牙弓非常狭窄,重度拥挤。由于前磨牙区的牙槽嵴较窄、松质骨量少,移动前磨牙可能有较高的牙根暴露风险。上下尖牙唇向移位,下颌左右第一恒磨牙死髓,下颌左右智齿水平阻生,鼻唇角和颏唇沟形态较理想。

**治疗计划:**

①改善牙弓形态,建立鼻呼吸和正确的吞咽方式。将唇向错位的尖牙排齐入牙弓,解除拥挤,纠正开秴。

②由于下颌切牙区唇舌侧骨板均较薄、下颌前磨区牙槽嵴较窄,松质骨量少,而且下颌颊系带紧张,应尽量避免拔除下颌前磨牙,否则牙根暴露风险较高,同时由于软组织侧貌形态较理想,也应避免因拔除下颌前磨牙后造成凹面型的风险。

③拔除下颌左右死髓的第一恒磨牙,将水平阻生智齿排入牙弓。

④建立尖牙和磨牙 Ⅰ 类咬合关系。

⑤增加咬合力,降低后牙咬合垂直距离,建立紧密的尖窝咬合关系。

⑥在治疗过程中再决定上颌是否拔牙,非拔牙的概率高。

**拔牙部位:** 2 颗下颌第一恒磨牙。

**拔牙顺序:**

①在牙弓、牙槽弓形态改善、上下尖牙排齐后,去除下颌第一恒磨牙的金属冠。

②片切下颌第一恒磨牙近远中面,直立前磨牙和尖牙,远中移动下牙弓。当尖牙基本达到 Ⅰ 类咬合关系时,拔除下颌死髓的第一恒磨牙。先拔除左侧,因为左侧智齿将要萌出。

**矫治器治疗:** 上颌可摘式螺旋扩弓矫治器,上下颌固定矫治器(弯制后倾曲的澳丝配合牵引)。

**功能性恢复治疗:** 利用口香糖进行咀嚼训练,增加咬合力,同时做舌体上抬和唇肌功能训练。

**治疗结果:** 下颌智齿均排列在 PM 线之前,建立了紧密的尖窝咬合及尖牙、磨牙 Ⅰ 类咬合关系。没有牙根暴露,牙周组织健康,软组织侧貌形态理想。

**治疗时间:** 45 个月。

**保持时间:** 2 年。

【讨论】

由于下颌前磨牙区牙槽嵴较窄,松质骨量不足,颊系带紧张,牙根暴露风险大,所以拔除了下颌死髓的第一恒磨牙,并利用了阻生的智齿。

# 初诊 (25 岁 7 个月)

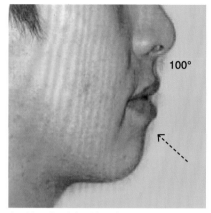

鼻唇角和颏唇沟形态良好。

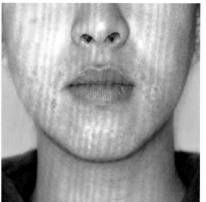

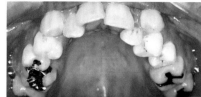
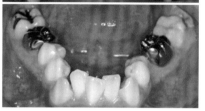

上下后牙严重舌倾,牙弓狭窄,下颌前磨牙区牙槽嵴窄,松质骨量不足。

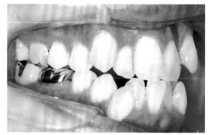

上下颌磨牙严重舌倾,尖牙和磨牙完全Ⅲ类关系。

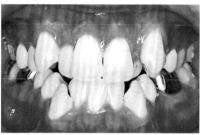

下颌只有3颗切牙,下颌两侧颊系带紧而粗。

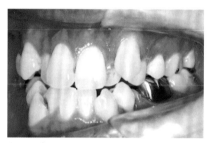

尖牙和磨牙Ⅲ类关系,严重拥挤,牙周组织健康。

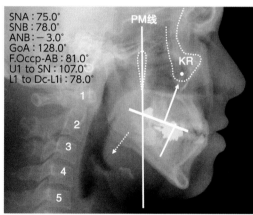

SNA : 75.0°
SNB : 78.0°
ANB : −3.0°
GoA : 128.0°
F.Occp-AB : 81.0°
U1 to SN : 107.0°
L1 to Dc-L1i : 78.0°

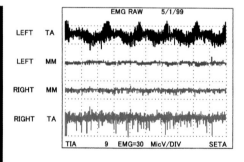

**头颅侧位片所见**
- 舌骨水平向位置较理想,位于PM线稍后。
- 舌骨垂直向位置低,会厌上方的肿胀(箭头所指)压向会厌,导致呼吸道狭窄,口呼吸和异常吞咽。
- 上下第二恒磨牙位于PM线之前。
- 上颌第一恒磨牙向远中倾斜,其牙长轴的延长线通过key ridge但与殆平面不垂直。下颌第一恒磨牙向近中倾斜,咬合力不能沿牙长轴垂直传导。

**全口曲面断层片所见**
- 下颌左右第一恒磨牙均为死髓牙,有阻生的智齿。
- 只有3颗下切牙(32先天缺失),升支较细,髁突较小。

**EMG所见**
- 咬合力弱,咬肌活动降低,颞肌活动过强。

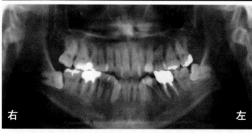

右　　　　左

7-1　初诊面像、口内像、头颅侧位片、全口曲面断层片和 EMG

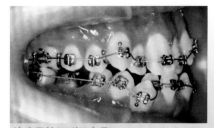
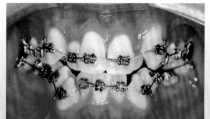
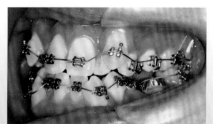

治疗开始(25岁8个月)

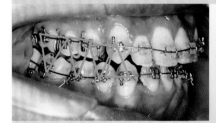
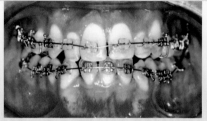
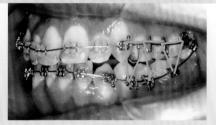

治疗15个月(26岁11个月)　从下牙舌扣至上颌尖牙、前磨牙颊侧进行三角形牵引。

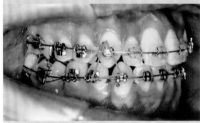
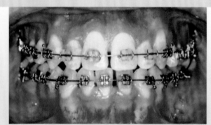
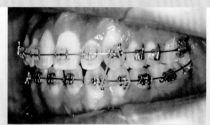

治疗22个月(27岁6个月)　上颌尖牙舌扣与下颌尖牙和第一前磨牙颊侧钩进行三角形牵引,为了将上尖牙牙根排入到松质骨中。

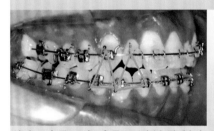
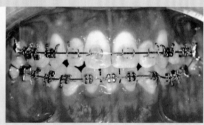
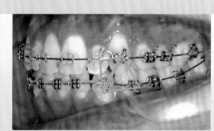

治疗40个月(29岁0个月)　上颌尖牙舌扣与下颌尖牙,第一前磨牙颊侧进行三角形牵引。

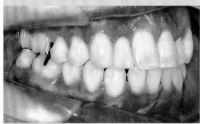
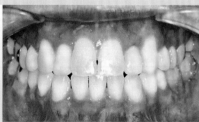
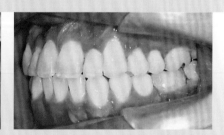

治疗结束(29岁5个月)　通过咀嚼功能训练,建立了紧密的尖窝咬合关系

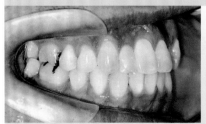
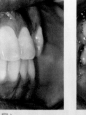
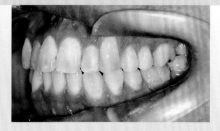

治疗结束2年9个月(32岁2个月)

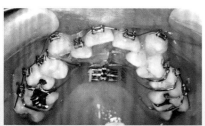

上颌可摘式螺旋扩弓矫治器戴入口内。

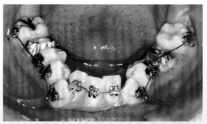

去除下颌第一恒磨牙金属冠后,片切下颌第一恒磨牙的近远中面,近中移动第二恒磨牙,远中移动前磨牙。

**治疗开始时的目标**

改善上下牙弓形态。为舌体依存提供空间。
建立鼻呼吸习惯。
拔除前磨牙的基础上解除拥挤,改善前牙咬合。

**方法**

在上下颌使用固定矫治器(弯制后倾曲的澳丝)。拔除下颌第一恒磨牙,外科直立埋伏阻生的下颌智齿,并将其排入牙列。开始舌体上抬训练和咀嚼训练。

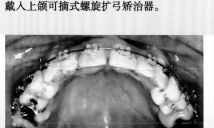

戴入上颌可摘式螺旋扩弓矫治器。

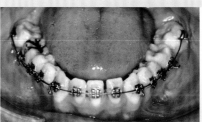

**治疗15个月的变化**

上下牙弓、牙槽骨形态改善,为舌体依存提供了空间。尖牙Ⅰ类关系,前牙反𬌗解除。外科直立下颌左侧阻生智齿,并将其排入牙弓。

**下一步治疗目标**

将下颌右侧阻生智齿排入牙弓。

**方法**

采用0.016英寸×0.016英寸镍钛丝,在尖牙和磨牙区进行三角形牵引,外科直立下颌右侧阻生智齿。

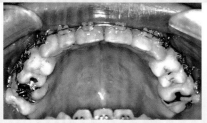

通过舌体上抬训练,牙弓变宽。

**治疗22个月的变化**

阻生的右下智齿排入牙弓,所有磨牙均直立。建立了接近Ⅰ类的尖牙和磨牙咬合关系。

**下一步治疗目标**

建立尖牙和磨牙Ⅰ类(下颌第二恒磨牙)紧密的尖窝咬合关系。

**方法**

使用弯制后倾曲的澳丝,继续舌体上抬和咀嚼训练。

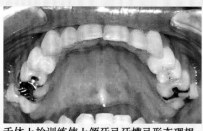

舌体上抬训练使变宽的上牙弓稳定。

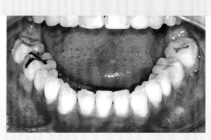

**治疗40个月的变化**

上下牙弓、牙槽弓形态理想,为舌体依存提供了足够的空间。上颌没有拔牙,建立了尖牙和磨牙Ⅰ类咬合关系。

**下一步治疗目标**

建立尖牙和后牙紧密的尖窝咬合关系。

**方法**

在上下颌放置0.016英寸×0.016英寸镍钛丝,并进行三角形牵引。继续舌体上抬训练。

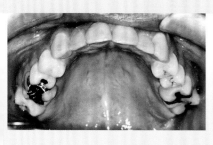

舌体上抬训练使上颌牙弓牙槽弓形态理想。

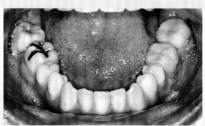

**治疗结束**

下颌阻生智齿排列整齐,牙弓形态稳定,建立了稳定的尖牙和磨牙Ⅰ类咬合关系,牙周组织健康。下颌尖牙和前磨牙没有牙根暴露。矫治时间45个月。

**保持**

白天使用可摘式保持器,晚间戴用牙齿正位器,保持2年。继续舌体上抬训练。

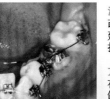

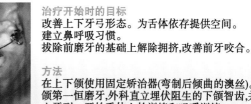

**治疗结束2年9个月**

保持了紧密的尖窝咬合关系。牙周组织未出现异常。下颌阻生智齿行使第二恒磨牙的位置功能良好。
治疗后维持咬合稳定的关键因素:建立了鼻呼吸和正确吞咽方式,选择拔除了死髓的第一恒磨牙,避免拔除健康的第一前磨牙,利用水平阻生的智齿行使第二恒磨牙的功能。

7-2　治疗开始到治疗结束2年9个月的口内像

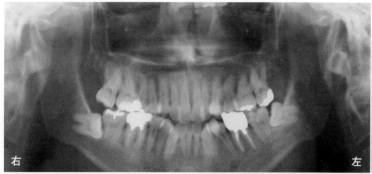

**初诊(25岁7个月)**

去除下颌第一恒磨牙的金属冠,片切其近远中,将下颌前磨牙向远中移动,通过水平牵引近中移动第二恒磨牙,为智齿提供间隙(在第二前磨牙和第二恒磨牙之间做水平牵引)。

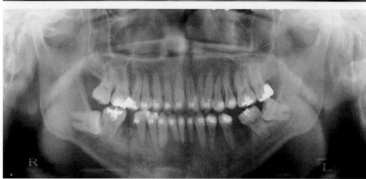

**治疗5个月(26岁1个月)**

建立了尖牙Ⅰ类关系后,先拔除左下第一恒磨牙,因为左侧智齿将要萌出。通过水平牵引(从尖牙到第二恒磨牙)近中移动第二恒磨牙,建立Ⅰ类磨牙咬合关系。

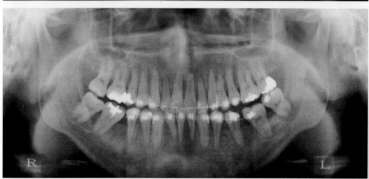

**治疗10个月(26岁6个月)**

当拔牙间隙关闭时,先外科直立左侧阻生智齿。1个月后,外科直立右下智齿,在智齿上粘接矫治器,进一步排齐。

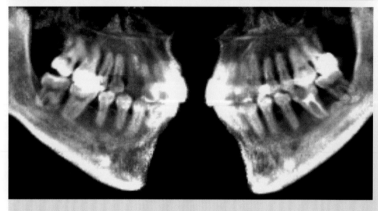

**治疗结束2年9个月(32岁2个月)**

拔牙间隙关闭,下颌智齿行使第二恒磨牙功能,智齿牙根在牙槽骨中完全形成。没有拔除上颌牙齿,咬合良好。

7-3　初诊到治疗 10 个月的全口曲面断层片和治疗结束 2 年 9 个月的 CT(近远中向斜位)

| 初诊<br>(25岁7个月) | 治疗11个月<br>(26岁7个月) | 治疗结束2年9个月<br>(32岁2个月) |
| --- | --- | --- |

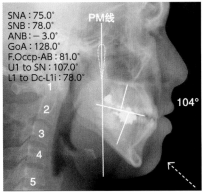

SNA : 75.0°
SNB : 78.0°
ANB : − 3.0°
GoA : 128.0°
F.Occp-AB : 81.0°
U1 to SN : 107.0°
L1 to Dc-L1i : 78.0°

104°

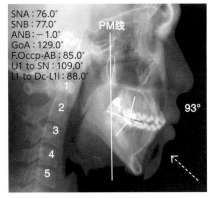

SNA : 76.0°
SNB : 77.0°
ANB : − 1.0°
GoA : 129.0°
F.Occp-AB : 85.0°
U1 to SN : 109.0°
L1 to Dc-L1i : 88.0°

93°

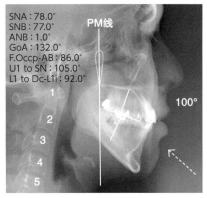

SNA : 78.0°
SNB : 77.0°
ANB : 1.0°
GoA : 132.0°
F.Occp-AB : 86.0°
U1 to SN : 105.0°
L1 to Dc-L1i : 92.0°

100°

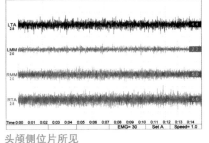

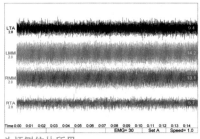

**头颅侧位片所见**
- 鼻唇角正常,避免上颌拔牙导致上唇后退造成凹面型。
- 下颌第二恒磨牙在PM线之前。
- 上颌第一恒磨牙向近中倾斜,下颌第一恒磨牙向远中倾斜,咬合力不能垂直传导,颞下颌关节压力大。

**EMG所见**
- 咬肌活动较弱,颞肌活动过强。

**头颅侧位片所见**
- 上下唇前突,侧貌不协调。
- 左下第一恒磨牙拔牙间隙关闭。
- 下颌智齿移动到位。

**EMG所见**
- 咬肌活动轻度增加。

**头颅侧位片所见**
- 避免了凹面型,获得了理想的软组织侧貌形态。
- 舌骨位置理想。
- 下颌智齿排列在PM线之前。
- 下颌第二恒磨牙牙轴与咬合平面垂直,咬合力能够垂直传导,形成咬合支撑。

**EMG所见**
- 咬肌和颞肌活动都有所增加。

**7-4** 初诊到治疗结束2年9个月的头颅侧位片和EMG

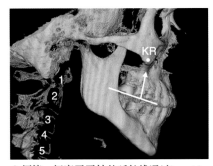

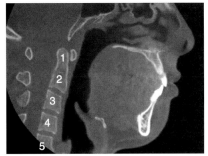

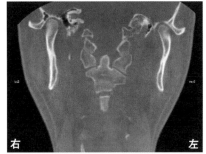

上颌第一恒磨牙牙轴的延长线通过key ridge延伸的牙齿长轴线与咬合平面垂直。咬合力能垂直传导,形成稳定咬合。

舌骨在水平向和垂直向均位于理想位置,舌体贴服于上腭。呼吸道打开,建立了鼻呼吸和正确吞咽方式。

升支较细,髁突小,但是基本对称。

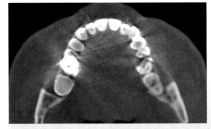

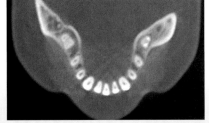

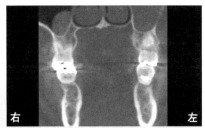

牙弓形态改善,包括下颌智齿在内的所有牙齿均排列于牙槽骨的松质骨内。上颌没有拔牙,咬合改善。

上颌第一恒磨牙和下颌第二恒磨牙形成了紧密的尖窝咬合关系。

**7-5** 治疗结束2年9个月的牙颌面三维结构图像和CT(矢状位、冠状位、轴位)

病例8

（术者：荒井志保）

## Ⅲ类生长发育期的开𬌗患者，上颌发育不足，双侧唇腭裂
## ［拔除 12（埋伏）和 35，45（埋伏）］

拔除了埋伏的右上侧切牙，开窗暴露上颌左右埋伏的尖牙，将前牙咬合改善后、拔除了下颌埋伏的左右第二前磨牙。

患者：12 岁 6 个月，女性。

主诉：牙齿咬不上，牙齿畸形（腭裂造成）。

初诊检查：Ⅲ类开𬌗（上颌发育不足），双侧唇腭裂，上颌牙列拥挤，唇形不协调。

治疗计划：

　　①调整上颌牙弓及牙槽弓形态，因为腭裂，不使用上颌可摘式螺旋扩弓矫治器。

　　②开窗暴露埋伏的尖牙，将其排列入牙弓。

　　③纠正扭转的上颌中切牙。

　　④建立磨牙Ⅰ类咬合关系。

　　⑤咬合改善后，通过修复改善上前牙外形。

　　⑥转诊整形外科行唇裂修复术。

拔牙部位：埋伏的右上侧切牙和埋伏的下颌左右第二前磨牙。

拔牙和埋伏牙的开窗顺序：

　　　　①当上颌扩弓基本完成时先拔除埋伏的右上侧切牙。开窗暴露埋伏的尖牙并将其排列入牙弓。

　　　　②前牙咬合改善后，拔除下颌左右埋伏的第二前磨牙。

矫治器治疗：

　　①Ⅰ阶段治疗（12 岁 6 个月~14 岁 2 个月）只在上颌粘接固定矫治器，因有腭裂存在不能使用可摘式螺旋扩弓矫治器，使用扩大弓形的澳丝对上颌进行扩弓，试图解除前牙反𬌗，改善唇形。此后进行观察。

　　②Ⅱ阶段治疗（18 岁 10 个月~19 岁 5 个月）拔除埋伏的下颌左右第二前磨牙，维持扩大的牙弓形态，尽可能建立良好的尖窝咬合关系。为此在上下颌粘接固定矫治器（上颌使用较牙弓形态扩大的弯制有后倾曲的澳丝），在尖牙和前磨牙区进行三角形牵引，使用金属基托的保持器防止上牙弓再变窄。在正畸治疗 2 年后，用人工牙冠修复上前牙，使腭裂区治疗效果稳定。

功能性恢复治疗：舌体上抬训练和唇肌功能训练。

治疗结果：上下牙弓形态保持稳定，维持了磨牙Ⅰ类咬合关系，牙周组织健康。

治疗时间：Ⅰ阶段，16 个月；Ⅱ阶段，7 个月。

保持时间：2 年。

【讨论】

治疗结束时前牙成对刃咬合状态，因为治疗后上前牙需要通过牙冠修复改善外形，这样可以尽量少磨除基牙。20 年后仍然维持了紧密的咬合。

# 初诊(12岁6个月)

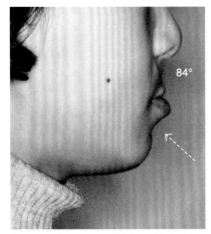

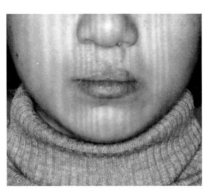

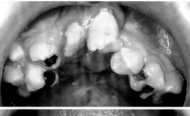

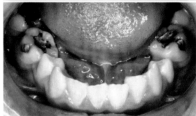

鼻下区后缩,面中部凹陷,唇裂修复术后软组织侧貌不协调。

左右口角不对称,右侧口角高于左侧。在上唇可见唇裂修复术后瘢痕。

上牙弓、牙槽弓严重狭窄。

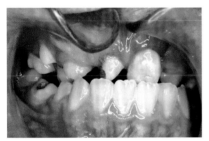

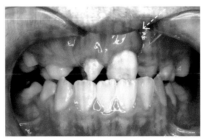

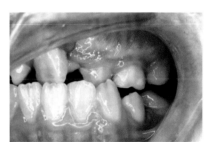

上颌重度拥挤,右上中切牙扭转。

左侧腭裂区有瘘管(箭头所指),下颌向左侧偏斜。

右上侧切牙,上颌左右尖牙和下颌左右第二前磨牙埋伏牙。

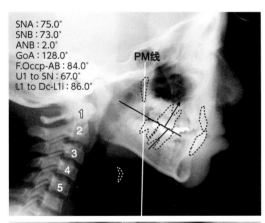

SNA : 75.0°
SNB : 73.0°
ANB : 2.0°
GoA : 128.0°
F.Occp-AB : 84.0°
U1 to SN : 67.0°
L1 to Dc-L1i : 86.0°

PM线

头颅侧位片所见
- 相对于𬌗平面,上颌后牙向远中倾斜,下颌后牙向近中倾斜。
- 舌骨垂直向位置低,导致呼吸道狭窄,口呼吸和异常吞咽。
- 上颌发育不足。

全口曲面断层片所见
- 上颌左右尖牙和右上侧切牙埋伏,左上侧切牙先天缺失。
- 下颌左右第二前磨牙埋伏。
- 可见齿槽突裂(箭头所指)。

8-1 初诊面像、口内像、头颅侧位片和全口曲面断层片

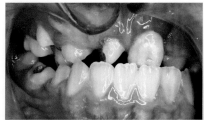
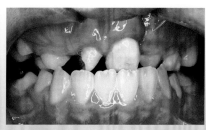
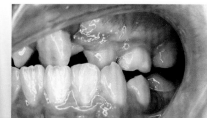

治疗开始(12岁6个月)

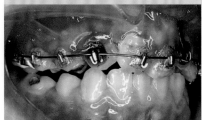
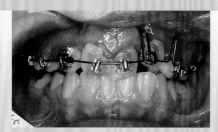
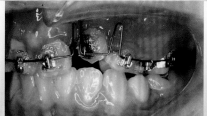

Ⅰ阶段治疗6个月(13岁0个月)

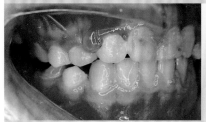
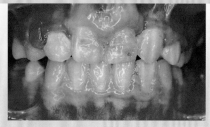
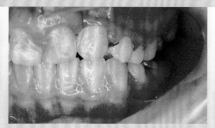

Ⅰ阶段治疗结束(14岁2个月)

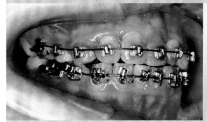
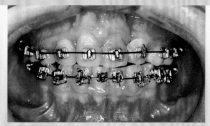
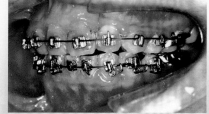

Ⅱ阶段治疗开始(18岁10个月)

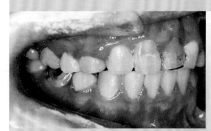
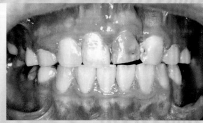

治疗结束(19岁5个月)　治疗结束时前牙对刃,因为在对上前牙进行固定修复时可以尽量减少基牙预备的数量。

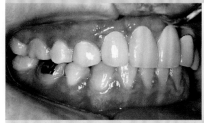
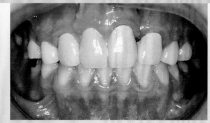
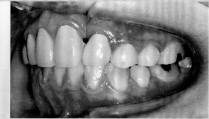

治疗结束20年9个月(40岁2个月)　上颌前牙牙冠修复

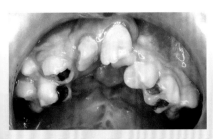 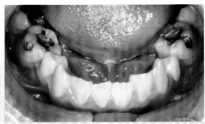

**I 阶段治疗开始时的目标**
改善牙弓形态。
开窗暴露埋伏的上颌左右尖牙并将其排列入牙弓。
纠正上中切牙扭转并解除前牙反殆。

**方法**
上颌使用扩大形状的澳丝。
拔除埋伏的右上侧切牙,开窗暴露上颌左右埋伏的尖牙。
开始舌体上抬训练。

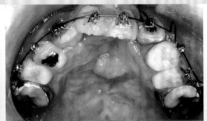 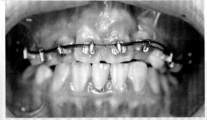

舌体上抬训练,口腔卫生宣教。　I 阶段治疗12个月

**I 阶段治疗6个月的变化**
上颌牙弓、牙槽弓形态改善。
开窗暴露的上颌左右尖牙并排齐入牙弓。

**下一步治疗目标**
稳定上下牙弓和牙槽弓形态,纠正尖牙的扭转。

**方法**
使用具有扩大牙弓形态的0.012英寸澳丝,然后使用双丝,即0.012英寸澳丝(不弯制曲,尖牙托槽与弓丝结扎)0.016英寸澳丝(弯制曲,尖牙托槽与弓丝不结扎)。

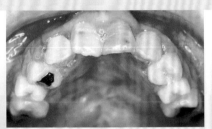 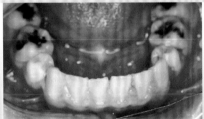

**I 阶段治疗的效果**
上颌左右尖牙排齐。
建立了较好的咬合形态,拆除上颌固定矫治器。

**下一步治疗目标**
请整形外科医生会诊上唇修复术。
为了防止已扩大的上颌牙弓复发变窄,在上颌使用了金属基托的保持器。
每3个月回访一次患者,观察上颌牙槽嵴区松质骨的形成情况。
舌体上抬训练和唇肌功能训练,维护口腔卫生。

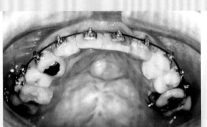 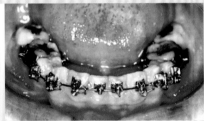

**II 期治疗开始时的治疗目标**
维持良好的牙弓和牙槽弓形,建立紧密的尖窝咬合关系和软组织侧貌形态。

**方法**
拔除下颌埋伏的左右第二前磨牙。
在上颌放置扩宽牙弓形态的弯制有后倾曲的澳丝,并在前磨牙区进行三角形牵引。
继续舌体上抬训练和唇肌功能训练。

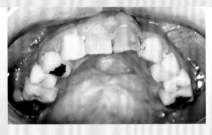 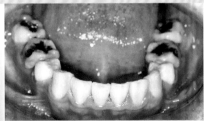

**治疗结束**
建立了紧密的尖窝咬合关系。
前牙对刃咬合,是为了在修复前牙时,尽量减少备牙量。

**保持**
尽量长时间地戴用金属基托的活动保持器。

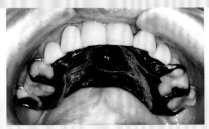 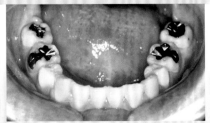

**治疗结束20年9个月**
20多年后的咬合保持稳定。
患者仍然在戴用金属基托的活动保持器。稳定的牙弓形态和良好的尖窝咬合关系促进了牙周膜血液循环,保持了牙周组织的健康,同时也有助于咬合的长期稳定。

8-2　治疗开始到治疗结束20年9个月的口内像

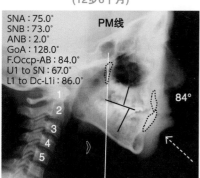
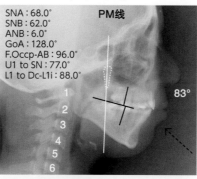
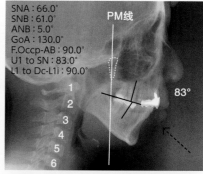

初诊
(12岁6个月)

治疗结束
(19岁5个月)

治疗结束20年9个月
(40岁2个月)

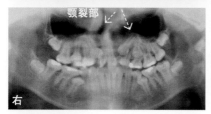
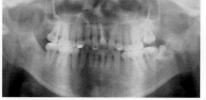
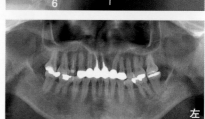

**头颅侧位片所见**
- 面中部凹陷。
- 上下第一恒磨牙牙轴分别向远中和近中倾斜。咬合力不能垂直向传导。
- 下颌第二恒磨牙位于PM线之前。

**全口曲面断层片所见**
- 上颌左右尖牙和下颌左右第二前磨牙埋伏。

**头颅侧位片所见**
- 面中部凹陷得到纠正,软组织侧貌形态改善。
- 舌骨移到了理想位置,舌位上抬。

**全口曲面断层片所见**
- 牙根未见异常。

**头颅侧位片所见**
- 理想的鼻唇角和颏唇沟形态。
- 舌骨水平向和垂直向位置理想。
- 上颌第一恒磨牙长轴与咬合平面垂直,维持了稳定的咬合形态。

**全口曲面断层片所见**
- 未见牙周组织异常。

8-3　初诊到治疗结束20年9个月的头颅侧位片和全口曲面断层片

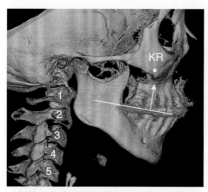
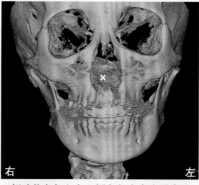
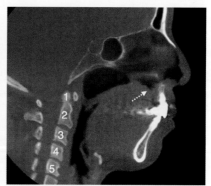

上颌第一恒磨牙牙轴与咬合平面垂直,其延长线经过key ridge,维持了稳定的咬合形态。

双侧球状突与左右上颌突起未完全融合造成的裂隙(×)。

舌骨位置理想,舌体上抬贴服于上腭。腭部可见闭锁不全出现的腭裂(箭头所指)。

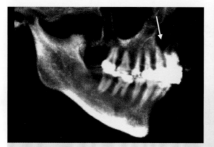
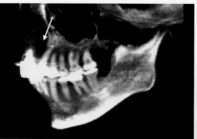

维持了紧密的尖窝咬合关系,牙周组织保持健康。腭裂仍存在(箭头所指)。

上牙弓牙槽弓形态保持稳定。

8-4　治疗结束20年9个月的牙颌面三维结构图像和CT(矢状位、近远中向斜位和轴位)

专栏 关于拆除固定矫治器的问题

　　先拆除上颌矫治器的理由是：使下颌切牙更加稳定，另外在下颌生长和下颌运动的同时，上颌切牙会随之唇向倾斜，这样更有助于建立功能咬合关系形态的形成。

● 拆除矫治器的顺序
1. 在治疗结束前 1~2 个月，先拆除上颌矫治器，戴用上颌活动保持器。
2. 在上颌矫治器拆除 1~2 个月后，拆除下颌矫治器，结束治疗。

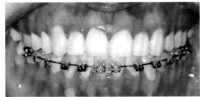
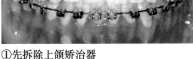

①先拆除上颌矫治器

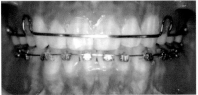

②上颌戴活动保持器

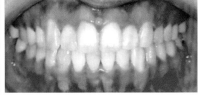

③1~2个月后拆除下颌矫治器，治疗结束

专栏 关于保持器的问题

　　在上下颌戴用可摘式保持器和牙齿正位器。保持器应该是可摘的，以避免干扰正常的生理动度和牙周组织血液循环。

● 什么时候戴保持器，戴多久
1. 牙齿正位器主要夜间戴用。
2. 原则上保持器要戴用 2~3 年，后面是自然保持。

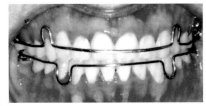

上下颌戴入可摘式保持器

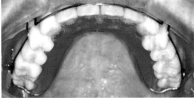

上颌可摘式保持器

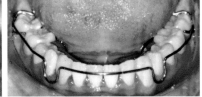

下颌可摘式保持器

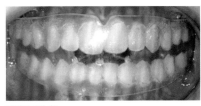

牙齿正位器

● 为什么保持器要戴用 2~3 年

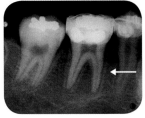

**治疗结束(12岁4个月)**
可见骨板(牙周膜韧带纤维在松质骨周的状态)

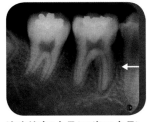

**治疗结束6个月(12岁10个月)**
X线片上的"指甲样吸收"缺损，骨板消失(牙周韧带纤维*附近的致密骨和松质骨丢失)

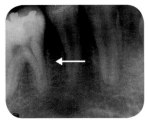

**治疗结束2年(14岁4个月)**
2年后又出现了骨板，说明保持器要戴用2年。

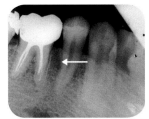

**治疗结束25年(37岁4个月)**
骨板仍存在

　　* 牙周纤维位于松质骨附近，通过牙齿的生理动度抵抗咬合力，增加血流，保持牙齿和牙周膜的健康。

# 4

- 头位、颈椎、齿突的异常
- 头部旋转运动受限
- 咬肌、颞肌的左右差异
- 下颌升支、髁突的左右差异

# 颈部肌肉异常对颌面部骨骼会造成什么影响?

　　颈部肌肉中与舌骨和下颌骨位置密切相关的是舌骨上肌群和舌骨下肌群。

　　另外,胸锁乳突肌如**图 1**所示有胸骨头和锁骨头两个头,在颈部弯曲和旋转运动中发挥作用。无论左右侧胸锁乳突肌哪一侧发生紧张或者短缩,均会造成头部位置、颈椎、齿突、咬肌及颞肌的运动异常,甚至于造成颞下颌关节形态异常,对颌面部骨骼形态也有影响。

　　下面针对胸锁乳突肌和斜方肌上部紧张病例进行说明。

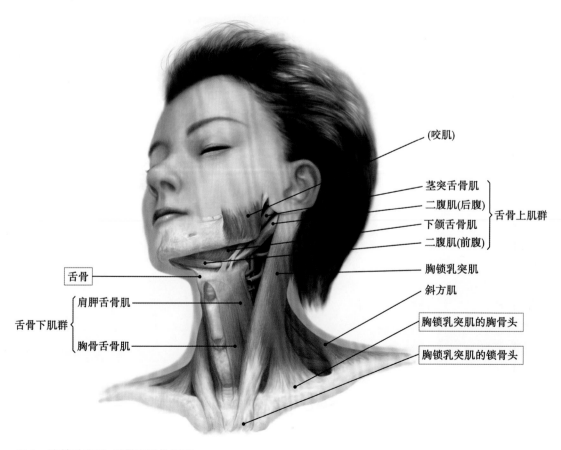

**图 1　胸锁乳突肌、舌骨和舌骨肌群**

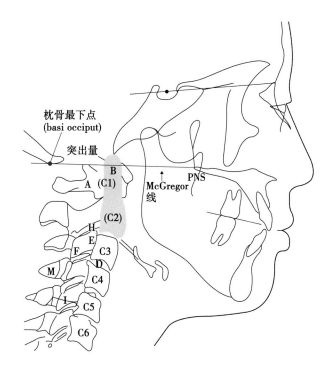

图2　颈椎形态与 McGregor 线
A（C1）：寰椎（第一颈椎），B（C2）：枢椎（第二颈椎），齿突
位于椎体上方，D：椎间孔（椎间盘），E：上关节突，F：下关
节突，H：椎间关节，I：椎间孔前后径，M：棘突。齿突上端突
出 McGregor 线 6mm 以上时，有颅底陷入症可能。

# 1. 胸锁乳突肌和斜方肌上部紧张短缩时

①引起颈椎倾斜或者弯曲。
②造成颅骨倾斜。
③容易引起颈椎之间的间隙狭窄。
④齿突异常突出（突出 McGregor 线 6mm 以上：图2）。
⑤头部旋转运动受限。
⑥上下颌正中线不一致。

## 1）胸锁乳突肌紧张短缩时

胸锁乳突肌紧张侧咀嚼较困难，对侧咀嚼较容易，因而容易诱发偏侧咀嚼。对侧可伴随以下症状：
①咬肌、颞肌功能过强（功能压力增加）。
②下颌升支变短，髁突变大，关节窝加深。
③磨牙区牙槽骨垂直向生长发育受限，咬合高度降低。
④因左右侧咬合高度不一致，下颌骨向咬合高度低的一侧偏斜。

## 2）斜方肌上部紧张时

①颅骨向紧张侧后方旋转。
②颈椎、齿突向紧张侧倾斜。
③下颌骨向紧张侧的相反侧偏斜。
④紧张侧的枕骨变肥厚。

要建立正常的下颌运动功能和功能性咬合，在矫治器治疗的同时，恢复胸锁乳突肌的肌功能也至关重要。
下面通过实际病例说明胸锁乳突肌和斜方肌上部紧张时，会给口腔内、面部软组织及肌功能等带来怎样的影响。

## 2. 对Ⅱ类病例的影响

| 深覆𬌗 | 开𬌗 | 拥挤 |
|---|---|---|
| 初诊时(27岁9个月)<br>**右侧胸锁乳突肌紧张** | 初诊时(24岁9个月)<br>**左侧胸锁乳突肌紧张** | 初诊时(18岁10个月)<br>**左侧上部斜方肌紧张** |

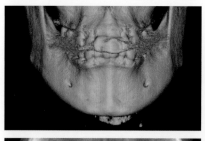 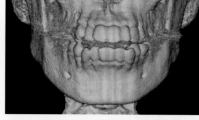 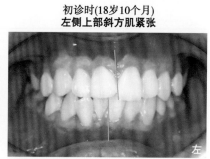

| 下颌向左侧偏斜。 | 磨牙区反𬌗,口呼吸,异常吞咽 | 下颌向右侧偏斜。 |
|---|---|---|

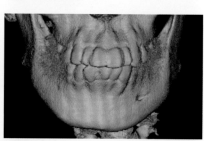

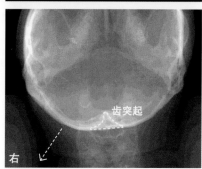 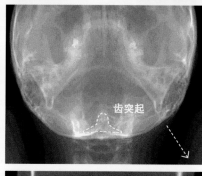 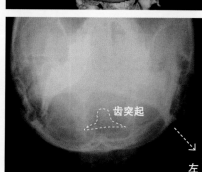

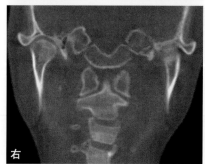 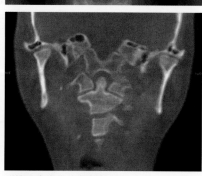 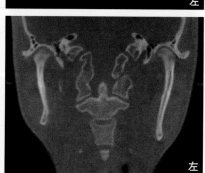

| 颈椎和齿突向右侧倾斜。<br>左右侧下颌升支、髁突不对称。 | 颈椎和齿突向左侧倾斜。<br>左右下颌升支、髁突不对称。 | 颈椎和齿突向左侧倾斜。<br>左右侧下颌升支、髁突不对称。 |
|---|---|---|

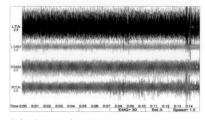 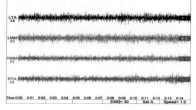 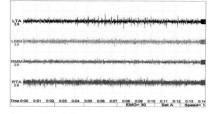

| 右侧咬肌、左侧颞肌功能过强<br>咬合力增强。 | 左右侧咬肌、颞肌活动基本对称。 | 咬肌、颞肌功能活动低下,咬合力减弱。 |
|---|---|---|

➡ 参照问题10-病例1          ➡ 参照问题8-病例3

问题

4

颈部肌肉异常对颌面部骨骼会造成什么影响?

## 3. 对Ⅲ类病例的影响

| 深覆𬌗 | 开𬌗 | 拥挤 |
| --- | --- | --- |

初诊时(11岁0个月)
**左侧胸锁乳突肌紧张**

初诊时(40岁7个月)
**左侧胸锁乳突肌,右侧上部斜方肌紧张**

初诊时(18岁6个月)
**左侧斜方肌上部紧张**

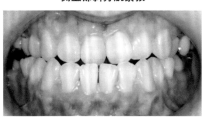 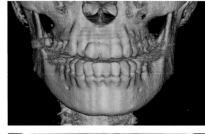 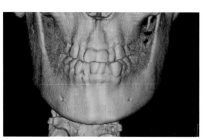

下颌略向右侧偏斜。

下颌向右侧偏斜。

下颌向左侧偏斜。

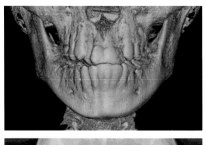

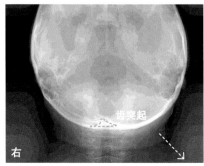 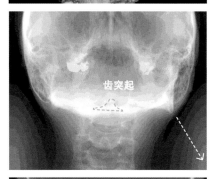 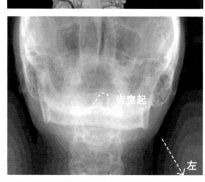

颈椎和齿突向左侧倾斜。
下颌升支、髁突左右不对称。

颈椎和齿突向左侧倾斜。
下颌升支、髁突左右不对称。

颈椎和齿突向左侧倾斜。
下颌升支、髁突左右不对称。

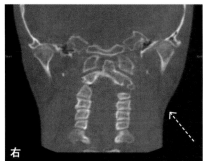 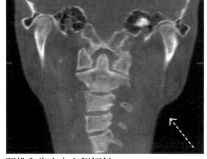 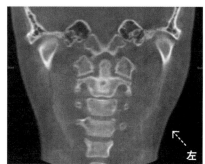

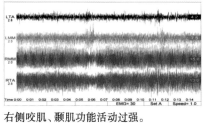 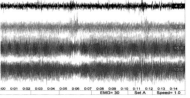 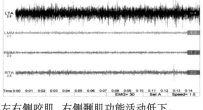 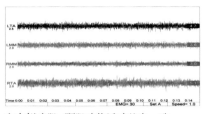

右侧咬肌、颞肌功能活动过强。

➡ 参照问题3-病例5

左右侧咬肌、右侧颞肌功能活动低下。

➡ 参照问题9-病例5

左右侧咬肌、颞肌功能活动基本一致。

69

*Muscle Wins!*

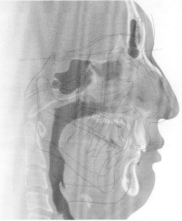

# 5

# 促进颞下颌关节正常生长发育的最佳治疗时机?

为了保证咬合的长期稳定性,具有正常的下颌运动功能是非常必要的。下颌正常的运动功能需要有左右对称的颞下颌关节,也就是左右一致的下颌升支、髁突。

因而为了保证咬合的长期稳定性、促进身体健康、促进颞下颌关节的正常生长发育,在生长发育的早期就开始治疗是最适宜的治疗时机。

人体的关节大部分都是左右对称的,但是其中能够左右同时运动的关节只有颞下颌关节。可想而知,维持下颌升支、髁突的左右对称性对生长发育、建立正常的咬合以及保持咬合的长期稳定性都至关重要。

在生长发育早期对左右侧颞下颌关节形态不一致的病例(病例1~6)开始治疗,对颞下颌关节的正常生长发育非常重要。

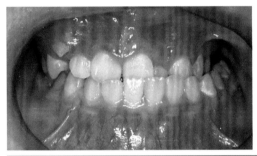
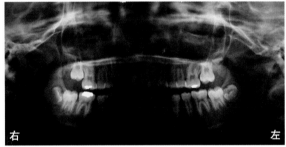

初诊时(10岁11个月)

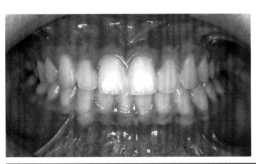
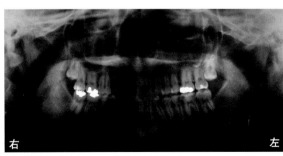

矫治结束后5年4个月(19岁10个月)

**图1　恒牙列完成期开始治疗病例**
矫治结束5年以上,虽然牙齿排列稳定,但因下颌升支、髁突左右不一致没有得到改善,下颌左侧偏斜复发,上下颌中线不一致。

➡参照病例4

## 病例 1

# 生长发育早期开始治疗的伴有右侧胸锁乳突肌短缩、下颌后缩的 Ⅱ 类开殆病例

| 初诊时(7岁4个月) | 第一期矫治结束时(9岁7个月) | 矫治结束后9年1个月(22岁8个月) |
|---|---|---|

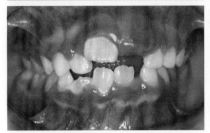

下颌向右侧偏斜。

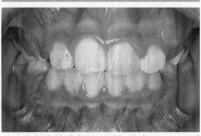

通过右侧胸锁乳突肌肌腱切除术和FKO改善咬合。

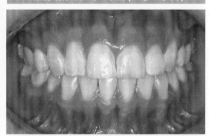

上下颌中线一致,咬合稳定。

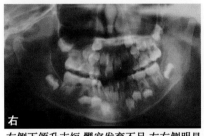

右侧下颌升支短,髁突发育不足,左右侧明显不对称。

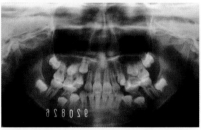

颞下颌关节生长发育旺盛,左右侧下颌升支、髁突基本对称。

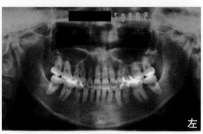

左右侧下颌升支、髁突对称。

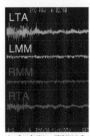

左右咬肌、颞肌活动不对称。

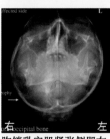

胸锁乳突肌紧张侧即右侧枕骨肥厚变形。

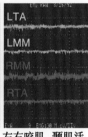

左右咬肌、颞肌活动基本对称。

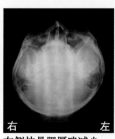

右侧枕骨肥厚略减少。

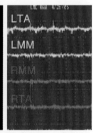

左右颞肌、咬肌活动对称。

—— 初诊时(7岁4个月)
—— 第一期矫治结束时(9岁7个月)
—— 矫治结束时(13岁7个月)
—— 矫治结束后9年1个月
(22岁8个月)

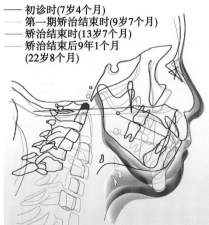

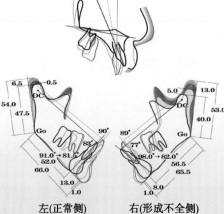

左(正常侧)　　右(形成不全侧)

从混合牙列早期到恒牙列完成,下颌升支、髁突的生长发育旺盛,通过矫治器治疗,使呼吸、吞咽方式正常化,肌功能治疗可以改善咬合关系并纠正下颌升支、髁突的左右不对称。恒牙列完成后生长发育较少。

1-1　从初诊到矫治结束后 9 年 1 个月的口内像、全口曲面断层片、CT ( 轴位 ) 、EMG、头影测量重叠图

## 病例 2

# 恒牙列完成期开始治疗的下颌升支、髁突发育不全并伴有下颌后缩的 Ⅱ类深覆𬌗病例

| 初诊时(11岁7个月) | 矫治结束时(14岁8个月) | 矫治结束后2年6个月(17岁2个月) |
|---|---|---|

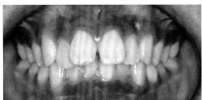

下颌稍向左侧偏斜。

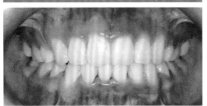

咬合改善。

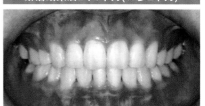

下颌略向左侧偏斜,咬合稳定。

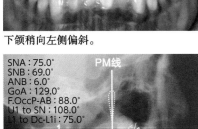

SNA : 75.0°
SNB : 69.0°
ANB : 6.0°
GoA : 129.0°
F.OccP-AB : 88.0°
U1 to SN : 108.0°
L1 to Dc-L1i : 75.0°

PM线

下颌升支短。

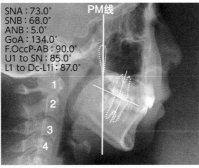

SNA : 73.0°
SNB : 68.0°
ANB : 5.0°
GoA : 134.0°
F.OccP-AB : 90.0°
U1 to SN : 85.0°
L1 to Dc-L1i : 87.0°

PM线

下颌后缩,下颌下缘左右不一致。

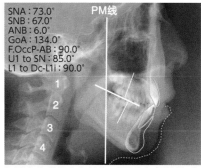

SNA : 73.0°
SNB : 67.0°
ANB : 6.0°
GoA : 134.0°
F.OccP-AB : 90.0°
U1 to SN : 85.0°
L1 to Dc-L1i : 90.0°

PM线

如果在生长发育期早期开始治疗,颌骨关系可以得到像蓝线所示的改善。

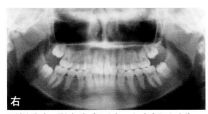

右

下颌升支、髁突发育不全、左右侧不对称。

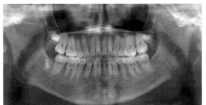

左侧下颌升支短、髁突形态小,左右不对称。

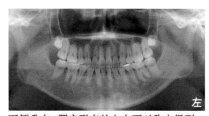

左

下颌升支、髁突形态的左右不对称未得到改善。

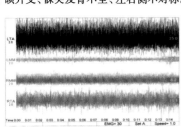

颞肌功能过强、左右不对称。

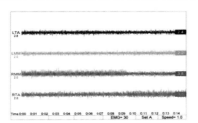

咬肌、颞肌功能活动正常、左右对称。

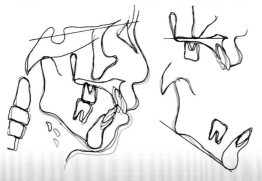

—— 初诊时(11岁7个月)
—— 矫治结束时(14岁8个月)
—— 矫治结束后2年6个月(17岁2个月)

在恒牙列完成期进行功能恢复和咬合改善,不能促进下颌骨向前方生长发育,下颌升支的增长较少,也不能建立良好的咬合关系。

**2-1** 从初诊到矫治结束后 2 年 6 个月的口内像、头影测量分析结果、全口曲面断层片、EMG、头影测量重叠图

## 病例 3

### 恒牙列完成期开始治疗的左右下颌升支、髁突不对称并伴有上颌骨发育过度的 II 类深覆𬌗拥挤病例

| 初诊时(18岁3个月) | 矫治结束时(20岁6个月) | 矫治结束后2年0个月(22岁6个月) |
|---|---|---|

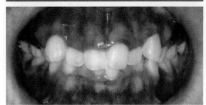 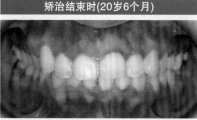 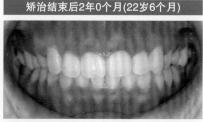

下颌稍向右侧偏斜。　咬合改善,中线基本一致。　咬合稳定,下颌略向右侧偏斜。

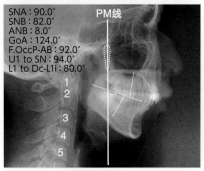

SNA : 90.0°
SNB : 82.0°
ANB : 8.0°
GoA : 124.0°
F.OccP-AB : 92.0°
U1 to SN : 94.0°
L1 to Dc-L1i : 80.0°

PM线

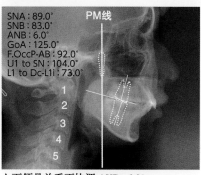

SNA : 89.0°
SNB : 83.0°
ANB : 6.0°
GoA : 125.0°
F.OccP-AB : 92.0°
U1 to SN : 104.0°
L1 to Dc-L1i : 73.0°

PM线

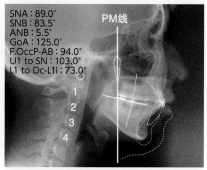

SNA : 89.0°
SNB : 83.5°
ANB : 5.5°
GoA : 125.0°
F.OccP-AB : 94.0°
U1 to SN : 103.0°
L1 to Dc-L1i : 73.0°

PM线

SNA:90.0° 上颌发育过度。　上下颌骨关系不协调,ANB:6.0°。　如果在生长发育期早期开始治疗,颌骨关系可以得到像蓝线所示的改善。

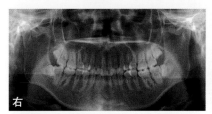 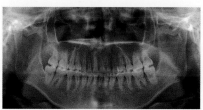 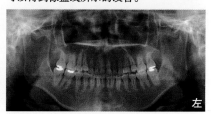

右　　　　　　　　　　　　　　　　　　　　　　　　　　　　　　左

右侧髁突大,下颌升支短,左右不对称。　下颌升支、髁突左右不对称。　髁突基本对称,下颌升支左右不对称。

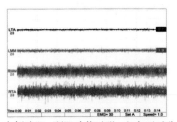 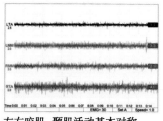 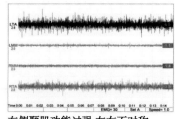

右侧咬肌、颞肌功能过强、左右不对称。　左右咬肌、颞肌活动基本对称。　左侧颞肌功能过强,左右不对称。

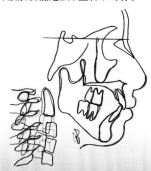 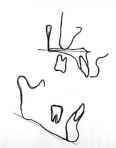

—— 初诊时(18岁3个月)
—— 矫治结束时(20岁6个月)
—— 矫治结束后2年0个月(22岁6个月)

在恒牙列完成期进行功能恢复和咬合改善,不能促进下颌骨向前方生长发育,下颌升支、髁突左右侧的差异也不能完全改善。

3-1　从初诊到矫治结束后 2 年 0 个月的口内像、头颅侧位片、头影测量分析结果、全口曲面断层片、EMG、头影测量重叠图

## 病例 4

### 恒牙列完成期开始治疗的左右下颌升支、髁突明显不对称并伴有下颌骨发育过度的 Ⅲ 类深覆𬌗病例

| 初诊时(10岁11个月) | 矫治结束时(14岁6个月) | 矫治结束后5年4个月(19岁10个月) |
|---|---|---|

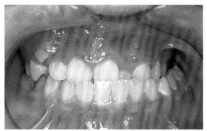 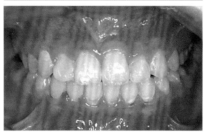 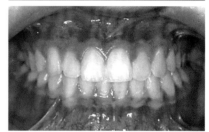

下颌骨明显向左偏斜,右侧Ⅲ类咬合关系,左侧Ⅱ类咬合关系。 | 上下颌中线基本一致。 | 下颌骨左侧偏斜复发,上下颌中线不一致。

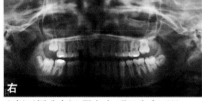 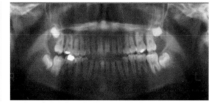 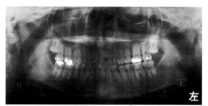

左侧下颌升支短,髁突小,明显发育不足。 | 左右下颌升支、髁突的差异减少。 | 下颌升支、髁突形态出现了少量的复发。

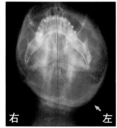 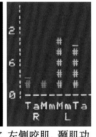 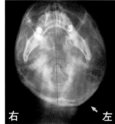 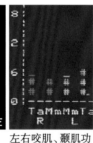 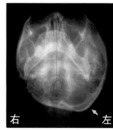 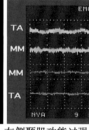

斜方肌上部紧张,左侧枕骨肥厚。 | 左侧咬肌、颞肌功能过强,不对称。 | 左侧枕骨肥厚增加。 | 左右咬肌、颞肌功能活动差异减小。 | 左侧枕骨肥厚增加。 | 左侧颞肌功能过强,左右侧不对称。

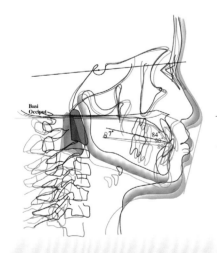 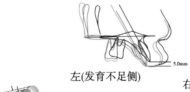

——— 初诊时(10岁11个月)
——— 矫治结束时(14岁6个月)
——— 矫治结束后5年4个月(19岁10个月)

左(发育不足侧)

右

下颌骨没有生长发育潜力,左右下颌升支、髁突的显著差异不能得到纠正。

4-1 从初诊到矫治结束后5年4个月的口内像、全口曲面断层片、CT(轴位)、EMG、头影测量重叠图

## 病例 5

恒牙列完成期后开始治疗的右侧胸锁乳突肌短缩并伴有下颌骨发育过度的 Ⅲ 类开𬌗、拥挤病例

➡ 参照问题 9-病例 6

| 初诊时(15岁2个月) | 矫治结束时(16岁4个月) | 矫治结束后3年4个月(19岁8个月) |
|---|---|---|

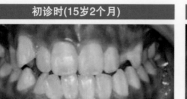 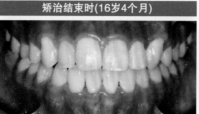 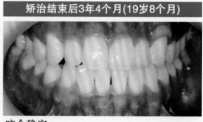

下颌骨向右侧偏斜,23埋伏。　下颌骨偏斜改善,23开窗后牵引入牙列内排齐。　咬合稳定。

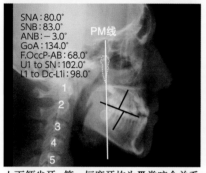 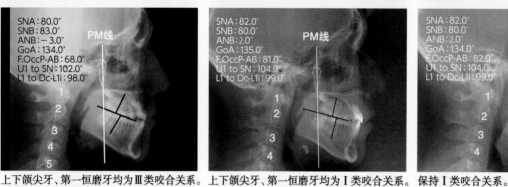 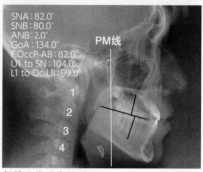

SNA:80.0° SNB:83.0° ANB:-3.0° GoA:134.0° F.OccP-AB:68.0° U1 to SN:102.0° L1 to Dc-L1i:98.0°

SNA:82.0° SNB:80.0° ANB:2.0° GoA:135.0° F.OccP-AB:81.0° U1 to SN:104.0° L1 to Dc-L1i:99.0°

SNA:82.0° SNB:80.0° ANB:2.0° GoA:134.0° F.OccP-AB:82.0° U1 to SN:104.0° L1 to Dc-L1i:99.0°

上下颌尖牙、第一恒磨牙均为Ⅲ类咬合关系。　上下颌尖牙、第一恒磨牙均为Ⅰ类咬合关系。　保持Ⅰ类咬合关系。

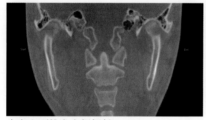 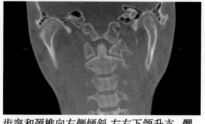 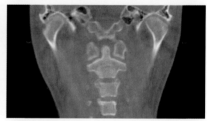

齿突和颈椎向右侧倾斜。　齿突和颈椎向右侧倾斜,左右下颌升支、髁突不对称。　齿突和颈椎倾斜略减轻,双侧下颌升支、髁突基本对称。

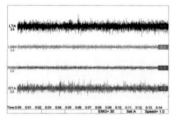 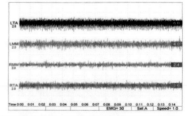

咬肌活动低下,颞肌功能过强。　咬肌活动增强,左右颞肌功能活动不对称。

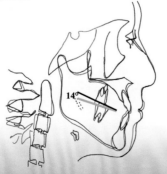

—— 初诊时(15岁2个月)
—— 矫治结束时(16岁4个月)
—— 矫治结束后3年4个月(19岁8个月)

本病例在恒牙列完成期后开始进行功能恢复和改善咬合,下颌骨的生长发育较少,左右侧下颌升支、髁突的差异不能完全纠正。

5-1 从初诊到矫治结束后 3 年 4 个月的口内像、头颅侧位片、头影测量分析结果、CT(冠状位)图像、EMG、头影测量重叠图

## 病例 6

### 混合牙列早期开始治疗的右侧胸锁乳突肌短缩并伴有下颌骨发育过度的Ⅲ类开拾病例

| 初诊时(7岁0个月) | 矫治结束时(15岁3个月) | 矫治结束后11年10个月(27岁1个月) |
|---|---|---|

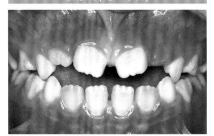 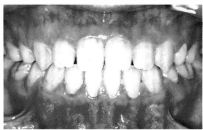 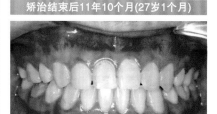

下颌骨略向右侧偏斜。　　　　下颌骨偏斜改善。　　　　咬合稳定。

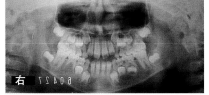 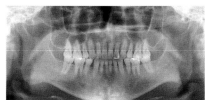 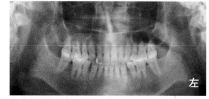

右侧下颌升支、髁突发育不全,左右不对称。　　左右下颌升支、髁突基本对称。　　左右下颌升支、髁突对称。

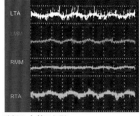 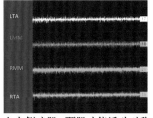

颞肌功能过强。　　　　左右侧咬肌、颞肌功能活动对称。

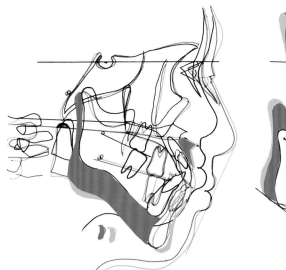 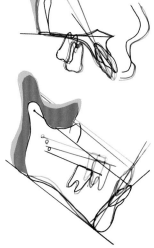

| SNA | 78.5° | 81.0° | 82.0° |
|---|---|---|---|
| SNB | 78.5° | 78.0° | 80.0° |
| ANB | 0° | 3.0° | 2.0° |
| GoA | 121.0° | 119.0° | 118.0° |
| F.Occp-AB | 79.0° | 90.0° | 90.0° |
| U1 to SN | 118.0° | 104.0° | 114.0° |
| L1 to Dc-L1i | 78.0° | 98.0° | 90.0° |

—— 初诊时(7岁0个月)
—— 矫治结束时(15岁3个月)
—— 矫治结束后11年10个月(27岁1个月)

在混合牙列早期开始治疗,下颌骨向前方生长发育的同时促进上颌骨向前方生长发育,有利于形成左右侧对称的下颌升支和髁突,并建立良好的颌骨形态和正常的咬合关系。特别是矫治结束时仍处于生长发育期,可进一步促使功能正常,经过11年以上的长期观察,咬合仍处于稳定状态。

6-1　从初诊到矫治结束后 11 年 10 个月的口内像、全口曲面断层片、EMG、头影测量及重叠分析结果

# MW 相关力学系统
# 包含什么?

使用弯制后倾曲的澳丝和橡皮圈牵引是治疗要点(图1)。

弯制后倾曲的弓丝在托槽内就位时,有控制牙轴的作用(牙齿的直立和压低),但弓丝必须是澳丝。因为澳丝在托槽槽沟内可旋转滑动,能产生对血运无不良影响的矫治力(即轻力、低摩擦力),这对于恢复功能的治疗和矫治结束后的稳定性都至关重要。

另外,由于弓丝可以在托槽槽沟内旋转滑动,所以对托槽无特殊要求。但同时控制第一恒磨牙和第二恒磨牙比较困难,所以在治疗开始时第二恒磨牙不粘结颊面管,在上下颌咬合关系改善后,如果有必要再粘结。

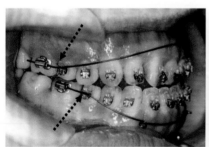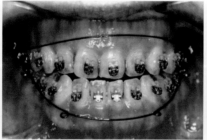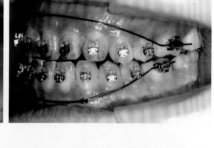

弯制后倾曲(箭头)的澳丝放入托槽前。

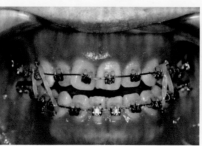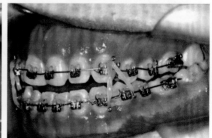

弯制后倾曲的澳丝放入托槽内,上颌尖牙、下颌尖牙和前磨牙区采用三角形牵引(因Ⅲ类开𬌗,下一步在上颌第二前磨牙和下颌尖牙间使用短Ⅲ类牵引)。

图1 使用弯制后倾曲的澳丝和橡皮圈牵引的Ⅲ类开𬌗病例

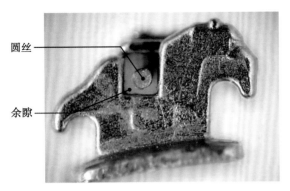 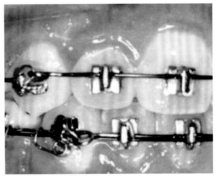

圆丝

余隙

图2　托槽放大图(左)和放置弓丝的托槽(右)
使用圆丝,可以在托槽内自由旋转滑动(左图粉色部分)

## 1. 使用的弓丝

按照治疗阶段主要使用:直径为 0.016 英寸(有时 0.014 英寸或 0.012 英寸)的澳丝(图2),在治疗的最终阶段有时也使用 0.016 英寸×0.016 英寸的镍钛弓丝。

**(1) 0.012 英寸、0.014 英寸的澳丝**
在治疗开始时需要排齐的阶段使用。

**(2) 0.016 英寸的澳丝**
治疗开始时或排齐完成时(改善覆𬌗:改善上下颌尖牙、第一恒磨牙的咬合关系为Ⅰ类关系,或者是关闭拔牙间隙时)使用。

**(3) 0.016 英寸×0.016 英寸的镍钛弓丝**
主要在治疗的最终阶段(确立紧密的尖窝咬合关系,适宜的咬合形态时)使用。

**(4) 弓丝的性质(弹性限度:116.22kg/mm²)**
即使在咀嚼力的作用下也不发生永久形变,持续地发挥作用。

## 2. 牵引和橡皮圈的牵引方法

**1) 牵引:短牵引、长牵引、三角形牵引、颌内牵引(均为 60~80g)**

**(1) 短牵引……开𬌗病例使用**
Ⅱ类开𬌗:上颌尖牙-下颌第一或者第二前磨牙间使用。
Ⅲ类开𬌗:下颌尖牙-上颌第一或者第二前磨牙间使用。

**(2) 长牵引……深覆𬌗病例使用**
Ⅱ类深覆𬌗:上颌尖牙-下颌第一恒磨牙间使用。
Ⅲ类深覆𬌗:下颌尖牙-上颌第一恒磨牙间使用。

**(3) 三角形牵引(垂直牵引)**
深覆𬌗:尖牙、前磨牙、磨牙区使用(使用目的是增加磨牙区咬合高度和确立紧密的尖窝关系)。
开𬌗:前牙、尖牙、前磨牙区使用(使用目的是降低磨牙区咬合高度和改善前牙覆𬌗)。

**(4) 颌内牵引(水平牵引)……主要在关闭拔牙间隙时使用。**

**2) 橡皮圈的牵引方法**

**(1) Ⅱ类、Ⅲ类牵引**
一般是在唇颊侧托槽的牵钩上挂橡皮圈,如果下颌磨牙或上颌磨牙显著地舌向倾斜时,需要粘结舌侧扣,从舌侧挂橡皮圈。

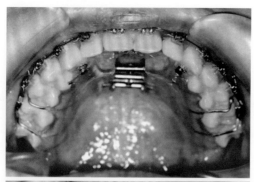

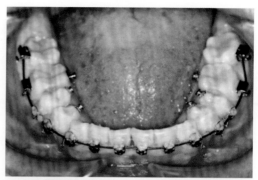

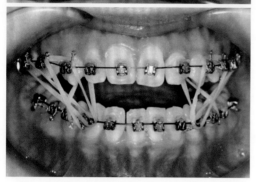

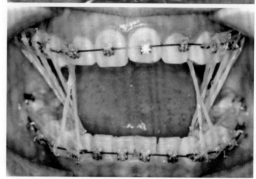

图 3-1　从上颌尖牙的舌侧扣上挂橡皮圈病例（Ⅲ类开𬌗病例）

使用可摘式螺旋扩弓矫治装置改善牙弓、牙槽弓的形态。

图 3-2　从下颌磨牙舌扣上挂橡皮圈病例（Ⅱ类深覆𬌗病例）

（2）尖牙区三角形牵引

上颌尖牙明显向舌侧倾斜时，为使上颌尖牙牙根排列在骨松质内，在上颌尖牙上粘结舌侧扣，从舌侧与下颌尖牙、第一前磨牙托槽牵引钩进行三角形牵引（图 3-1）。

（3）磨牙区三角形牵引

上颌磨牙舌侧倾斜时，一般在上颌使用可摘式螺旋扩弓矫治装置颊向直立磨牙。下颌磨牙明显向舌侧倾斜时，可在磨牙上粘结舌侧扣，从舌侧与托槽牵引钩进行三角形牵引。此时，为防止上颌牙弓、牙槽弓变狭窄，必须使用可摘式螺旋扩弓矫治装置（图 3-2）。

（4）橡皮圈佩戴与更换的时机

除了刷牙，吃饭时也需佩戴橡皮圈。橡皮圈牵引时进行舌体上抬等肌功能训练，可以纠正咬肌、颞肌肌功能活动。

橡皮圈两天更换一次，如果一侧橡皮圈绷断了，需要左右两侧同时更换。

## 3. 弯制后倾曲的位置和角度（大小）

### 1）弯制后倾曲的位置

无论Ⅱ类还是Ⅲ类错𬌗，上下颌后倾曲弯制的部位一般都在第一恒磨牙和第二前磨牙接触点（图 4）。

然而，对于以下的病例弯制后倾曲的位置要有一定的技巧。

①第一恒磨牙明显近中倾斜的开𬌗病例，需要大量直立、压低时，弯制后倾曲要靠近第一恒磨牙（增强后倾曲的力量）。

②第一恒磨牙轻度近中倾斜的病例，需要少量直立、压低时，弯制后倾曲要靠近前磨牙（减弱后倾曲的力量）。

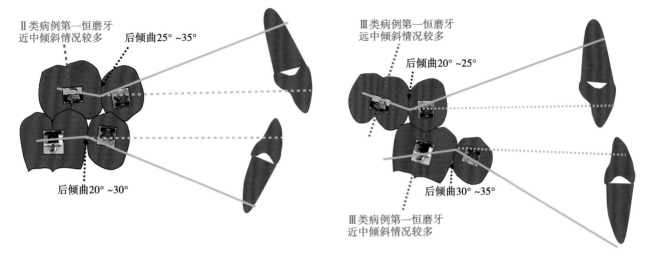

图 4　一般后倾曲的位置和角度大小（左：Ⅱ类开殆病例，右：Ⅲ类开殆病例）
上下颌后倾曲位置一般都在第一恒磨牙和第二前磨牙的接触点。

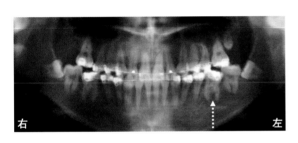

图 5　左右侧后倾曲角度有差异时（Ⅲ类开殆病例治疗开始后 7
个月的全口曲面断层片所见）
右侧：后倾曲的角度和位置适合（第一恒磨牙的远中直立、压低
　　　适宜）。
左侧：后倾曲的角度过大，位置靠近第一恒磨牙（第一恒磨牙向
　　　远中倾斜，直立、压低不适宜）。

## 2）后倾曲的角度

　　后倾曲的角度根据具体病例而有所不同，其要点是：Ⅱ类病例中上颌的后倾曲比下颌大，Ⅲ类病例中下颌的后倾曲比上颌大。另外，拔牙病例时，需要内收前牙时后倾曲角度要加大，需要磨牙前移时后倾曲角度要减小。

　　（1）Ⅱ类病例……上颌>下颌

　　①开殆：上颌 25°~35°，下颌 20°~30°。

　　②深覆殆：上颌 25°~35°，下颌 15°~25°。

　　③拔牙病例：上颌 30°~35°，下颌 15°~25°。

　　（2）Ⅲ类病例……上颌<下颌

　　①开殆：上颌 20°~25°，下颌 30°~35°。

　　②深覆殆：上颌 20°~25°，下颌 20°~35°。

　　③拔牙病例：上颌 20°~25°，下颌 35°~40°。

　　【注意】因某些病例需要加大后倾曲角度，但后倾曲角度过大导致第一恒磨牙远中倾斜时，需要适当减小后倾曲角度。

## 4. 弯制后倾曲时注意事项

### 1）弯制后倾曲左右侧要对称

　　左右侧后倾曲角度有差异时，左右侧磨牙的直立和压低也会有差异（图 5）。

### 2) 必须使用牵引

　　仅弯制后倾曲而不使用牵引,会引起上下颌切牙唇向倾斜、第一恒磨牙远中倾斜和伸长、前牙开𬌗等现象。

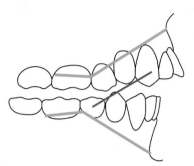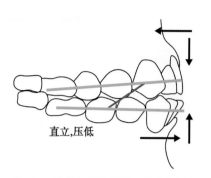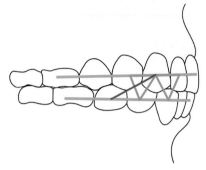

①在弯制后倾曲的澳丝上进行短Ⅱ类牵引(上颌尖牙与下颌前磨牙间牵引)。

② 36、46被直立压低,磨牙区咬合高度降低,上颌牙弓向远中移动,下颌牙弓向近中移动,改善了近远中关系。

③前牙、尖牙、前磨牙区进行三角形牵引,改善垂直向的咬合关系,使前牙区建立正常的覆𬌗。

图 6-1　通过直立、压低磨牙,降低磨牙区咬合高度的矫治力系统(Ⅱ类开𬌗病例)

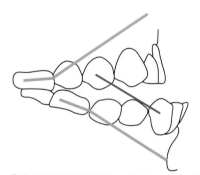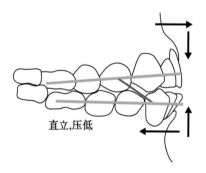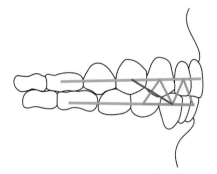

①在弯制后倾曲的澳丝上进行短Ⅲ类牵引(上颌前磨牙与下颌尖牙间牵引)。

② 36、46被直立压低,磨牙区咬合高度降低,上颌牙弓向近中移动,下颌牙弓向远中移动,基本改善了近远中向关系。

③前牙、尖牙、前磨牙区进行三角形牵引,改善垂直向的咬合关系,使前牙区建立正常的覆𬌗。

图 6-2　通过直立、压低磨牙,降低磨牙区咬合高度的矫治力系统(Ⅲ类开𬌗病例)

　　所以使用弯制后倾曲的澳丝时一定要配合牵引(患者除了刷牙,其余时间都要常规进行牵引,尽量配合开闭口运动)。

## 5. 弯制后倾曲的澳丝配合牵引使用的理由

　　后倾曲和牵引配合使用的矫治力量有以下的效果:
①直立和压低磨牙(控制牙轴:图 6-1,图 6-2)。
②很容易控制咬合高度,可以在短期内改善开𬌗和深覆𬌗。
③对于Ⅱ类病例,很容易使上颌牙弓向远中移动,下颌牙弓向近中移动。
④对于Ⅲ类病例,很容易使上颌牙弓向近中移动,下颌牙弓向远中移动。
⑤控制上下颌前牙区牙槽骨的垂直高度。

⑥形成良好的颏唇沟形态，展现完美的口唇部侧貌曲线。

⑦不需要外科正畸、口外弓、种植体支抗、前方牵引等装置即可建立良好的上下颌咬合关系和咬合形态。

后倾曲角度和牵引方法在不同病例、治疗阶段中的应用总结见表1。

表1　不同治疗阶段中后倾曲和牵引的使用方法

| 治疗阶段 | 后倾曲/牵引* | | Ⅱ类病例 | | | Ⅲ类病例 | | |
|---|---|---|---|---|---|---|---|---|
| | | | 开𬌗 | 深覆𬌗 | 拔牙病例 | 开𬌗 | 深覆𬌗 | 拔牙病例 |
| 治疗开始时 | 后倾曲 | 上颌 | 25°~35° | | 30°~35° | | 20°~25° | |
| | | 下颌 | 20°~30° | 15°~25° | | 30°~35° | 20°~35° | 35°~40° |
| | 使用牵引 | | 短Ⅱ类牵引（上颌尖牙-下颌前磨牙） | 长Ⅱ类牵引（上颌尖牙-下颌第一恒磨牙） | 开𬌗：短Ⅱ类牵引 深覆𬌗：长Ⅱ类牵引 | 短Ⅲ类牵引（下颌尖牙-上颌前磨牙） | 长Ⅲ类牵引（下颌尖牙-上颌第一恒磨牙） | 开𬌗：短Ⅲ类牵引 深覆𬌗：长Ⅲ类牵引 |
| 覆𬌗改善：改善上下颌尖牙、第一恒磨牙为Ⅰ类关系，关闭拔牙间隙时 | 后倾曲 | 上颌 | 25°左右 | 20°左右 | 30°左右 | 15°左右 | 15°左右 | 20°左右 |
| | | 下颌 | 30°左右 | 15°左右 | 25°左右 | 30°左右 | 20°左右 | 35°左右 |
| | 使用牵引 | | 短Ⅱ类牵引 | 长Ⅱ类牵引（有时用三角形牵引） | 开𬌗：短Ⅱ类牵引 深覆𬌗：长Ⅱ类牵引 | 短Ⅲ类牵引 | 长Ⅲ类牵引（有时用三角形牵引） | 开𬌗：短Ⅲ类牵引 深覆𬌗：长Ⅲ类牵引 |
| | | | 有间隙时：用颌内牵引 | | | | | |
| 上下颌尖牙、第一恒磨牙改善为Ⅰ类关系后，确立紧密的尖窝咬合关系时 | 后倾曲 | 上颌 | 5°左右 | | | 10°左右 | | |
| | | 下颌 | 10°左右 | | | 15°左右 | | |
| | 使用牵引 | | 仅用三角形牵引（有间隙残留时使用颌间牵引） | | | | | |
| | | | 前牙、尖牙、前磨牙区 | 尖牙、磨牙区 | | 前牙、尖牙、前磨牙区 | 尖牙、磨牙区 | |
| 最终阶段：确立更加紧密的尖窝咬合关系、适宜的咬合形态时 | 后倾曲 | 上颌 | 5°~10°左右 | | | | | |
| | | 下颌 | | | | | | |
| | 使用牵引 | | 仅使用三角形牵引 | | | | | |
| | | | 前牙、尖牙、前磨牙区 | 尖牙、磨牙区 | | 前牙、尖牙、前磨牙区 | 尖牙、磨牙区 | |

\* 镍钛弓丝仅使用三角形牵引。

## 6. 其他

### 1）正轴簧

直立牙轴的附件。

### 2）控根辅弓

控制上颌切牙牙根舌向转矩的附件。

详细参照102页专栏——"正轴簧和控根辅弓"。

## 7. 不同病例的矫治力系统

### 1）Ⅱ类开𬌗病例的矫治力系统

　　Ⅱ类开𬌗病例如图7所示使用弯制后倾曲的澳丝配合短Ⅱ类牵引。图8显示的是常规的橡皮圈牵引方法。

- 直立近中倾斜的上颌第一恒磨牙,使牙长轴与咬合平面垂直,将上颌牙列向远中(后方)移动。
- 直立、压低下颌第一恒磨牙,降低磨牙区咬合高度,使牙长轴与咬合平面垂直,将下颌牙列向近中(前方)移动(因下颌第一恒磨牙的直立、压低,与下颌第二恒磨牙之间形成台阶时,可通过咀嚼力压低第二恒磨牙,也可粘结矫治器直立压低第二恒磨牙)。

- 因降低磨牙区咬合高度,前牙区覆𬌗得到了改善。

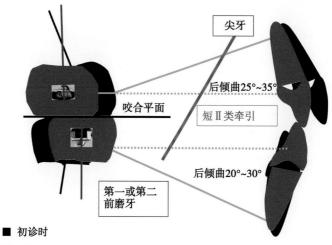

- 尖牙
- 咬合平面
- 后倾曲25°~35°
- 短Ⅱ类牵引
- 后倾曲20°~30°
- 第一或第二前磨牙

■ 初诊时

■ 矫治结束时

图7　Ⅱ类开𬌗病例的矫治力系统

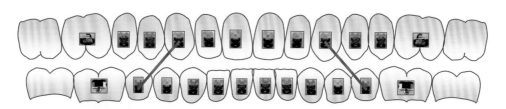

**A：短Ⅱ类牵引的使用方法：**
在上颌尖牙与下颌第一或第二前磨牙间进行牵引。
【注意】近中倾斜的上颌第一恒磨牙变成远中倾斜时,可在上颌尖牙和上颌第一恒磨牙之间进行颌内牵引,直立上颌第一恒磨牙。

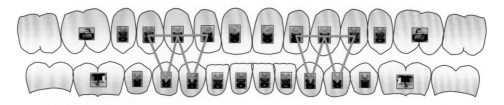

**B：三角形牵引的使用方法：**
一般在切牙、尖牙和前磨牙区进行牵引。
【注意】为避免尖牙牙根暴露,可从上颌尖牙舌侧进行牵引。

图8　Ⅱ类开𬌗病例的常规橡皮圈牵引方法

## 2) Ⅱ类深覆𬌗病例的矫治力系统

Ⅱ类深覆𬌗病例如图9所示使用弯制后倾曲的澳丝配合长Ⅱ类牵引。图10显示的是常规的橡皮圈牵引方法。

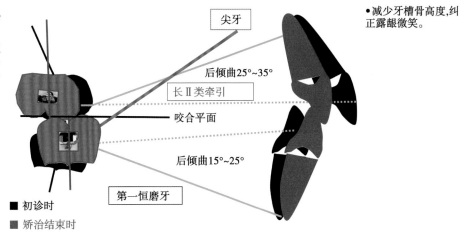

- 直立近中倾斜的上颌第一恒磨牙，使牙长轴与咬合平面垂直，将上颌牙列向远中(后方)移动。
- 直立下颌第一恒磨牙，增加磨牙区咬合高度，使牙长轴与咬合平面垂直，将下颌牙列向近中(前方)移动。

尖牙

后倾曲25°~35°

长Ⅱ类牵引

咬合平面

后倾曲15°~25°

第一恒磨牙

■ 初诊时

■ 矫治结束时

- 减少牙槽骨高度，纠正露龈微笑。

图9　Ⅱ类深覆𬌗病例的矫治力系统

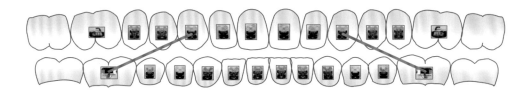

A：长Ⅱ类牵引的使用方法：
在上颌尖牙与下颌第一恒磨牙间(主要从舌侧扣)进行牵引。

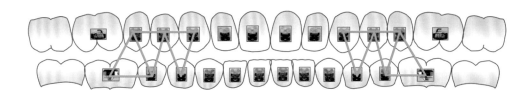

B：三角形牵引的牵引方法：
一般在尖牙、磨牙区牵引。

图10　Ⅱ类深覆𬌗病例的常规橡皮圈牵引方法

### 3）Ⅲ类开𬌗病例的矫治力系统

Ⅲ类开𬌗病例如图 11 所示使用弯制后倾曲的澳丝配合短Ⅲ类牵引。图 12 显示的是常规的橡皮圈牵引方法。

- 直立远中倾斜的上颌第一恒磨牙，使牙长轴与咬合平面垂直，将上颌牙列向近中(前方)移动。
- 直立、压低近中倾斜的下颌第一恒磨牙，降低磨牙区咬合高度，使牙长轴与咬合平面垂直，将下颌牙列向远中(后方)移动(因下颌第一恒磨牙的直立、压低，与下颌第二恒磨牙之间形成台阶时，可通过咀嚼力压低下颌第二恒磨牙，也可粘结矫治器直立压低第二恒磨牙)。

- 因降低磨牙区咬合高度，前牙区覆𬌗得到纠正

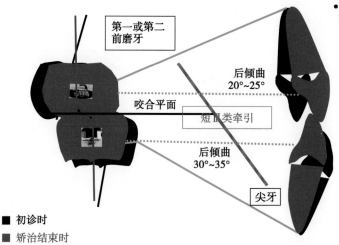

■ 初诊时
■ 矫治结束时

**图 11　Ⅲ类开𬌗病例的矫治力系统**

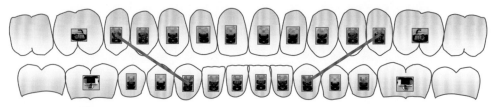

**A：短Ⅲ类牵引的使用方法：**
在下颌尖牙与上颌第一或第二前磨牙间进行牵引。

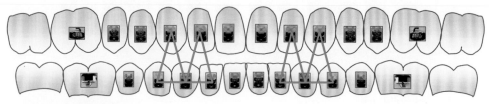

**B：三角形牵引的使用方法：**
一般在切牙、尖牙和前磨牙区进行牵引。
【注意】为避免尖牙牙根暴露，可从上颌尖牙舌侧进行牵引。

**图 12　Ⅲ类开𬌗病例的常规橡皮圈牵引方法**

## 4）Ⅲ类深覆𬌗病例的矫治力系统

Ⅲ类深覆𬌗病例如图 13 所示使用弯制后倾曲的澳丝配合长Ⅲ类牵引。图 14 显示的是常规的橡皮圈牵引方法。

- 直立远中倾斜的上颌第一恒磨牙，使牙长轴与咬合平面垂直，将上颌牙列向近中(前方)移动。
- 直立近中倾斜的下颌第一恒磨牙，增加磨牙区咬合高度，使牙长轴与咬合平面垂直，将下颌牙列向远中(后方)移动。

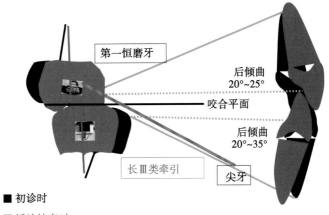

第一恒磨牙

后倾曲
20°~25°

咬合平面

后倾曲
20°~35°

长Ⅲ类牵引

尖牙

■ 初诊时

■ 矫治结束时

图 13　Ⅲ类深覆𬌗病例的矫治力系统

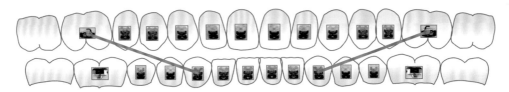

A：长Ⅲ类牵引的使用方法：
在下颌尖牙与上颌第一恒磨牙(主要从舌侧扣)间进行牵引。

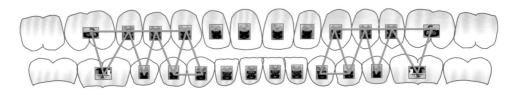

B：三角形牵引的使用方法：
一般在尖牙、磨牙区进行牵引。

图 14　Ⅲ类深覆𬌗病例的常规橡皮圈牵引方法

# 7

- 舌骨位置、舌体位置
- 呼吸、吞咽方式
- 咬肌功能活动
- 磨牙区咬合高度
- 颏唇沟

# 如何思考开𬌗病例和深覆𬌗病例的差异？

开𬌗病例和深覆𬌗病例最大的区别一直被认为是前牙区覆𬌗，但作者认为是磨牙区咬合高度。磨牙区咬合高度过高形成开𬌗，咬合高度过低则形成深覆𬌗。因而，即使改善了前牙区的覆𬌗，如果磨牙区咬合高度不改善，开𬌗或者深覆𬌗也不能得到纠正。

开𬌗病例和深覆𬌗病例中磨牙区咬合高度、相关肌功能活动、呼吸道、呼吸模式等症状区别和治疗差异总结在表1。

## 1. 开𬌗病例和深覆𬌗病例主要特征

### 1）开𬌗病例

无论Ⅱ类还是Ⅲ类前牙开𬌗病例，其主要诱发原因是舌骨下肌群紧张引起的低位舌、呼吸道狭窄、口呼吸、异常吞咽习惯等。因此，咬合力减弱（咬肌功能活动降低）促进了磨牙区牙槽骨的垂直方向生长发育，导致磨牙区咬合高度过高，形成前牙开𬌗。由于闭口时上下嘴唇闭合困难，开𬌗患者可表现为颏唇沟较浅的软组织侧貌。

### 2）深覆𬌗病例

无论Ⅱ类还是Ⅲ类深覆𬌗病例，其舌骨下肌群功能活动基本正常，为了使舌体上抬，呼吸道开大，同时为建立鼻呼吸和正常吞咽方式，咬合力往往过强（咬肌功能活跃），磨牙区牙槽骨的垂直方向生长发育因而受到抑制，导致磨牙区咬合高度降低，形成前牙深覆𬌗。表现为口唇闭合时下唇翻卷，颏唇沟较深。

## 2. 开𬌗病例和深覆𬌗病例的治疗差异

### 1）开𬌗病例

无论Ⅱ类还是Ⅲ类开𬌗病例，按以下顺序治疗。

（1）矫治器治疗
- 使用短颌间牵引，直立、压低磨牙，降低磨牙区咬合高度。

（2）功能治疗
- 通过舌体上抬训练调整或维持牙弓、牙槽弓形态，缓解舌骨下肌群的紧张，开大呼吸道，建立鼻呼吸和正常吞咽方式。
- 通过咀嚼功能训练增强咬合力，减少磨牙区咬合高度（防止磨牙区咬合高度增加）。

表 1　开𬌗病例和深覆𬌗病例症状和治疗的主要差异

| | | | 开𬌗 | 深覆𬌗 |
|---|---|---|---|---|
| 症状差异 | | 舌骨下肌群活动状态 | 紧张 | 正常 |
| | | 舌骨位置<br>(正常位置:第三、第四颈椎之间) | 低于正常位置 | 正常位置内 |
| | | 呼吸道 | 狭窄 | 扩大 |
| | | 舌体位置 | 低位<br>(舌背不能接触到腭盖) | 上抬<br>(舌背能接触到腭盖) |
| | | 呼吸·吞咽方式 | 口呼吸、异常吞咽习惯 | 鼻呼吸、正常吞咽方式 |
| | | 咬肌功能 | 功能低下<br>(咬合力低) | 功能过强<br>(咬合力过强) |
| | | 磨牙区咬合高度 | 高 | 低 |
| | | 颏唇沟 | 浅 | 深 |
| 治疗差异 | 矫治器治疗 | 磨牙区咬合高度 | 减少<br>(直立、压低磨牙) | 增加<br>(直立磨牙) |
| | | 颌间牵引 | 短牵引 | 长牵引 |
| | 功能治疗 | 咬肌功能活动 | 增强咬肌功能活动<br>(咀嚼功能训练) | 降低咬肌功能活动<br>(开闭口运动训练) |
| | | 舌骨下肌群 | 通过舌体上抬训练缓解紧张(获得鼻呼吸、正常吞咽方式) | 无特殊问题 |

## 2)深覆𬌗病例

无论Ⅱ类还是Ⅲ类深覆𬌗病例,按以下顺序治疗。

**(1)矫治器治疗**

- 使用长牵引,直立磨牙,增加磨牙区咬合高度。

**(2)功能治疗**

- 通过舌体上抬训练调整或维持牙弓、牙槽弓形态。
- 通过开闭口运动及开口三指运动训练减弱咬合力,增加磨牙区咬合高度(防止磨牙区咬合高度减少)。

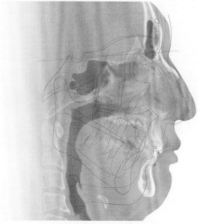

Muscle Wins!

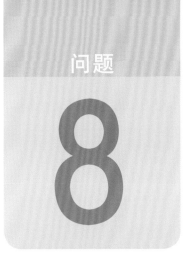

# 8

# Ⅱ 类开𬌗病例
# 如何治疗?

关 键 词

- 建立鼻呼吸功能和正常的吞咽方式
- 增强咬合力
- 直立、压低磨牙
- 降低磨牙区咬合高度
- 上颌牙弓向远中移动
- 下颌牙弓向近中移动

多数Ⅱ类开𬌗病例上颌磨牙向近中倾斜,咬合关系紊乱。同时,因口呼吸、异常吞咽习惯造成咬合力较弱(咬肌功能活动低下),磨牙区咬合高度过大,并形成颏唇沟较浅的软组织侧貌。

因此,通过矫治器直立、压低上下颌磨牙,降低磨牙区咬合高度,使上牙弓向远中移动,下牙弓向近中移动,改善上、下颌骨间关系和咬合关系。另外,指导患者进行肌功能训练,包括建立鼻呼吸功能和正常的吞咽方式、加强咬合力等功能训练也是正畸治疗的要点(图1)。

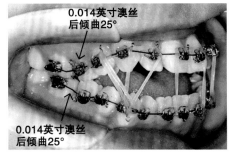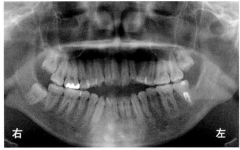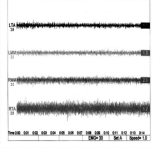

主动治疗开始时(20岁1个月)

治疗方法包括上颌戴用可摘式螺旋扩弓矫治器,上下颌采用弯制后倾曲的澳丝,前牙、尖牙和前磨牙区使用三角形牵引,配合舌体上抬训练和咀嚼功能训练。

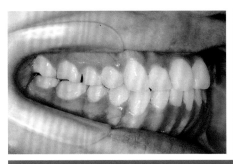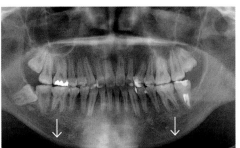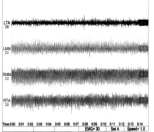

主动治疗结束时(22岁0个月)

下颌磨牙被直立、压低(箭头),降低了垂直咬合高度,上颌牙弓向远中移动,下颌牙弓向近中移动,建立了正常的前牙覆𬌗。尖牙、第一恒磨牙咬合关系为Ⅰ类,通过非拔牙矫治形成了紧密的尖窝咬合状态。另外,建立鼻呼吸功能和正常的吞咽方式、加强咬肌的功能活动(增加咬合力)、降低垂直咬合高度对建立良好的尖窝咬合关系都起到了重要作用。

➡ 参照病例1

图1 Ⅱ类开𬌗病例的治疗关键

## 病例 1

# 下颌骨后缩的Ⅱ类成人开𬌗病例（非拔牙矫治）

## 在其他医院被诊断为外科手术病例，通过非拔牙矫治得到显著改善

患者：19 岁 11 个月。

主诉：开𬌗，说话不清晰。

初诊检查：开𬌗明显，口呼吸，异常吞咽习惯，口唇部及软组织侧貌不协调，上颌左侧尖牙缺失（在其他医院拔除）。

矫治计划：使舌骨上肌群、下肌群放松，建立鼻呼吸功能和正常的吞咽方式。

　　　　　增强咬肌、颞肌功能活动，使咬合力增加，降低垂直咬合高度，改善开𬌗。

　　　　　使下颌骨向近中移动，建立良好的颌骨关系。

矫治器治疗：上颌戴用可摘式螺旋扩弓矫治器、上下颌戴用固定矫治器（使用带后倾曲的澳丝、配合短Ⅱ类牵引、三角形牵引）。

　　　　　直立上颌磨牙，使上颌牙弓向远中移动，改善上颌前牙牙轴。直立、压低下颌磨牙，降低垂直咬合高度，使下牙弓略向近中移动。

　　　　　将第二恒磨牙均排列在 PM 线前方，调整尖牙、磨牙咬合关系为Ⅰ类。

功能治疗：舌体上抬训练、咀嚼功能训练、下颌前伸训练和唇肌功能训练。

治疗结果：建立了鼻呼吸功能和正常的吞咽方式，咬肌功能活动增强，左右侧的差异得到了纠正。

　　　　　垂直咬合高度降低，重建了咬合平面，上下颌第一恒磨牙牙长轴、咬合力方向均与咬合平面垂直，建立了磨牙支持的咬合状态。

　　　　　尖牙、磨牙咬合关系均为Ⅰ类，建立了紧密的尖窝咬合关系。

　　　　　口唇部及软组织侧貌在一定范围内得到改善。牙周组织健康，矫治结束后咬合稳定。

矫治时间：23 个月。

保持时间：2 年。

【讨论】

　　被诊断为外科手术适应证的开𬌗病例，仅通过矫治器治疗，纠正了口呼吸及异常吞咽习惯，建立了鼻呼吸功能和正常的吞咽方式，使咬肌功能活动增强，从而显著地改善了上下颌骨间关系和咬合关系。

# 初诊时(19岁11个月)

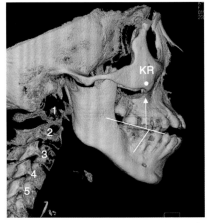

舌骨位于后下方。上下颌第一恒磨牙牙轴相对于咬合平面近中倾斜。第一恒磨牙牙长轴的延长线通过key ridge(KR)但与咬合平面不垂直,咬合力较分散,咬合状态不稳定。

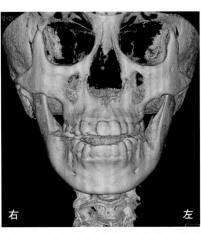

上颌左侧尖牙缺失(在其他医院拔除)。前牙向左侧倾斜,上下颌中线不一致。因口呼吸、异常吞咽习惯导致明显开殆。

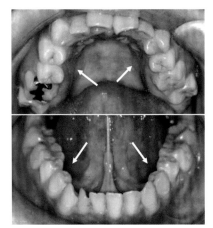

左右侧上下颌磨牙都向舌侧倾斜,牙弓、牙槽弓狭窄(箭头),固有口腔空间小。口腔卫生差。

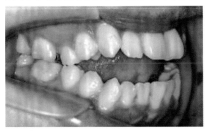

上下颌磨牙向近中舌侧倾斜,尖牙关系为Ⅱ类。

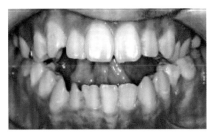

前牙、前磨牙区重度开殆。由于上颌左侧尖牙缺失,上下颌中线不一致。

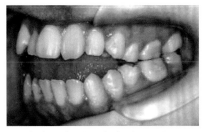

上下颌磨牙关系为Ⅱ类,磨牙区反殆。

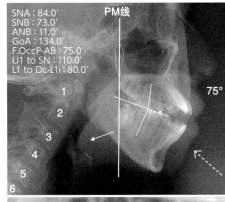

SNA : 84.0°
SNB : 73.0°
ANB : 11.0°
GoA : 134.0°
F.OccP-AB : 75.0°
U1 to SN : 110.0°
L1 to Dc-L1i : 80.0°

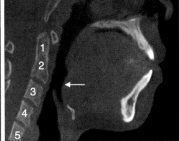

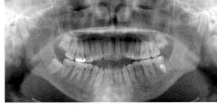

**头颅侧位片**
- 因舌骨位于距离PM线后方较远,舌骨上肌群紧张,抑制了下颌骨向前生长发育,导致下颌骨后缩。
- 因舌骨位于下方、舌骨下肌群紧张、会厌上部肿大(实线箭头)引起呼吸道狭窄,诱发口呼吸、异常吞咽习惯。
- 导致咬合力降低,磨牙区垂直咬合高度过大形成开殆。
- 下颌第二恒磨牙位于PM线前方。
- 形成颏唇沟较浅的软组织侧貌(虚线箭头)。

**全口曲面断层片所见**
- 上下颌磨牙近中倾斜,上颌左右侧和下颌右侧智齿存在。左侧上颌尖牙缺失(在其他医院拔除)。

**CT(矢状位)图像所见**
- 会厌上部肿大(实线箭头)导致呼吸道狭窄,舌体异常增大。

**EMG所见**
- 咬肌功能活动低下,左右侧不对称。

1-1 初诊时牙颌面三维结构图像(3D)、口内像、头颅侧位片、全口曲面断层片、CT(矢状位)图像和肌电图(EMG)

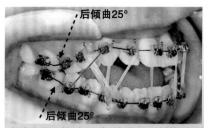
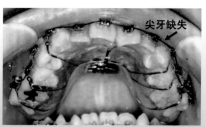
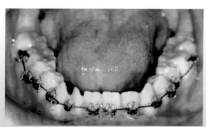

主动治疗开始时(20岁1个月)　上颌戴用可摘式螺旋扩弓矫治器,上下颌使用弯制后倾曲的圆丝,配合短Ⅱ类牵引、三角形牵引、舌体上抬训练和咀嚼功能训练。

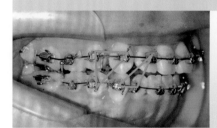
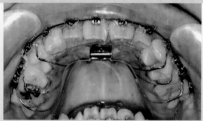
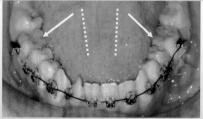

治疗开始后6个月(20岁7个月)　直立、压低下颌第一恒磨牙(箭头),使上下颌牙弓向远中移动,纠正牙弓、牙槽弓形态,减轻开𬌗。检查舌背上有螺旋扩大器的印迹(白线),确认舌体位置上抬后,停止使用螺旋扩弓矫治器。

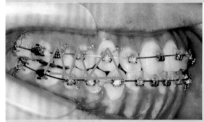
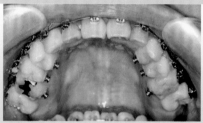
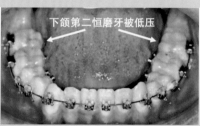

治疗开始后13个月(21岁2个月)　尖牙、磨牙关系改善为Ⅰ类,建立正常的前牙覆𬌗、覆盖关系。在两侧下颌第二恒磨牙上粘接矫治器,尝试压低第二恒磨牙。从上颌的舌侧进行三角形牵引。

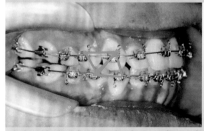
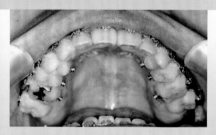
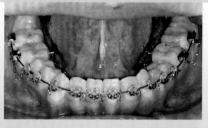

治疗开始后19个月(21岁8个月)　建立了鼻呼吸功能和正常的吞咽方式。下颌第二恒磨牙压低尚不充分。

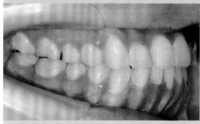
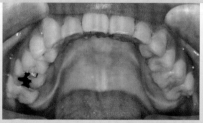
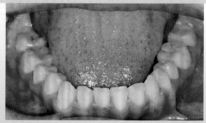

矫治结束时(22岁0个月)　两侧下颌埋伏智齿拔除前,在咬合力的作用下,两侧下颌第二恒磨牙未被压低。

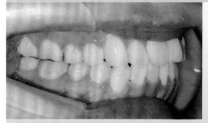
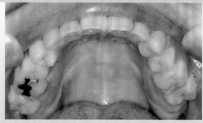
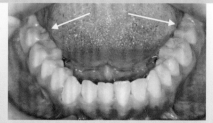

矫治结束后2年0个月(24岁0个月)　两侧下颌埋伏智齿被拔除后,在咬合力作用下,下颌第二恒磨牙被压低,与相邻牙齿牙冠高度相同。

1-2　治疗开始到治疗结束后2年0个月的口内像、全口曲面断层片、肌电图(EMG)

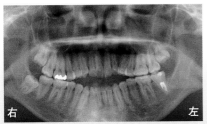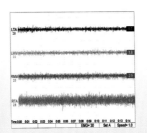

**治疗开始时的矫治目标**

调整上颌牙弓、牙槽弓形态，建立鼻呼吸功能和正常的吞咽方式，直立、压低上下颌磨牙，降低磨牙区咬合高度，使上、下牙弓向远中移动，改善前牙开殆，增强咬肌功能活动。

**方法**

上、下颌戴用固定矫治器(使用带后倾曲的澳丝：0.014英寸排齐后用0.016英寸；配合牵引：短Ⅱ类牵引，上下颌前牙、尖牙、前磨牙区使用三角形牵引)，配合舌体上抬训练、咀嚼功能训练和唇肌功能训练。

初诊时

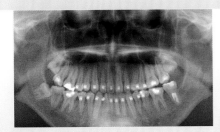

**治疗开始后6个月的治疗效果**

开殆减轻，上颌牙弓、牙槽弓形态得到改善，下颌磨牙被直立、压低，上下颌牙弓向远中移动。

**下一步的治疗目标**

调整尖牙、磨牙咬合关系为Ⅰ类，建立尖牙、磨牙区紧密的尖窝咬合关系。使两侧下颌第二恒磨牙与相邻牙齿牙冠高度相同。

**治疗方法**

下颌第二恒磨牙上粘结矫治器，使用0.016英寸澳丝(后倾曲：上颌25°，下颌20°)、配合短Ⅱ类牵引和三角形牵引(上下颌侧切牙、尖牙和前磨牙区)。嘱患者进行舌体上抬训练，使用口香糖加强左侧咀嚼功能(纠正两侧咬肌、颞肌功能差异)。

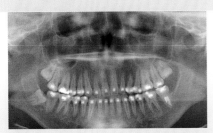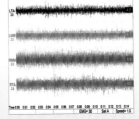

**治疗开始后13个月的治疗效果**

两侧下颌第二恒磨牙被压低至与相邻牙齿高度基本相同。上下颌尖牙、磨牙咬合关系改善为Ⅰ类。舌体位置上抬，建立了鼻呼吸功能及正常的吞咽方式。咬肌、颞肌功能活动增强。

**下一步的治疗目标**

建立尖牙、磨牙区紧密的尖窝咬合关系。

**治疗方法**

上下颌使用0.016英寸×0.016英寸镍钛弓丝，配合三角形牵引(上下颌尖牙、前磨牙区)。进行舌体上抬训练、使用口香糖加强左侧咀嚼功能。

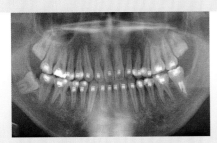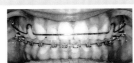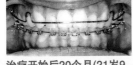

**治疗开始后19个月的治疗效果**

上下颌尖牙、磨牙关系调整为Ⅰ类。牙弓、牙槽弓形态得到改善，舌体位置上抬，形成了能适应舌体自由运动的固有口腔空间。

**下一步的治疗目标**

进一步压低下颌第二恒磨牙，拔除智齿，尖牙、磨牙区建立了紧密的尖窝咬合关系。

治疗开始后20个月(21岁9个月)

尖牙、磨牙区建立了紧密的尖窝咬合关系后，去除上颌矫治器。2个月后，待咬合稳定后去除下颌矫治器，结束治疗。

**治疗方法**

使用0.016英寸×0.016英寸镍钛弓丝，配合三角形牵引(尖牙、前磨牙区)。使用口香糖加强咀嚼功能训练，增强咬合力。

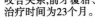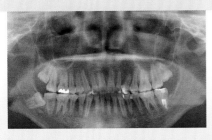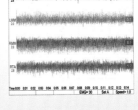

**矫治结束时的治疗效果**

建立了正常的鼻呼吸功能，尖牙、磨牙区形成了紧密的尖窝咬合关系，前牙覆殆、覆盖正常。牙周组织健康，矫治结束。治疗时间为23个月。

**下一步的治疗目标**

除了舌体上抬训练以外，尽量用左侧咀嚼，纠正两侧咬肌、颞肌的功能差异。

**保持**

白天戴用可摘式保持器，夜晚戴用正位器，使用时间2年以上。

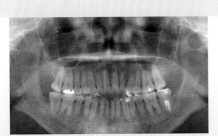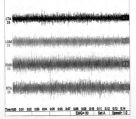

**矫治结束后2年0个月**

因咬肌、颞肌功能活动增强，尖牙、磨牙咬合关系均为Ⅰ类，保持了紧密的尖窝咬合关系，牙齿、牙周组织健康。会厌上部肿大，呼吸道变狭窄，口呼吸有复发倾向，前牙覆殆稍减小。指导患者继续进行舌体上抬训练和使用口香糖进行咀嚼功能训练。

| 初诊时(19岁11个月) | 矫治结束时(22岁0个月) | 矫治结束后2年0个月(24岁0个月) |
|---|---|---|

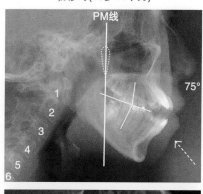 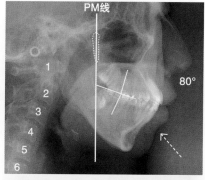 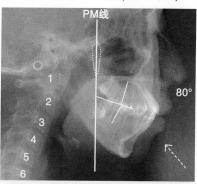

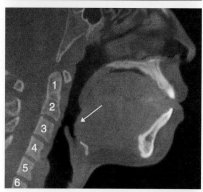 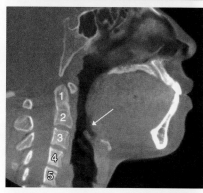 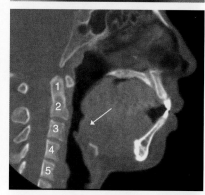

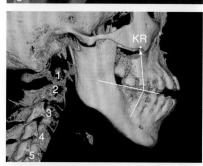 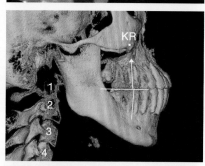 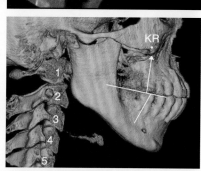

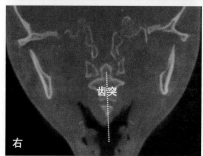 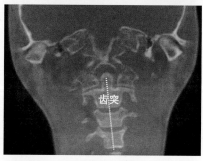 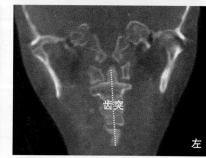

头颅侧位片、CT(矢状位)图像
- 因舌骨上肌群、下肌群紧张导致舌骨位于后下方,同时会厌上部的肿大(实线箭头)引起呼吸道狭窄,并诱发口呼吸和异常吞咽习惯。

牙颌面三维结构图像
- 上下颌第一恒磨牙牙长轴相对于咬合平面近中倾斜。通过key ridge(KR)的上颌第一恒磨牙牙长轴的延长线与咬合平面不垂直,咬合力呈比较分散的形态。

CT(冠状位curved MPR)图像
- 颈椎弯曲,髁突形态异常。

头颅侧位片、CT(矢状位)图像
- 舌骨向前上方移动,确立了良好的上下颌骨关系,会厌上部肿大减小,呼吸道开大,建立了鼻呼吸功能和正常的吞咽方式。

牙颌面三维结构图像
- 上下颌第一恒磨牙牙长轴与咬合平面成垂直关系,咬合力方向垂直,建立了磨牙牙尖斜面诱导咬合关系。

CT(冠状位curved MPR)图像
- 颈椎弯曲,髁突形态异常未得到矫治。

头颅侧位片、CT(矢状位)图像
- 会厌上部肿大,呼吸道变狭窄,口呼吸有复发倾向。

牙颌面三维结构图像
- 通过key ridge(KR)的上颌第一恒磨牙牙长轴的延长线与咬合平面垂直。
- 矫治结束后拔除下颌智齿,引起下颌第一恒磨牙近中倾斜。

CT(冠状位curved MPR)图像
- 颈椎弯曲,髁突形态异常无变化。

1-3 治疗开始到治疗结束后 2 年 0 个月的头颅侧位片、CT ( 矢状位 ) 图像、牙颌面三维结构图像和 CT ( 冠状位 curved MPR ) 图像

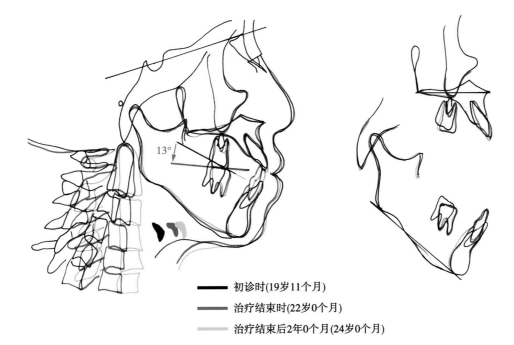

■ 初诊时(19岁11个月)

■ 治疗结束时(22岁0个月)

■ 治疗结束后2年0个月(24岁0个月)

|  | 治疗开始<br>(19岁11个月) | 治疗结束时<br>(22岁0个月) | 治疗结束后2年0个月<br>(24岁0个月) | 治疗开始到矫治结束<br>后2年0个月的变化 |
|---|---|---|---|---|
| SNA | 84.0° | 81.0° | 81.0° | -3.0° |
| SNB | 73.0° | 75.0° | 75.0° | +2.0° |
| ANB | 11.0° | 6.0° | 6.0° | -5.0° |
| GoA | 134.0° | 133.0° | 131.5° | -2.5° |
| F.Occp-AB | 75.0° | 87.0° | 88.0° | +13.0° |
| U1 to SN | 110.0° | 107.0° | 105.0° | -5.0° |
| L1 to Dc-L1i | 80.0° | 87.0° | 88.0° | +8.0° |

1-4　治疗开始到治疗结束后 2 年 0 个月的头影测量及重叠分析结果( 以 S 点为原点的 S-N 平面重叠,以 ANS 点为原点的腭平面重叠,以 Me 点为原点的下颌平面重叠 )

## 病例 2

# 下颌骨后缩的Ⅱ类成人开𬌗病例
# (拔牙部位:14,24,34,44)

### 矫正严重唇倾的上下颌切牙

患者:21 岁 4 个月,女性。

主诉:开𬌗,说话不清晰。

初诊检查:开𬌗明显,口呼吸,异常吞咽习惯,上下唇闭合困难。

矫治器治疗:上下颌戴用固定矫治器(使用带后倾曲的澳丝:治疗开始时用 0.014 英寸,排齐结束后用 0.016 英寸,使用控根辅弓对切牙进行转矩控制)。配合短Ⅱ类牵引、三角形牵引、颌内牵引 (为了关闭拔牙间隙,在上下颌左右尖牙和第一恒磨牙间牵引)。

功能治疗:舌体上抬训练、咀嚼功能训练、下颌前伸训练和唇肌训练。

拔牙部位:在上下颌尖牙咬合关系为Ⅰ类时,拔除上、下颌第一前磨牙。

治疗结果:建立了鼻呼吸功能和正常的吞咽方式,左右侧咬肌、颞肌功能活动差异得到了纠正。咬合高度降低,重建了咬合平面,上下颌第一恒磨牙牙轴、咬合力方向均与咬合平面成垂直关系,建立了磨牙支持的咬合状态。

尖牙、磨牙关系为Ⅰ类,尖牙、磨牙区建立了紧密的尖窝咬合关系。软组织侧貌得到改善,形成了完美的鼻唇角和颏唇沟,牙周组织健康。

矫治时间:16 个月。

讨论:

这位患者在儿童时期未接受过正畸治疗,参加工作以后才开始治疗。现在牙齿排列整齐,容貌美观,患者非常满意,作者也很欣慰。

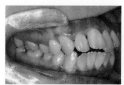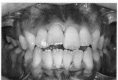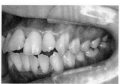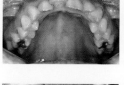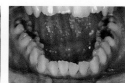

治疗开始时(21岁4个月)　舌体不能完全上抬,上牙弓狭窄,下颌骨向左侧偏斜。

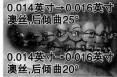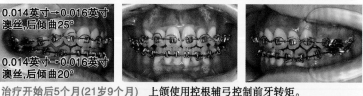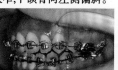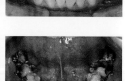

0.014英寸→0.016英寸
澳丝,后倾曲25°

0.014英寸→0.016英寸
澳丝,后倾曲20°

治疗开始后5个月(21岁9个月)　上颌使用控根辅弓控制前牙转矩。

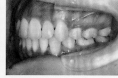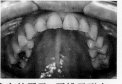

治疗结束时(22岁8个月)　上、下颌中线一致,尖牙、磨牙咬合关系为Ⅰ类,形成了稳定的牙弓、牙槽弓形态。

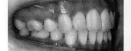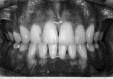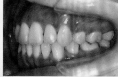

矫治结束后1年3个月(23岁11个月)　咬合稳定,牙齿、牙周组织健康。

2-1　治疗开始到治疗结束后 1 年 3 个月的口内像

治疗开始时(21岁4个月)　　　　治疗结束时(22岁8个月)　　　　矫治结束后1年3个月(23岁11个月)

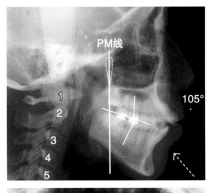
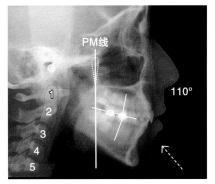
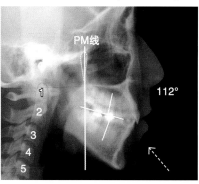

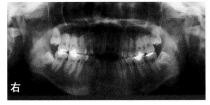
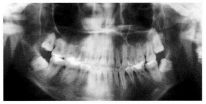
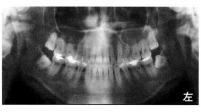

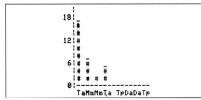
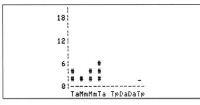
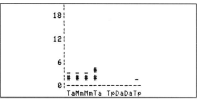

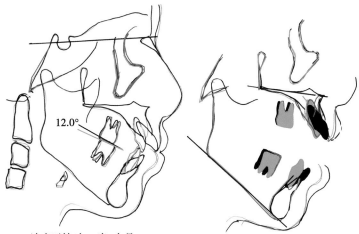

—— 治疗开始时(21岁4个月)
—— 治疗结束时(22岁8个月)
—— 治疗结束后1年3个月(23岁11个月)

| | 治疗开始时 | 矫治结束时 | 矫治结束后1年3个月 | 从初诊到矫治结束后1年3个月的变化 |
|---|---|---|---|---|
| SNA | 76.5° | 76.5° | 76.5° | 0° |
| SNB | 72.3° | 73.0° | 73.0° | +0.7° |
| ANB | 4.2° | 3.5° | 3.5° | −0.7° |
| GoA | 129.7° | 129.7° | 129.7° | 0° |
| F.Occp-AB | 78.0° | 90.0° | 90.0° | +12.0° |
| U1 to SN | 122.8° | 98.0° | 99.3° | −23.5° |
| L1 to Dc-L1i | 70.0° | 90.0° | 90.0° | +20.0° |

2-2　从初诊到矫治结束后 1 年 3 个月的头颅侧位片、全口曲面断层片、肌电图、头影测量及重叠分析结果

## 病例 3

## 上颌发育过度、下颌后缩的 Ⅱ 类成人开𬌗病例
## （拔牙部位：14,24,34,44）

下颌第二恒磨牙未完全萌出，前磨牙拔除后完全萌出，下颌第二恒磨牙未粘结颊面管进行颊舌向直立。

患者：24 岁 9 个月，女性。

主诉：开𬌗不美观，前牙不能咬合，说话不清楚。

初诊检查：开𬌗明显，口呼吸，异常吞咽习惯，侧貌可见颏部后缩，颏唇沟较浅。

矫治器治疗：上颌戴用可摘式螺旋扩弓矫治器、上下颌戴用固定矫治器（使用带后倾曲的澳丝：治疗开始时用 0.014 英寸，排齐后用 0.016 英寸。下颌中切牙的扭转用镍钛丝进行纠正）。配合短 Ⅱ 类牵引、三角形牵引和颌内牵引（用于关闭拔牙间隙）。

功能治疗：舌体上抬训练、使用口香糖进行咀嚼功能训练和唇肌功能训练。

拔牙部位：治疗开始后 10 个月内采用非拔牙矫治（第二恒磨牙排列在 PM 线前方），因上下颌前牙明显唇向倾斜，当尖牙咬合关系改善为 Ⅰ 类关系后，拔除双侧下颌第一前磨牙，一个月后再拔除双侧上颌第一前磨牙。

治疗结果：通过矫治器治疗建立了鼻呼吸功能和正常的吞咽方式，增强了咬合力（咬肌、颞肌的功能活动得到加强）。直立、压低上下颌磨牙，降低了磨牙区垂直咬合高度。另外，使上颌牙弓向远中移动，下牙弓向近中移动，前牙覆𬌗、覆盖达到正常。尖牙、磨牙咬合关系为 Ⅰ 类，磨牙区建立了紧密的尖窝咬合关系。牙周组织健康。

矫治时间：44 个月（在治疗期间，因生二胎，治疗时间被延长）。

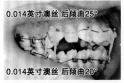 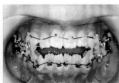 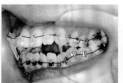 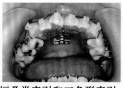 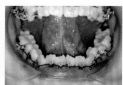

治疗开始时(24岁10个月)　上颌戴用可摘式螺旋扩弓矫治器，尖牙、前磨牙区使用短 Ⅱ 类牵引和三角形牵引。

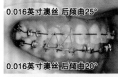 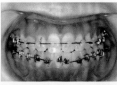 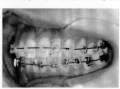 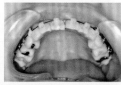 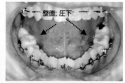

治疗开始后10个月(25岁8个月)　开𬌗减轻，上下颌尖牙、磨牙咬合关系为 Ⅰ 类，使用三角形牵引。拔除两侧下颌第一前磨牙。

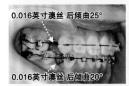 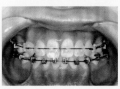 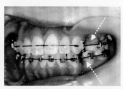 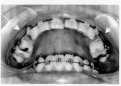 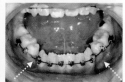

治疗开始后11个月(25岁9个月)　建立了鼻呼吸功能和正常的吞咽方式。拔除两侧上颌第一前磨牙。上、下颌用颌内牵引(箭头)。

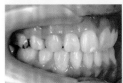 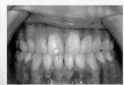 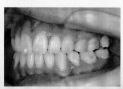 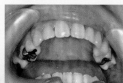 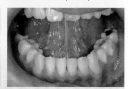

治疗结束时(28岁6个月)　形成紧密的尖窝咬合关系及良好的牙弓形态。治疗结束后8个月来院复诊，随后去国外工作。

3-1　治疗开始到治疗结束时的口内像

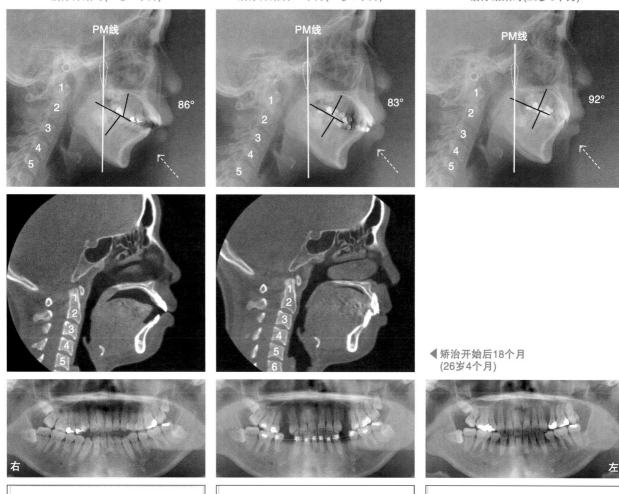

治疗开始时(24岁9个月)　治疗开始后11个月(25岁9个月)　治疗结束时(28岁6个月)

PM线　　　PM线　　　PM线

86°　　　83°　　　92°

◀矫治开始后18个月
(26岁4个月)

右　　　左

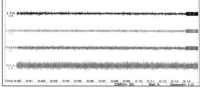 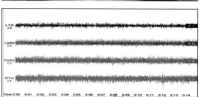

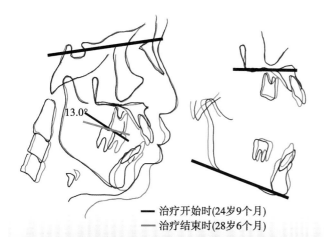

13.0°

—— 治疗开始时(24岁9个月)
—— 治疗结束时(28岁6个月)

|  | 治疗开始时 | 治疗结束时 | 治疗开始到治疗结束时的变化 |
|---|---|---|---|
| SNA | 80.0° | 79.0° | −1.0° |
| SNB | 71.0° | 75.0° | +4.0° |
| ANB | 9.0° | 4.0° | −5.0° |
| GoA | 132.0° | 128.0° | −4.0° |
| F.Occp-AB | 75.0° | 88.0° | +13.0° |
| U1 to SN | 117.0° | 101.0° | −16.0° |
| L1 to Dc-L1i | 79.0° | 90.0° | +11.0° |

3-2　从初诊到矫治结束时的头颅侧位片、CT(矢状位)图像、全口曲面断层片、肌电图、头影测量及重叠分析结果

专栏 　正轴簧和控根辅弓

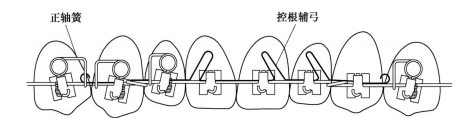

正轴簧　　　　　　　　　　　　　　　控根辅弓

● 正轴簧

　　直立牙轴的附件,通过把簧臂挂在牙轴的倾斜侧直立牙轴。

　　例如,牙齿近中倾斜时,将簧臂挂在牙齿的近中侧弓丝上,牙齿远中倾斜时,将簧臂挂在牙齿的远中侧弓丝上直立牙齿。使用的主弓丝必须是 0.016 英寸以上的澳丝。

● 控根辅弓

　　对上颌切牙牙轴进行根舌向转矩的附件,将 0.012 英寸或 0.014 英寸澳丝弯制的辅弓加在 0.018 英寸的主弓丝上,使上颌切牙牙根向舌侧移动,从而改善牙齿唇舌向倾斜度。

　　现在基本上已不使用。

　　下面通过图片和病例加以说明。

▶ 病例 1

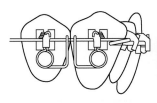 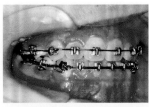 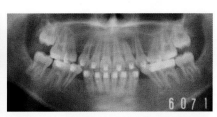

　　因上下颌第二前磨牙近中倾斜,正轴簧的簧臂挂在牙齿近中侧的主弓丝上。因下颌尖牙远中倾斜,簧臂挂在尖牙远中侧的主弓丝上。

　　这个病例因下颌尖牙、第二前磨牙明显倾斜,为防止正轴簧的力量不使弓丝变形,使用了2根弓丝(0.016英寸和0.014英寸澳丝)。

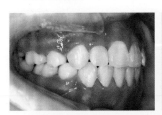 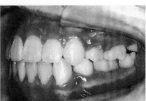 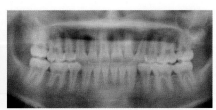

　　正轴簧的治疗效果使上下颌左右侧尖牙、前磨牙被直立,所有的牙根基本平行。

　　但不用正轴簧牙齿也有可能被直立。

▶ 病例 2

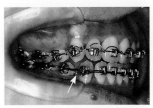

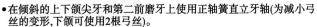

●上颌使用控根辅弓,改善舌向倾斜的上颌切牙牙轴。

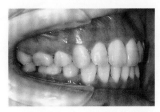

●在倾斜的上下颌尖牙和第二前磨牙上使用正轴簧直立牙轴(为减小弓丝的变形,下颌可使用2根弓丝)。

●上颌切牙、上下颌尖牙、前磨牙牙轴得到改善,建立了良好的咬合形态。

➡ 参照问题8-病例2

# 9

- 建立鼻呼吸功能和正常的吞咽方式
- 增强咬合力
- 磨牙的直立、压低
- 降低磨牙区咬合高度
- 上牙列向近中移动
- 下牙列向远中移动

# Ⅲ类开𬌗病例如何治疗?

多数Ⅲ类开𬌗病例的上颌磨牙向远中倾斜、下颌磨牙向近中倾斜,使Ⅲ类关系逐渐加重,加之口呼吸、异常吞咽方式等原因,患者咬合力通常较弱(咬肌功能低下)从而造成磨牙区垂直距离增加。

因此,矫治器矫治主要是直立、压低上下颌磨牙,降低磨牙区咬合高度,使上牙列向近中移动、下牙列向远中移动,从而改善上下颌骨间和牙弓间咬合关系。

此外,另一个治疗要点是通过肌功能训练建立鼻呼吸功能和正常的吞咽方式(图1)。

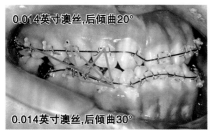
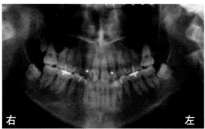
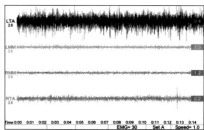

矫治开始时(17岁3个月)

矫治开始阶段,上颌使用可摘式螺旋扩弓矫治器,上下颌采用带有后倾曲的澳丝,同时上下颌侧切牙、尖牙、前磨牙区使用三角形牵引,配合舌体上抬训练及咀嚼功能训练。

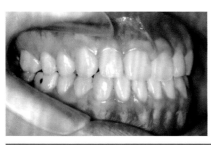
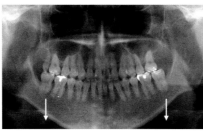
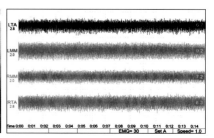

矫治结束后6年7个月(26岁3个月)

由于咬肌、颞肌功能增加,下颌左右第一恒磨牙直立、压低(箭头处),建立了良好的前牙覆𬌗、覆盖关系,尖牙、磨牙关系达到中性且尖窝关系紧密,获得了稳定的咬合关系。

➡ 参照病例1

图1　Ⅲ类开𬌗病例的治疗要点

## 病例 1

# 上颌发育不足、下颌发育过度伴上下前牙明显舌倾的Ⅲ类开𬌗病例(非拔牙矫治)

### 通过直立、压低下颌磨牙,成功矫正完全近中的Ⅲ类咬合关系

**患者:**17岁2个月,女性。

**主诉:**兜齿、发音不清,下颌骨过长影响自信。

**初诊检查:**完全近中关系伴开𬌗(上颌发育不足,下颌发育过度),上颌右侧第二恒磨牙过小畸形,上颌左侧第二恒磨牙先天缺失,口呼吸、异常吞咽,下颌前突,口角下垂,不悦表情。

**治疗计划:**

1. 改善牙弓、牙槽弓形态,为舌体运动提供充足的固有口腔空间,以利于舌体上抬。

2. 包括第二恒磨牙在内的全部牙齿排列于 PM 线前方的牙槽骨松质骨内。

3. 直立上颌磨牙,使上牙列向近中移动。直立、压低下颌磨牙,降低磨牙区咬合高度,使下牙列向远中移动,以改善咬合关系。

4. 建立尖牙、磨牙区尖窝紧密咬合的中性关系,使咬合力的方向趋于垂直,改善咬合状态。

5. 通过舌体上抬训练松弛舌骨下肌群,使呼吸道打开,建立鼻呼吸功能和正常的吞咽方式。

6. 增加咬肌、颞肌功能,纠正左右侧肌力不平衡,增强咬合力以降低磨牙区咬合高度。

**矫治器治疗:**上颌戴入可摘式螺旋扩弓矫治器,同时上下颌戴入固定矫治器(弯制带后倾曲的澳丝,配合短Ⅲ类牵引和三角形牵引)。

**功能治疗:**舌体上抬训练和咀嚼功能训练。

**拔牙部位:**非拔牙矫治。

**治疗结果:**建立了鼻呼吸功能和正常的吞咽方式。咬肌、颞肌功能得到增强,纠正了两侧肌功能的不协调。

降低了垂直咬合高度,重建𬌗平面,上下颌第一恒磨牙牙长轴、咬合力方向均与𬌗平面垂直,建立了磨牙支持的咬合状态。

尖牙、磨牙均为中性关系,磨牙区尖窝咬合关系紧密。

获得了协调美观的软组织侧貌。

牙周组织健康,矫治结束后6年咬合关系依然稳定。

**治疗时间:**30个月。

**总结:**此病例为尖牙、磨牙均为完全近中关系的疑难病例,在后倾曲及颌间牵引的作用下,下颌磨牙得到充分的直立、压低,通过非手术治疗较好地改善了咬合关系。

# 初诊时（17岁2个月）

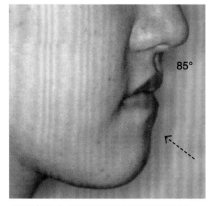

下面高较大，颏唇沟浅，口唇侧貌不协调。

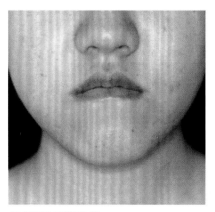

口角下垂，不悦表情。

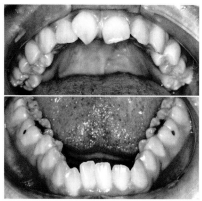

上牙弓狭窄，舌体肥大，下颌前牙与后牙均舌倾。

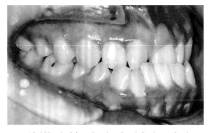

上下颌前牙舌倾，尖牙、磨牙完全近中𬌗关系。

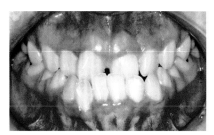

上颌左侧磨牙咬合不拢，下颌稍右偏。

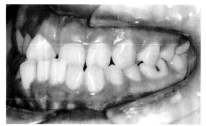

左侧上下颌尖牙、磨牙完全近中𬌗关系，下颌前牙区牙槽骨较薄，注意防止发生骨开窗和骨开裂。

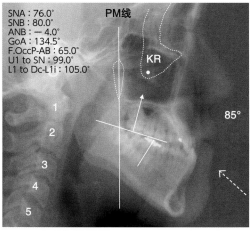

SNA : 76.0°
SNB : 80.0°
ANB : − 4.0°
GoA : 134.5°
F.OccP-AB : 65.0°
U1 to SN : 99.0°
L1 to Dc-L1i : 105.0°

PM线

KR

85°

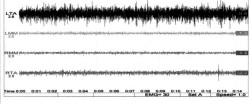

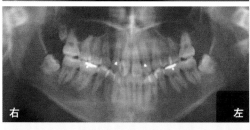

右　　　左

**头颅侧位片所见**
- 由于舌骨水平向接近PM线，舌骨上肌群较松弛，从而造成下颌发育过度、上颌发育不足(SNA : 76.0°,SNB : 80.0°,ANB : −4.0°)。
- 舌骨垂直向位于第四颈椎下方，舌骨下肌群紧张，导致舌骨、舌、会厌下移，造成呼吸道狭窄从而诱发口呼吸和异常吞咽。其结果造成咬合力(咬肌功能)低下，形成高角Ⅲ类骨面型。
- 由于闭唇时上下唇能勉强闭合，出现较浅的颏唇沟形态。
- 上颌第一恒磨牙长轴相对于咬合平面略呈远中倾斜，下颌磨牙近中倾斜，容易形成咬合力较为分散的咬合状态。
- 下颌第二恒磨牙位于PM线前方。

**全口曲面断层片所见**
- 上颌右侧第二恒磨牙过小畸形，上颌左侧第二恒磨牙先天缺失。
- 下颌双侧埋伏智齿。

**肌电图(EMG)所见**
- 左右咬肌、右侧颞肌肌力明显低下。
- 左侧颞肌活力较大出现咬合干扰。

1-1　初诊时口唇像、口内像、头颅侧位片、全口曲面断层片和肌电图

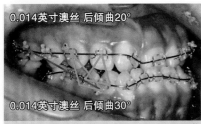
0.014英寸澳丝 后倾曲20°
0.014英寸澳丝 后倾曲30°

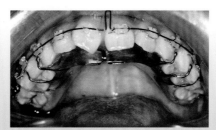

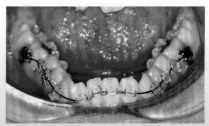

**主动矫治开始时(17岁2个月)**　上颌使用可摘式螺旋扩弓矫治器,弯制带有后倾曲的澳丝,配合短Ⅲ类和三角形牵引(侧切牙粘接舌侧扣),指导患者进行舌体上抬训练和咀嚼功能训练。

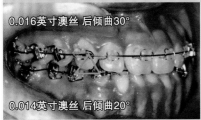
0.016英寸澳丝 后倾曲30°
0.014英寸澳丝 后倾曲20°

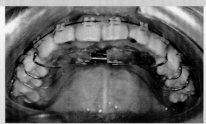

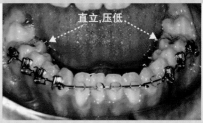
直立,压低

**矫治开始后7个月(17岁9个月)**　尖牙已改善为Ⅰ类咬合关系,上下牙弓、牙槽弓形态改善,下颌磨牙直立、压低。

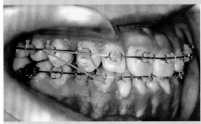

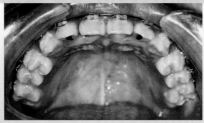

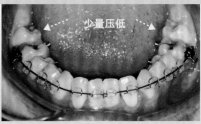
少量压低

**矫治开始后11个月(18岁1个月)**　舌体获得充足的固有口腔空间,建立了鼻呼吸功能和正常的吞咽方式,由于咬合力得到增强,下颌第二恒磨牙被轻微压低。

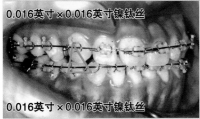
0.016英寸×0.016英寸镍钛丝
0.016英寸×0.016英寸镍钛丝

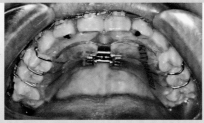

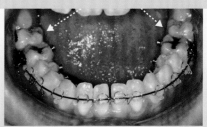

**矫治开始后21个月(18岁11个月)**　排齐阶段对下颌第二恒磨牙继续进行压低,但效果不理想(箭头处),此时剪断弓丝试图利用咬合力进行压低。

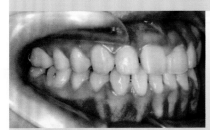

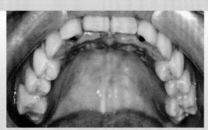

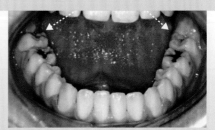

**治疗结束时(19岁8个月)**　由于保留了两侧下颌智齿,下颌左右第二恒磨牙压低效果并不理想(箭头处)。

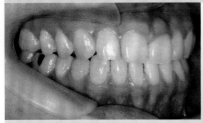

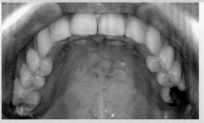

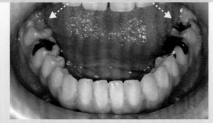

**治疗结束后6年7个月(26岁3个月)**　拔除下颌智齿,由于咬合力的增强,双侧下颌第二恒磨牙高度与邻牙基本相同(箭头处)。

**1-2　矫治开始至结束6年7个月的口内像、全口曲面断层片和肌电图**

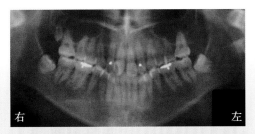

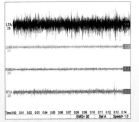

**矫治阶段的治疗目标**

改善上颌牙弓、牙槽弓形态，建立鼻呼吸功能和正常的吞咽方式，直立、压低上下颌磨牙，降低磨牙区垂直咬合高度，改善上下颌切牙轴倾度和前牙覆盖，平衡左右侧咬肌强度。

**方法**

上下颌戴入固定矫治器(使用带后倾曲的澳丝：0.014英寸，排齐后更换为0.016英寸，配合短Ⅲ类牵引，同时上下颌侧切牙、尖牙、前磨牙区进行三角形牵引)，进行舌体上抬训练和咀嚼功能训练。

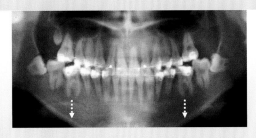

右　左

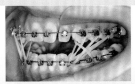

三角形牵引是从上颌尖牙舌侧扣至下颌尖牙、前磨牙颊侧牵引钩。短三类牵引为上颌第二前磨牙至下颌尖牙。

**矫治7个月后效果**

上颌牙弓、牙槽弓形态得到改善，下颌磨牙被直立、压低(箭头处)，垂直咬合高度降低，前牙覆盖得到改善，尖牙关系调整为Ⅰ类。

**下一步的治疗目标**

建立磨牙区紧密的咬合关系，下颌第二恒磨牙被压低。

**方法**

使用带后倾曲的0.016英寸澳丝(上颌20°，下颌30°)，配合短Ⅲ类和三角形牵引(见左图)，使用正轴簧改善近中倾斜的前磨牙，进行舌体上抬训练和咀嚼功能训练。

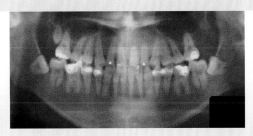

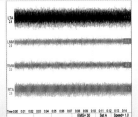

**矫治11个月后效果**

舌体变小，固有口腔空间充足，建立了鼻呼吸功能和正常的吞咽方式，咬肌和颞肌功能活动增强(咬合力增加)。

**下一步的治疗目标**

使下颌第二恒磨牙高度与邻牙相同，建立紧密的尖窝咬合关系。

**方法**

下颌第二恒磨牙粘接颊面管，使用0.016英寸×0.016英寸镍钛方丝，尖牙区、前磨牙区进行三角形牵引，指导患者进行舌体上抬训练和咀嚼功能训练。

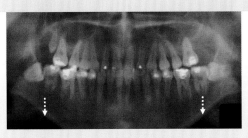

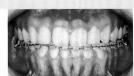

**矫治开始后26个月**

形成良好的咬合关系后，去除上颌固定矫治器，观察1个月确定咬合稳定后，再去除下颌矫治器。

**矫治21个月后效果**

建立了良好的前牙覆盖关系，尖牙、磨牙为Ⅲ类关系，下颌右侧第二恒磨牙压低不够(由于智齿影响)。

**下一步的治疗目标**

进一步压低下颌第二恒磨牙，建立紧密的咬合关系。

**方法**

拔除下颌智齿，上颌戴用可摘式螺旋扩弓矫治器，下颌使用0.016英寸×0.016英寸镍钛方丝，尖牙区、前磨牙区进行三角形牵引，指导患者进行舌体上抬训练和咀嚼功能训练。

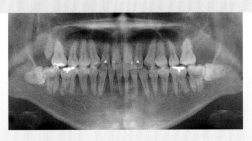

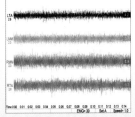

**矫治结束时效果**

上下颌尖牙、磨牙区咬合紧密，前牙覆盖正常，拔除下颌智齿，治疗结束。矫治周期30个月。

**下一步的治疗**

拔除下颌智齿，继续进行舌体上抬训练，咀嚼功能训练以压低下颌第二恒磨牙。

**保持**

白天戴用可摘式保持器，夜间戴用正位器，保持2年以上。

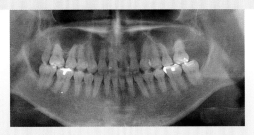

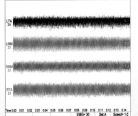

**治疗结束后6年7个月所见**

咬肌、颞肌功能进一步增强，左右侧基本一致。上下颌第二恒磨牙高度与邻牙基本相同，咬合关系良好，牙周组织健康。

Ⅲ类开𬌗病例如何治疗?

| 初诊时(17岁2个月) | 治疗结束时(19岁8个月) | 矫治后6年7个月(26岁3个月) |
|---|---|---|

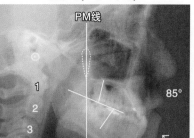
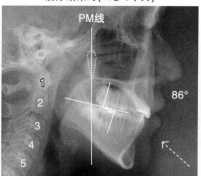
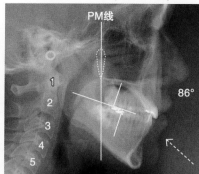

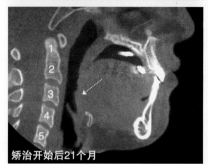
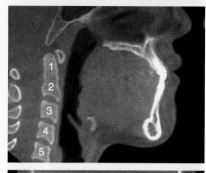

矫治开始后21个月

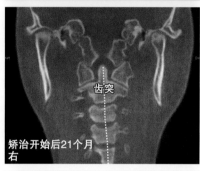
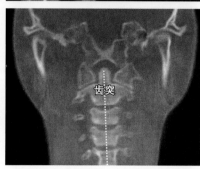
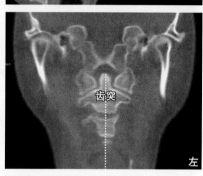

矫治开始后21个月
右

齿突　　齿突　　齿突

左

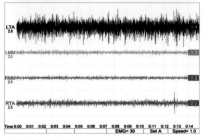

**头颅侧位片所见**
- 颏唇沟较浅的口唇侧貌。
- 舌骨向前下方移位导致呼吸道狭窄。
- 上颌第一恒磨牙长轴相对于𬌗平面向远中倾斜,下颌第一恒磨牙牙长轴向近中倾斜,咬合力呈分散的状态。

**CT(矢状位)所见**
- 会厌软骨上部肿大(箭头处),舌体靠下,会厌位置低,造成呼吸道狭窄,诱发口呼吸,异常吞咽。

**CT(冠状位curved MPR)所见**
- 颈椎稍向左侧弯曲,髁突左右稍显不对称。

**肌电图所见**
- 左右咬肌,右侧颞肌肌力低下。

**头颅侧位片所见**
- 形成良好的口唇侧貌。
- 舌骨水平向、垂直向位置令人满意。
- 上下颌第一恒磨牙牙轴垂直于𬌗平面,咬合力与𬌗平面垂直。

**CT(矢状位)所见**
- 会厌软骨上部肿大减少(箭头),舌骨下肌群有所松弛,舌骨、舌体、会厌上抬,呼吸道打开,获得鼻呼吸和正常的吞咽方式。

**CT(冠状位curved MPR)所见**
- 颈椎的弯曲有所改善,两侧髁突基本对称。

**肌电图所见**
- 咬肌、颞肌功能增加(咬合力加大)。
- 咬合的改善使得牙尖干扰解除,左侧颞肌肌力有所缓和。

**头颅侧位片所见**
- 协调、美观的口唇侧貌。良好的颌骨间、牙弓间矢状关系,稳定的咬合状态。

**CT(矢状位)所见**
- 呼吸道打开,鼻呼吸功能、吞咽方式正常。

**CT(冠状位curved MPR)所见**
- 颈椎的弯曲和髁突的不对称改善明显,由此可知下颌运动状态良好。

**肌电图所见**
- 咬肌、颞肌功能增强(咬合力增强)。

1-3　初诊至治疗后 6 年 7 个月的头颅侧位片,CT(矢状位、冠状位)图像和肌电图

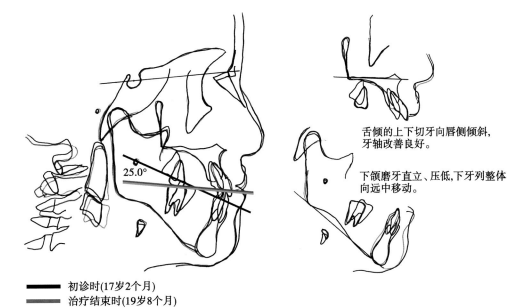

舌倾的上下切牙向唇侧倾斜, 牙轴改善良好。

下颌磨牙直立、压低,下牙列整体向远中移动。

25.0°

— 初诊时(17岁2个月)
— 治疗结束时(19岁8个月)
— 治疗结束后6年7个月(26岁3个月)

| | 初诊时<br>(17岁2个月) | 治疗结束时<br>(19岁8个月) | 治疗结束后6年7个月<br>(26岁3个月) | 初诊时至治疗后<br>6年7个月的变化 |
|---|---|---|---|---|
| SNA | 76.0° | 77.0° | 77.0° | +1.0° |
| SNB | 80.0° | 77.0° | 76.5° | −3.5° |
| ANB | −4.0° | 0.0° | 0.5° | +4.5° |
| GoA | 134.5° | 131.5° | 131.0° | −3.5° |
| F.Occp-AB | 65.0° | 90.0° | 90.0° | +25.0° |
| U1 to SN | 99.0° | 110.0° | 108.0° | +9.0° |
| L1 to Dc-L1i | 105.0° | 100.0° | 99.0° | −6.0° |

1-4 初诊至治疗后 6 年 7 个月的头影测量及重叠分析结果 (以 S 点为原点的 SN 平面重叠, 以 ANS 为原点的腭平面重叠, 以 Me 为原点的下颌平面重叠)

## 病例 2

## 上颌发育不足、完全近中关系的成人开𬌗病例（非拔牙矫治）

患者配合较好，15 个月结束矫治。

患者：19 岁 8 个月，女性。

主诉：兜齿，发音不清。

初诊检查：磨牙关系完全近中，开𬌗（上颌发育不足），口呼吸，吞咽异常，上下牙弓及牙槽弓狭窄。

矫治计划：上颌戴用可摘式螺旋扩弓矫治器，上下颌戴用固定矫治器（使用带后倾曲的澳丝），配合短Ⅲ类牵引，尖牙、前磨牙区三角形牵引。

肌功能训练：舌体上抬训练、咀嚼功能训练、唇肌功能训练。

治疗结果：建立了鼻呼吸功能和正常的吞咽方式，改善了两侧咬肌、颞肌功能的不对称。尖牙、磨牙达到中性关系，建立了紧密的尖窝咬合关系。降低了磨牙区垂直咬合高度，重建了𬌗平面，上下颌第一恒磨牙牙长轴、咬合力方向均与𬌗平面垂直，第二恒磨牙均位于 PM 线前方，软组织侧貌改善良好，牙周组织健康。

治疗时间：15 个月。

术者总结：由于患者配合较好，缩短了治疗时间。

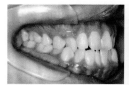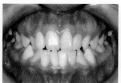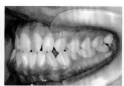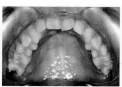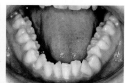

初诊时(19岁8个月)　尖牙、磨牙为完全近中关系，上、下颌磨牙舌倾，牙弓及牙槽弓狭窄。

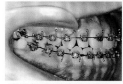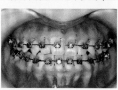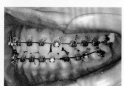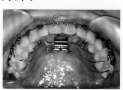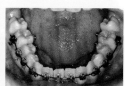

矫治开始8个月(20岁4个月)　配合短Ⅲ类牵引，尖牙、前磨牙区进行三角形牵引，直立、压低下颌磨牙，前牙覆盖得到改善，上颌使用可摘式螺旋扩弓矫治器改善牙弓、牙槽弓形态。

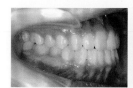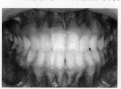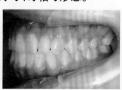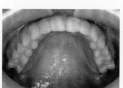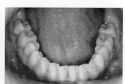

矫治结束时(20岁11个月)　上下颌尖牙、磨牙均为中性关系。

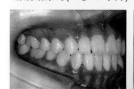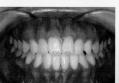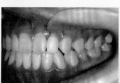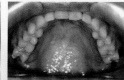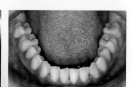

术后2年3个月(23岁2个月)　咬合关系稳定，牙周组织健康。

2-1　初诊时至矫治结束后 2 年 3 个月的口内像

初诊时(19岁8个月)　　　　治疗结束时(20岁11个月)　　　治疗结束2年3个月(23岁2个月)

初诊时(19岁8个月)

矫治结束时(20岁11个月)

治疗结束2年3个月(23岁2个月)

上颌磨牙直立,
上牙列向近中移动。

下颌磨牙直立,压低,
下牙列向远中移动。

|  | 初诊时 | 主动治疗结束时 | 治疗结束2年3个月 | 初诊至治疗结束2年3个月的变化 |
|---|---|---|---|---|
| SNA | 76.0° | 76.5° | 76.5° | +0.5° |
| SNB | 78.0° | 75.5° | 75.0° | -3.0° |
| ANB | -2.0° | 1.0° | 1.5° | +3.5° |
| GoA | 126.0° | 126.0° | 123.0° | -3.0° |
| F.Occp-AB | 70.0° | 87.0° | 90.0° | +20.0° |
| U1 to SN | 95.0° | 100.0° | 102.0° | +7.0° |
| L1 to Dc-L1i | 99.0° | 98.0° | 93.0° | -6.0° |

2-2　初诊至治疗后2年3个月的头颅侧位片、CT(冠状位,近远中向斜位 oblique)图像,肌电图以及头影测量及重叠分析结果

## 病例 **3**

（术者:荒井志保）

# 下颌发育过度、Ⅲ类开𬌗伴舌体肥大的成人病例(非拔牙矫治)

诊断为需要外科手术的完全近中错𬌗病例,采取非拔牙矫治7个月改善为Ⅰ类咬合关系

**患者:**18岁9个月,男性。

**主诉:**下颌前突,发音不清,左侧关节区不适。

**初诊检查:**磨牙关系完全近中,开𬌗(下颌发育过度),舌系带短小,舌体肥大,口呼吸,吞咽异常,面下1/3过长、颏唇沟过浅的软组织侧貌。

**矫治器治疗:**上颌戴用可摘式螺旋扩弓矫治器,上下颌戴入固定矫治器(使用末端带后倾曲的澳丝,矫治开始时使用0.014英寸澳丝,排齐后用0.016英寸镍钛丝),配合短Ⅲ类牵引,切牙、尖牙和前磨牙区进行三角形牵引,下颌使用正轴簧。

**功能治疗:**舌体上抬训练,使用口香糖进行咀嚼功能训练以及唇肌功能训练。

**其他:**舌系带成形术。

**矫治时间:**34个月。

**治疗结果:**经过矫治器治疗,建立了鼻呼吸功能及正常的吞咽方式,咬合力亦有所增强(咬肌、颞肌功能增强),下颌磨牙直立、压低,降低了磨牙垂直咬合高度,上牙列向近中移动,下牙列向远中移动,同时下颌骨顺时针旋转,改善了咬合关系,建立了上下颌牙齿紧密的咬合关系。

**讨论:**此病例虽然被诊断为手术病例,但是经过单纯的正畸矫治,在治疗后12年依然保持稳定紧密的尖窝咬合关系。

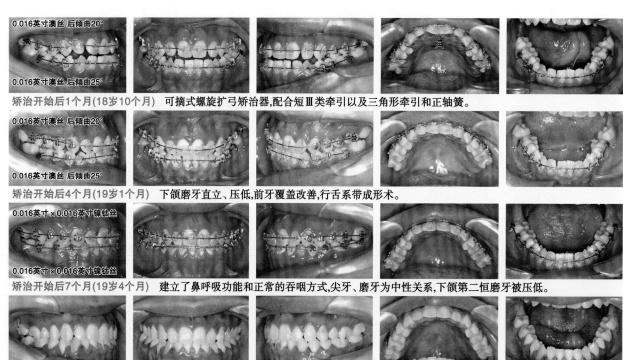

0.016英寸澳丝 后倾曲20°
0.016英寸澳丝 后倾曲25°

矫治开始后1个月(18岁10个月) 可摘式螺旋扩弓矫治器,配合短Ⅲ类牵引以及三角形牵引和正轴簧。

0.016英寸澳丝 后倾曲20°
0.016英寸澳丝 后倾曲25°

矫治开始后4个月(19岁1个月) 下颌磨牙直立、压低,前牙覆盖改善,行舌系带成形术。

0.016英寸×0.016英寸镍钛丝
0.016英寸×0.016英寸镍钛丝

矫治开始后7个月(19岁4个月) 建立了鼻呼吸功能和正常的吞咽方式,尖牙、磨牙为中性关系,下颌第二恒磨牙被压低。

治疗结束时(21岁7个月) 咬合关系更加紧密,17萌出不足致47伸长。

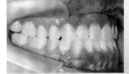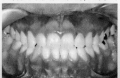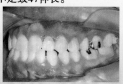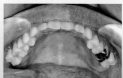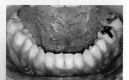

治疗结束12年0个月后 咬合、牙弓形态稳定,牙周组织健康,可见龋齿充填。

3-1 初诊时至矫治结束后12年0个月的口内像

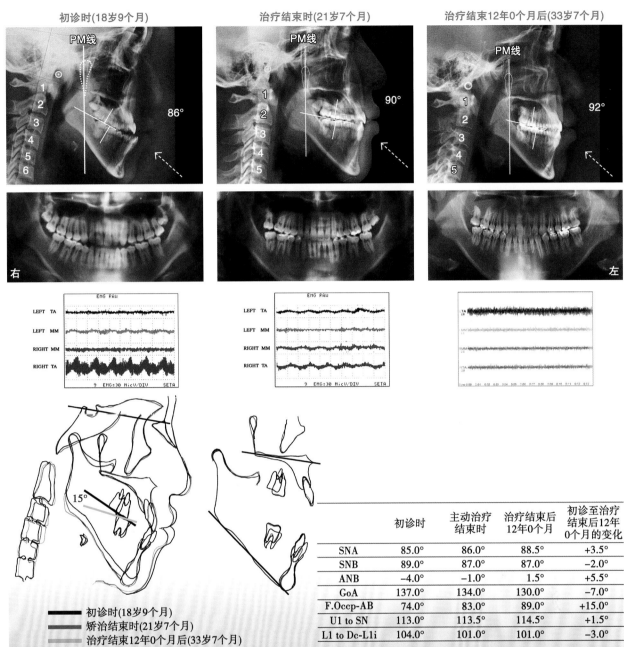

初诊时(18岁9个月) 治疗结束时(21岁7个月) 治疗结束12年0个月后(33岁7个月)

|  | 初诊时 | 主动治疗<br>结束时 | 治疗结束后<br>12年0个月 | 初诊至治疗<br>结束后12年<br>0个月的变化 |
|---|---|---|---|---|
| SNA | 85.0° | 86.0° | 88.5° | +3.5° |
| SNB | 89.0° | 87.0° | 87.0° | −2.0° |
| ANB | −4.0° | −1.0° | 1.5° | +5.5° |
| GoA | 137.0° | 134.0° | 130.0° | −7.0° |
| F.Occp-AB | 74.0° | 83.0° | 89.0° | +15.0° |
| U1 to SN | 113.0° | 113.5° | 114.5° | +1.5° |
| L1 to Dc-L1i | 104.0° | 101.0° | 101.0° | −3.0° |

— 初诊时(18岁9个月)
— 矫治结束时(21岁7个月)
— 治疗结束12年0个月后(33岁7个月)

3-2 初诊时至治疗后 12 年 0 个月的头颅侧位片、全口曲面断层片、肌电图和头影测量及重叠分析结果

治疗后4年0个月(25岁7个月) 治疗后12年0个月(33岁7个月)

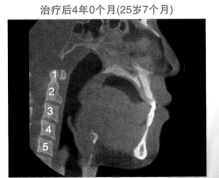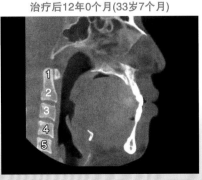

3-3 治疗后 4 年 0 个月和治疗后 12 年 0 个月的 CT(矢状位)图像

113

## 病例 4

# 舌系带过短、下颌发育过度的Ⅲ类开𬌗成人病例（非拔牙矫治）

患者：19 岁 11 个月，女性。

主诉：兜齿，发音不清。

初诊检查：Ⅲ类开𬌗（下颌发育过度），口呼吸，异常吞咽，上颌牙弓、牙槽弓狭窄，舌系带短小。

矫治器治疗：上颌使用可摘式螺旋扩弓矫治器，上、下颌戴入固定矫治器（使用端带后倾曲的澳丝），配合短
　　　　　　Ⅲ类牵引，尖牙、前磨牙区进行三角形牵引。

功能治疗：舌体上抬训练、咀嚼功能训练及唇肌功能训练。

治疗结果：建立鼻呼吸功能和正常的吞咽方式，两侧咬肌、颞肌肌力不对称得到纠正。降低了磨牙区垂直
　　　　　　咬合高度，重建𬌗平面，上下颌第一恒磨牙牙轴和咬合力均与𬌗平面垂直。第二恒磨牙均位于
　　　　　　PM 线前方，尖牙、磨牙达到中性关系，尖牙、磨牙区尖窝咬合关系紧密，正面观良好，软组织侧貌
　　　　　　亦有所改善，牙周组织健康。

治疗时间：24 个月。

讨论：上颌窦底与牙根关系十分重要。此病例由于上颌窦底较低导致左右第一恒磨牙和第二前磨牙牙根
　　　　弯曲（见下页）。因此此病例牙根弯曲未能改善。

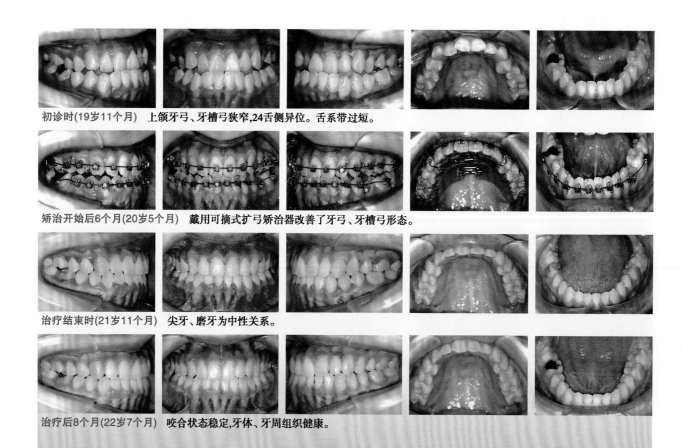

初诊时(19岁11个月)　上颌牙弓、牙槽弓狭窄,24舌侧异位。舌系带过短。

矫治开始后6个月(20岁5个月)　戴用可摘式扩弓矫治器改善了牙弓、牙槽弓形态。

治疗结束时(21岁11个月)　尖牙、磨牙为中性关系。

治疗后8个月(22岁7个月)　咬合状态稳定,牙体、牙周组织健康。

4-1　初诊时至治疗后 8 个月的口内像

初诊时(19岁11个月) 治疗结束时(21岁1个月) 治疗后8个月(22岁7个月)

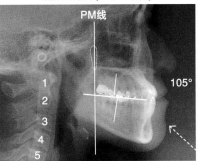
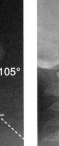
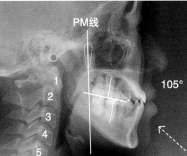

PM线 PM线 PM线

106° 105° 105°

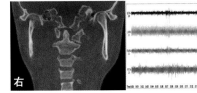
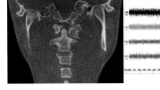
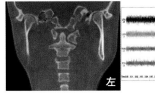

右 左

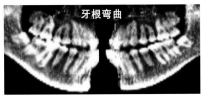
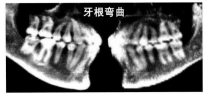
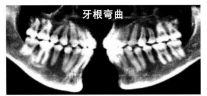

牙根弯曲 牙根弯曲 牙根弯曲

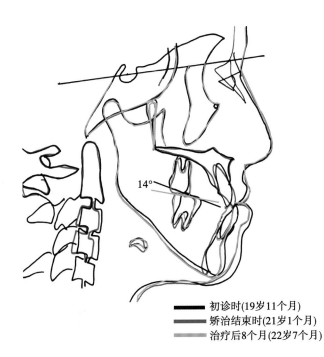

14°

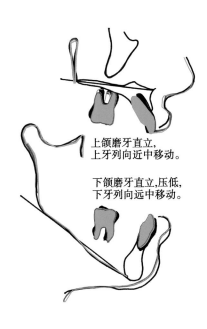

上颌磨牙直立,
上牙列向近中移动。

下颌磨牙直立,压低,
下牙列向远中移动。

■ 初诊时(19岁11个月)
■ 矫治结束时(21岁1个月)
■ 治疗后8个月(22岁7个月)

| | 初诊时 | 主动治疗结束时 | 治疗结束后8个月 | 初诊至矫治结束8个月的变化 |
|---|---|---|---|---|
| SNA | 79.0° | 81.0° | 81.0° | +2.0° |
| SNB | 82.0° | 80.0° | 80.0° | -2.0° |
| ANB | -3.0° | 1.0° | 1.0° | +4.0° |
| GoA | 138.0° | 137.0° | 137.0° | -1.0° |
| F.Occp-AB | 72.0° | 86.0° | 86.0° | +14.0° |
| U1 to SN | 96.0° | 102.0° | 102.5° | +6.5° |
| L1 to Dc-L1i | 100.0° | 96.0° | 96.0° | -4.0° |

4-2 初诊至矫治结束后8个月的头颅侧位片、CT(冠状位,近远中向斜位)图像、肌电图和头影测量及重叠分析结果

## 病例 5

# 两侧颈部肌肉功能不对称，伴舌系带过短、下颌发育过度的 Ⅲ 类开𬌗成人病例（非拔牙矫治）

患者：40 岁 7 个月，女性。

主诉：兜齿、发音不清并由此导致自卑。

初诊检查：Ⅲ类开𬌗（下颌发育过度），口呼吸、异常吞咽，上牙弓、牙槽弓狭窄，舌系带过短，左侧胸锁乳突肌紧张导致的颈椎弯曲。

矫治器治疗：上颌使用可摘式螺旋扩弓矫治器，上下颌戴入固定矫治器（使用末端带后倾曲的澳丝），配合短Ⅲ类牵引，尖牙、前磨牙区进行三角形牵引。

功能治疗：舌体上抬训练、咀嚼功能训练及唇肌功能训练。

其他：舌系带成形术。

治疗结果：获得了鼻呼吸功能及正常的吞咽方式，两侧咬肌、颞肌肌力不对称有所改善，上下颌第一恒磨牙牙长轴、咬合力均与𬌗平面垂直，第二恒磨牙均位于 PM 线前方，上下颌尖牙、磨牙达到中性关系，尖牙、磨牙区咬合紧密，软组织侧貌改善良好，但是面部的偏斜和颈椎弯曲未能改善。牙周组织健康。

治疗时间：39 个月。

讨论：由于是成年患者，颈部肌肉功能不对称未能完全纠正，上下颌中线虽然未完全对齐，但患者较为满意，表示"多年的自卑心理消失了，人也变得开朗，正畸治疗效果非常好"，患者对医生万分感激。

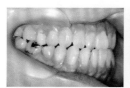 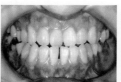 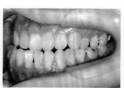 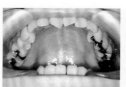 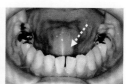

初诊时(40岁7个月)　下颌右偏、上下颌前牙切对切咬合，舌系带过短(箭头处)。

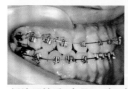 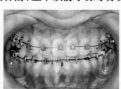 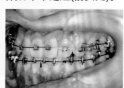 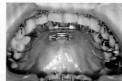 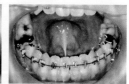

矫治开始后9个月(41岁4个月)　可摘式螺旋扩弓矫治器改善了上颌牙弓、牙槽弓形态，行舌系带成形术，指导患者开始进行舌体上抬训练。

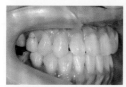 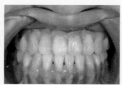 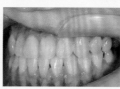 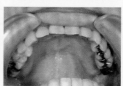 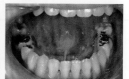

治疗结束时(43岁10个月)　上下颌尖牙、磨牙中性关系。

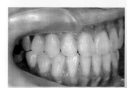 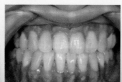 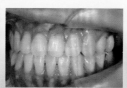 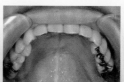 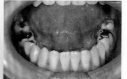

治疗后11个月44岁9个月　由于颈部肌肉功能不对称未能完全纠正，上、下颌中线未能完全对齐。牙体、牙周组织健康。

5-1　初诊至治疗结束后 11 个月的口内像

初诊时(40岁7个月)　　　　矫治结束时(43岁10个月)　　　　治疗结束后11个月(44岁9个月)

| | 初诊时 | 主动治疗结束时 | 治疗结束后11个月 | 初诊至矫治结束11个月的变化 |
|---|---|---|---|---|
| SNA | 79.0° | 79.0° | 80.0° | +1.0° |
| SNB | 86.0° | 84.5° | 84.0° | −2.0° |
| ANB | −7.0° | −5.5° | −4.0° | +3.0° |
| GoA | 127.0° | 126.0° | 126.0° | −1.0° |
| F.Occp-AB | 71.0° | 80.0° | 81.0° | +10.0° |
| U1 to SN | 96.0° | 111.0° | 111.5° | +15.5° |
| L1 to Dc-L1i | 94.0° | 100.0° | 99.0° | +5.0° |

■ 初诊时(40岁7个月)
■ 矫治结束时(43岁10个月)
■ 治疗后11个月(44岁9个月)

5-2　初诊至治疗结束 11 个月牙颌面三维结构图像、头颅侧位片、CT（冠状位，近远中向斜位 oblique）图像、肌电图和头影测量及重叠分析结果

## 病例 6 （术者：荒井志保）

## 两侧颈部肌肉功能不对称、伴 23 埋伏阻生、下颌发育过度、Ⅲ类开𬌗的恒牙期病例（非拔牙）

患者：15 岁 2 个月，男性。

主诉：反𬌗，上颌左侧尖牙未萌，发音不清。

初诊检查：Ⅲ类开𬌗（下颌发育过度），右侧胸锁乳突肌、左侧斜方肌上部紧张导致颈椎右侧倾斜，口呼吸、异常吞咽，下面高过长，磨牙区浅反𬌗，上颌左侧尖牙埋伏。

矫治器治疗：上颌使用可摘式螺旋扩弓矫治器，上下颌戴入固定矫治器（使用末端带后倾曲的澳丝，矫治开始时使用 0.012 英寸澳丝，排齐后换为 0.016 英寸澳丝和 0.016 英寸×0.016 英寸镍钛丝），配合短Ⅲ类牵引和三角形牵引。

功能治疗：舌体上抬训练、咀嚼功能训练及唇肌功能训练以平衡两侧的肌肉功能。

其他：左侧上颌尖牙开窗术，牵引排入牙列。

治疗时间：13 个月。

治疗结果：通过矫治器治疗获得鼻呼吸功能和正常的吞咽方式。由于改善了两侧咬合不对称，上下颌磨牙直立、压低，上、下颌中线对齐。下牙列的远中移动使得咬合关系改善，排齐了上颌埋伏阻生的尖牙并建立了良好的咬合关系。

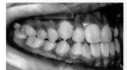 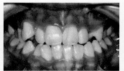 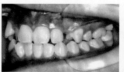 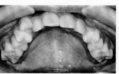 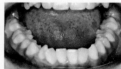

初诊时(15岁2个月)　上颌牙弓、牙槽弓狭窄，磨牙区浅反𬌗，前牙拥挤伴开𬌗，左侧上颌尖牙埋伏阻生。

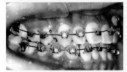 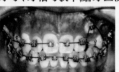 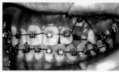 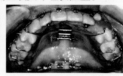 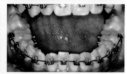

矫治开始后3个月(15岁6个月)　上颌使用可摘式螺旋扩弓矫治器，上颌左侧尖牙开窗、牵引，使用带后倾曲的0.012英寸澳丝排齐。

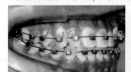 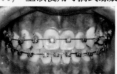 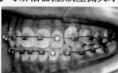 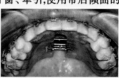 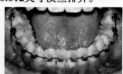

矫治开始后7个月(15岁10个月)　排齐阻生的尖牙，前牙覆盖正常，上、下颌中线一致，尖牙、磨牙为中性关系，去除扩弓矫治器。

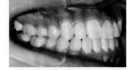 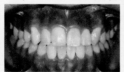 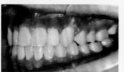 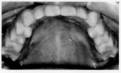 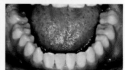

治疗结束时(16岁4个月)　尖牙、磨牙为中性关系，牙弓、牙槽弓形态得到改善。

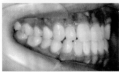 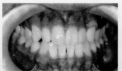 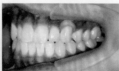 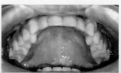 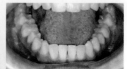

治疗后3年4个月(19岁8个月)　牙体、牙周组织健康，咬合关系稳定，但是由于颈部肌肉导致的两侧咬合力不对称并未完全纠正，因此继续进行舌体上抬训练和两侧咬合平衡训练。

6-1　初诊时至术后 3 年 4 个月的口内像

初诊时(15岁2个月)

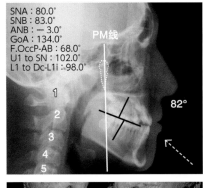

| | |
|---|---|
| SNA : 80.0° | |
| SNB : 83.0° | |
| ANB : — 3.0° | |
| GoA : 134.0° | |
| F.OccP-AB : 68.0° | |
| U1 to SN : 102.0° | |
| L1 to Dc-L1i : 98.0° | |

PM线

1
2
3
4
5

82°

治疗结束时(16岁4个月)

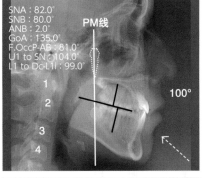

| | |
|---|---|
| SNA : 82.0° | |
| SNB : 80.0° | |
| ANB : 2.0° | |
| GoA : 135.0° | |
| F.OccP-AB : 81.0° | |
| U1 to SN : 104.0° | |
| L1 to Dc-L1i : 99.0° | |

PM线

1
2
3
4

100°

治疗结束后3年4个月(19岁8个月)

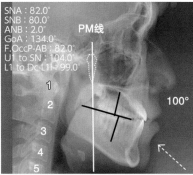

| | |
|---|---|
| SNA : 82.0° | |
| SNB : 80.0° | |
| ANB : 2.0° | |
| GoA : 134.0° | |
| F.OccP-AB : 82.0° | |
| U1 to SN : 104.0° | |
| L1 to Dc-L1i : 99.0° | |

PM线

1
2
3
4
5

100°

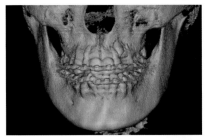
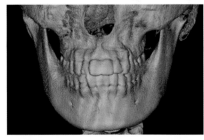
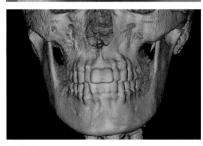

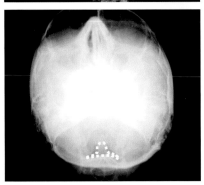
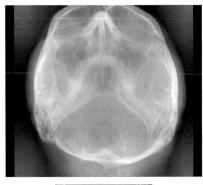
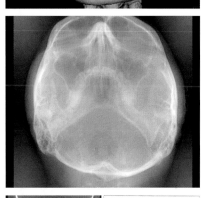

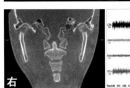
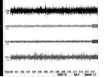

右

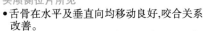

左

**头颅侧位片所见**
- 舌骨水平向与PM线接近,垂直向稍微靠下。
- 上下颌第一恒磨牙牙长轴倾斜,咬合关系不稳定。
- 下颌第二恒磨牙经评估认为可排列至PM线前方。

**牙颌面三维结构图像所见**
- 颅骨、颈椎右侧偏斜。

**CT(轴位)所见**
- 颅骨向左后方倾斜。

**CT(冠状位)所见**
- 齿突、颈椎向右侧倾斜。

**肌电图所见**
- 咬肌功能低,左右颞肌肌力不对称。

**头颅侧位片所见**
- 舌骨在水平及垂直向均移动良好,咬合关系改善。
- 上下颌第一恒磨牙牙长轴与咬合平面垂直,咬合关系改善。
- 下颌第二恒磨牙排列至PM线前方。

**牙颌面三维结构图像所见**
- 颅骨、颈椎右侧偏斜。

**CT(轴位)所见**
- 颅骨向左后方倾斜。

**CT(冠状位)所见**
- 齿突、颈椎向右侧倾斜,左侧髁突较大,左侧下颌升支短小、左右不对称。

**头颅侧位片所见**
- 舌骨位置良好,维持良好的颌间关系及咬合关系。
- 上下颌第一恒磨牙牙长轴与咬合平面垂直,形成了磨牙支持的稳定咬合关系。
- 下颌第二恒磨牙位于PM线前方。

**牙颌面三维结构图像所见**
- 颅骨、颈椎的偏斜未能纠正。

**CT(轴位)所见**
- 颅骨向左后方倾斜。

**CT(冠状位)所见**
- 齿突、颈椎的偏斜有所减轻。
- 髁突、下颌升支的不对称有所减轻。

**肌电图所见**
- 咬肌功能增强,两侧颞肌肌力不对称仍存在。

6-2　初诊时至矫治后3年4个月的头颅侧位片、牙颌面三维结构图像、CT(轴位、冠状位)图像和肌电图

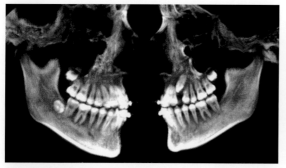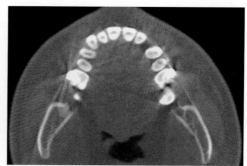

**矫治开始时(15岁3个月)**
上颌左侧尖牙埋伏,牙根发育未完成,上颌第一恒磨牙相对于咬合平面向远中倾斜,下颌第一恒磨牙向近中倾斜,咬合力呈分散的咬合状态。

上颌左侧尖牙埋伏阻生,萌出空间不足。

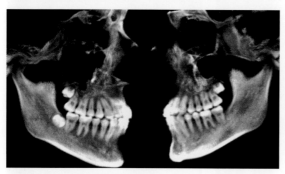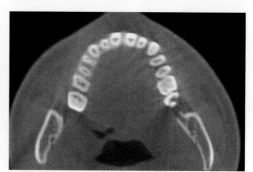

**治疗结束时(16岁4个月)**
上颌左侧埋伏阻生尖牙排入牙列,牙根形成,尖牙、磨牙为中性关系,上下颌第一恒磨牙牙长轴、咬合力方向均与咬合平面垂直,建立了后牙支持的咬合状态。

稳定的牙弓、牙槽弓形态,上颌左侧埋伏阻生尖牙排入牙弓。

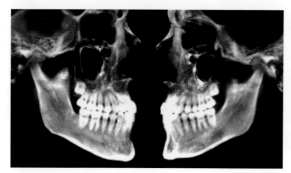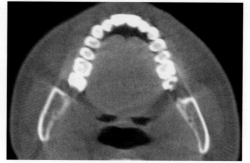

**治疗后3年4个月19岁8个月**
上颌左侧尖牙无异常、牙根与邻牙平行,咬合力方向垂直于咬合平面。

稳定的牙弓、牙槽弓形态,所有牙齿都排列在牙槽骨内。

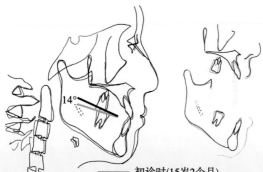

—— 初诊时(15岁2个月)
—— 矫治结束时(16岁4个月)
—— 治疗后3年4个月(19岁8个月)

| | 初诊时 | 主动治疗结束时 | 治疗结束后3年4个月 | 初诊至治疗结束3年4个月的变化 |
|---|---|---|---|---|
| SNA | 80.0° | 82.0° | 82.0° | +2.0° |
| SNB | 83.0° | 80.0° | 80.0° | −3.0° |
| ANB | −3.0° | 2.0° | 2.0° | +5.0° |
| GoA | 134.0° | 135.0° | 134.0° | 0° |
| F.Occp-AB | 68.0° | 81.0° | 82.0° | +14.0° |
| U1 to SN | 102.0° | 104.0° | 104.5° | +2.5° |
| L1 to Dc-L1i | 98.0° | 99.0° | 99.0° | +1.0° |

**6-3** 初诊至治疗结束3年4个月CT(近远中向斜位、轴位)图像、头影测量及重叠分析结果

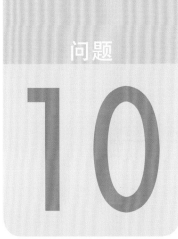

## 问题

# 10

关键词
................................
- 降低咬合力
- 直立磨牙
- 增加磨牙区咬合高度
- 上牙弓向远中移动
- 下牙弓向近中移动

# Ⅱ类深覆𬌗病例
# 如何治疗？

　　大多数Ⅱ类深覆𬌗病例的上颌磨牙向近中腭侧倾斜,因而更加重了Ⅱ类咬合关系,由于咬合力过大(咬肌功能活动过强),使磨牙垂直咬合高度降低,导致颏唇沟较深。

　　因此,矫治器治疗目的在于直立上、下颌磨牙,增加磨牙区的垂直咬合高度,使上颌牙弓向远中移动、下颌牙弓向近中移动,从而改善颌骨间关系及咬合关系。

　　另外,降低咬合力的肌功能训练亦为治疗要点(图1)。

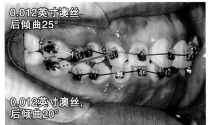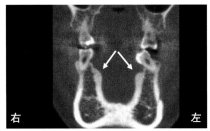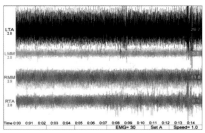

**矫治开始时27岁9个月**

咬合力过强导致下颌前磨牙区舌侧牙槽骨形成隆凸(箭头处),上、下磨牙向近中舌侧倾斜,磨牙垂直咬合高度较低,导致牙弓和牙槽弓狭窄。上颌戴入可摘式螺旋扩弓器,下颌使用末端带后倾曲的澳丝。配合舌体上抬训练和开闭口训练降低咬合力,通过舌侧扣配合长Ⅱ类牵引,以增加磨牙区垂直咬合高度。

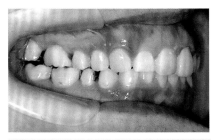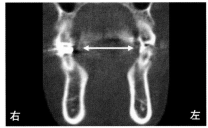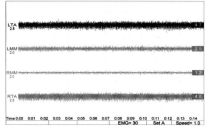

**矫治结束后2年4个月(33岁1个月)**

由于咬合力的降低,轻松实现了磨牙向远中颊侧直立,磨牙区垂直咬合高度增加,同时上颌牙弓形态有所改善、牙列向远中移动,使得前牙覆盖得以改善并保持稳定。

➡ 参照病例1

图1　Ⅱ类深覆𬌗病例的治疗要点

## 病例 1

# 下颌后缩伴露龈微笑的成人Ⅱ类深覆𬌗病例（非拔牙矫治）

### 降低咬肌、颞肌的功能活动，以增加垂直咬合高度、改善咬合关系

**患者：**27 岁 9 个月，女性。

**主诉：**牙龈暴露，龅牙（由其他正畸医生介绍而来）。

**初诊检查：**Ⅱ类深覆盖病例（下颌后缩）。露龈微笑明显。由于咬合力过大，导致上下颌磨牙明显舌侧倾斜，牙弓、牙槽弓狭窄。磨牙区垂直咬合高度较低，前牙深覆𬌗。

**治疗计划：**降低咬合力，增加磨牙区垂直咬合高度，改善前牙深覆𬌗，调整上下颌牙弓、牙槽弓形态，内收上前牙，使上颌牙弓向远中移动、下颌牙弓向近中移动，以达到磨牙、尖牙中性咬合关系。压低上颌切牙并降低前牙牙槽骨高度以改善露龈微笑。

**矫治器治疗：**上颌可摘式螺旋扩弓矫治器，上下颌戴入固定矫治器，使用末端带后倾曲的澳丝，配合长Ⅱ类牵引和三角形牵引。

**功能治疗：**舌体上抬训练、三指开口训练、下颌前伸训练以及唇肌功能训练。

**拔牙部位：**非拔牙矫治。

**治疗结果：**咬肌、颞肌功能活动降低，上下颌磨牙直立，垂直咬合高度增加。上牙弓向远中移动、下牙弓向近中移动，咬合关系得到改善。尖牙、磨牙均为中性关系。尖牙、磨牙区尖窝咬合关系紧密。

上下颌第一磨牙牙长轴、咬合力方向均与咬合平面垂直，建立了磨牙支持的咬合状态，前牙覆𬌗、覆盖关系良好，软组织侧貌改善良好。

牙体、牙周组织健康，咬合关系稳定。

**治疗时间：**36 个月。

**讨论：**矫治器矫治配合肌功能训练（放松舌骨上肌群，纠正咬肌、颞肌的不对称），降低了上颌前部牙槽骨高度，改善了露龈微笑。

---

**专栏** **降低咬肌、颞肌功能活动的训练**

1. 颜面部预热。
2. 反复开闭口。
3. 使用口香糖进行舌体上抬训练。

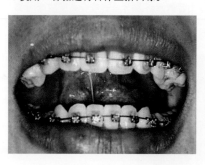

三指开口训练

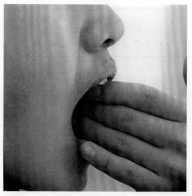

# 初诊时（27岁9个月）

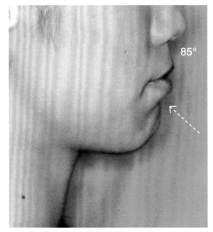

口唇侧貌显示颏唇沟较深。

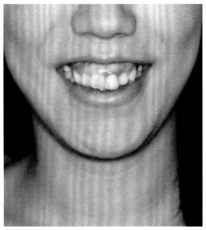

露龈微笑。

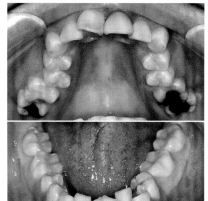

上下颌磨牙舌侧倾斜，牙弓、牙槽弓狭窄，下前牙拥挤。

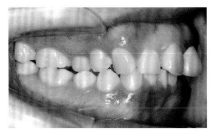

上下颌磨牙近中舌倾，不稳定的尖对尖咬合状态。

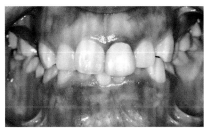

上颌前牙区牙槽骨丰满前突，下颌左侧磨牙高度低于右侧，下颌中线左偏，上下中线不一致。

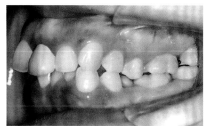

由于上下颌磨牙近中倾斜，尖牙为Ⅱ类关系。

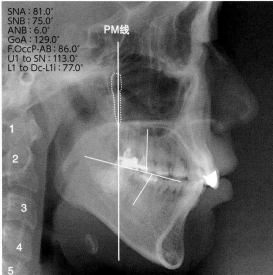

SNA : 81.0°
SNB : 75.0°
ANB : 6.0°
GoA : 129.0°
F.OccP-AB : 86.0°
U1 to SN : 113.0°
L1 to Dc-L1i : 77.0°

PM线

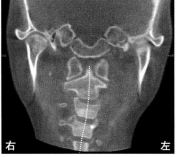

**头颅侧位片、CT(冠状位curved MPR)图像所见**
- 舌骨位于PM线稍后方，因此，舌骨上肌群紧张，抑制了下颌骨发育，导致下颌后缩(SNA:81.0°, SNB:75.0°, ANB:6.0°)。
- 上下颌第一恒磨牙长轴相对咬合平面向近中倾斜，咬合力呈较为分散的状态。
- 由于胸锁乳突肌的牵拉，颈椎向右侧弯曲，髁突亦存在不对称。

**全口曲面断层片所见**
- 由于咬合力过大，上下颌磨牙向近中倾斜。
- 上颌右侧及下颌双侧智齿存在。

**肌电图（EMG）所见**
- 右侧咬肌、左侧颞肌功能活动过强。

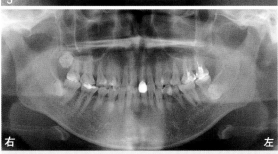

1-1　初诊时口唇部及口内像、头颅侧位片、全口曲面断层片、CT（冠状位）图像和肌电图

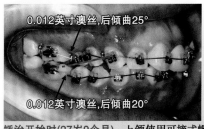
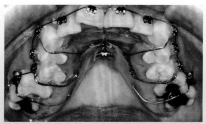
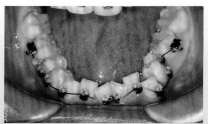

0.012英寸澳丝,后倾曲25°

0.012英寸澳丝,后倾曲20°

矫治开始时(27岁9个月)　上颌使用可摘式螺旋扩弓器,上下颌戴入固定矫治器,使用带有后倾曲的澳丝配合牵引,指导患者进行三指开口训练。

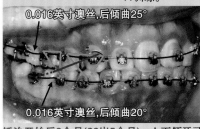
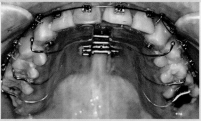
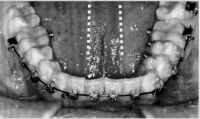

0.016英寸澳丝,后倾曲25°

0.016英寸澳丝,后倾曲20°

矫治开始后8个月(28岁5个月)　上下颌牙弓、牙槽弓形态得到调整,舌背可见扩弓器印迹(白线),由此可知患者积极进行了舌体上抬训练,因此,去除了上颌扩弓器。

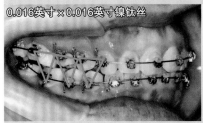
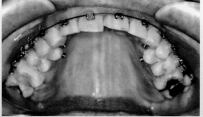
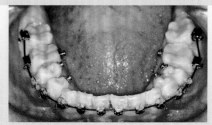

0.016英寸×0.016英寸镍钛丝

矫治开始后18个月(29岁3个月)　磨牙区三角形牵引以增加垂直咬合高度。

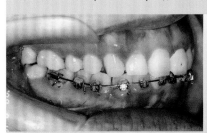
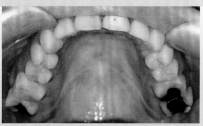
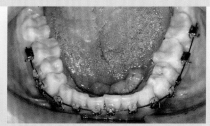

矫治开始34个月(30岁7个月)　为促使右下第二恒磨牙的萌出,其托槽粘接位置略低。当尖牙、磨牙达到Ⅰ类关系后,去除了右下第二恒磨牙颊面管及上颌矫治器,进行观察。

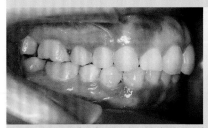
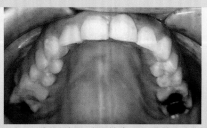
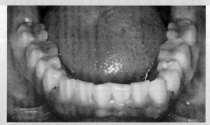

治疗结束时(30岁9个月)　由于咬合关系稳定,去除了下颌矫治器,治疗结束。为维持上下颌牙弓、牙槽弓形态,指导患者继续进行舌体上抬训练,为了降低咬合力,继续进行三指开口训练。

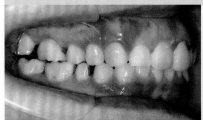
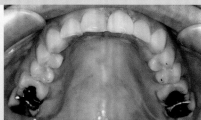
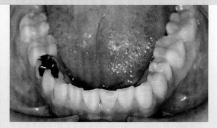

治疗后2年4个月(33岁1个月)　上下颌尖牙、磨牙为中性关系,牙槽弓形态良好。

1-2　矫治开始至治疗后2年4个月的口内像,CT(近远中向斜位 oblique、矢状位、冠状位)图像,牙颌面三维结构图像和肌电图

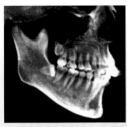

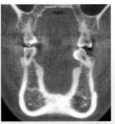

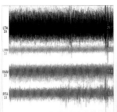

上下颌磨牙近中倾斜,造成垂直咬合高度过低。

由于咬合力过强,上下颌磨牙舌倾,下牙槽骨形成舌侧隆凸。

咬肌、颞肌功能活动较高且左右侧不对称。

**治疗开始阶段的治疗目的**
降低咬合力,直立上下颌磨牙,增加垂直咬合高度,调整上下颌牙弓、牙槽弓形态,远中移动上牙列、近中移动下牙列。缓解咬肌、颞肌肌张力以降低咬合力,纠正左右侧肌张力不对称并改善露龈微笑。

**方法**
上颌戴用可摘式螺旋扩弓矫治器,使用0.012英寸澳丝排齐后,换成0.016英寸澳丝,配合长Ⅱ类牵引(上颌尖牙至下颌第一恒磨牙舌侧扣)和三角形牵引(尖牙、前磨牙、磨牙)。指导患者进行舌体上抬训练、三指开口训练和口唇功能训练。

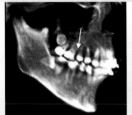

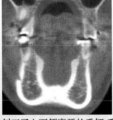

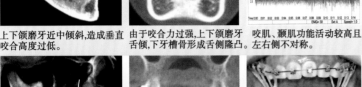

上下颌磨牙直立,上牙弓远中移动(箭头处)。

纠正了上下颌磨牙舌倾,垂直咬合高度增加。

交互牵引从下颌磨牙舌侧扣至上颌磨牙颊侧牵引钩(为防止上牙弓狭窄,上颌使用可摘式螺旋扩弓矫治器)。

**治疗8个月时的效果**
上下颌磨牙直立,调整了上牙弓、牙槽弓形态,垂直咬合高度增加。上牙列向远中移动、下牙列向近中移动,切牙压低,前牙覆殆、覆盖正常,尖牙达到中性关系,露龈微笑有所减轻。

**下一步治疗目标**
建立尖牙、磨牙紧密的尖窝咬合关系。

**方法**
0.016英寸澳丝,配合长Ⅱ类牵引、三角牵引。舌体上抬训练、三指开口训练(之后持续进行)。

上下颌磨牙直立,上牙弓进一步向远中移动(箭头处)。

纠正了上下颌磨牙的舌倾,垂直咬合高度增加。

下牙弓、牙槽弓形态得以调整。

**治疗18个月后的效果**
牙弓、牙槽弓形态正常,舌体运动的固有口腔空间充足。

**下一步治疗目标**
排齐下颌第二恒磨牙,建立尖牙、磨牙紧密的尖窝咬合关系。

**方法**
双侧下颌第二恒磨牙粘接托槽,上下颌使用0.016英寸×0.016英寸镍钛方丝,三角形牵引(上颌尖牙至下颌尖牙和前磨牙)。

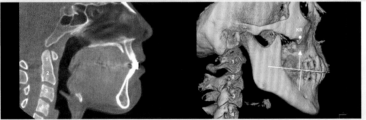

舌骨处于合适的位置,舌体位置上移,建立了鼻呼吸功能和正确的吞咽方式。

上颌第一恒磨牙牙轴通过key ridge并与咬合平面垂直,建立了咬合力与殆平面垂直的咬合形态。

**治疗34个月的治疗效果**
前牙覆殆、覆盖正常,上下颌尖牙、磨牙中性关系并形成了紧密的尖窝咬合关系。

**下一步治疗目标**
待咬合稳定后,结束治疗。

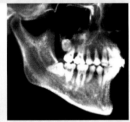

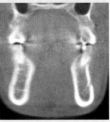

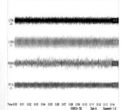

磨牙调整为中性关系。

磨牙舌倾得到纠正,垂直咬合高度增加。

咬肌、颞肌肌力有所缓解。

**治疗结束时的效果**
露龈微笑改善,前牙覆殆、覆盖正常,尖牙、磨牙中性咬合,紧密的尖窝咬合关系。咬肌、颞肌肌张力缓解,因而降低了垂直咬合高度。舌体上抬训练和三指开口训练促使舌倾的磨牙得到直立,并维持了牙弓、牙槽弓的正常形态,矫治疗程为36个月。

**保持**
白天佩戴可摘式保持器,夜间佩戴正位器,戴用两年。继续进行舌体上抬训练,加强口腔卫生的维护。

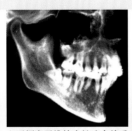

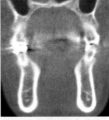

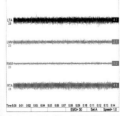

上下颌磨牙维持中性咬合关系。良好的尖窝交错咬合关系。

咬肌、颞肌肌力缓解,纠正了肌力不对称。

**治疗结束后2年4个月所见**
上下颌牙弓、牙槽弓形态稳定,尖牙、磨牙中性关系,保持紧密的尖窝咬合关系。咬肌、颞肌功能活动降低,左右不对称得以纠正,两侧垂直咬合高度对称、咬合关系稳定。
继续进行舌体上抬训练、三指开口训练,进行口腔卫生指导以预防龋齿发生。

初诊时(27岁9个月)          治疗结束时(30岁9个月)          矫治后2年4个月(33岁1个月)

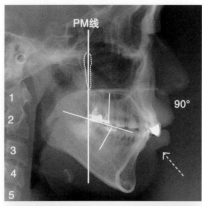 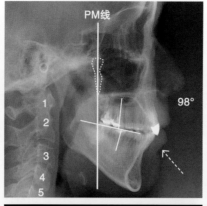 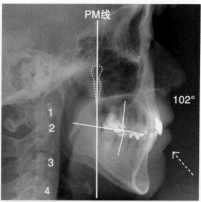

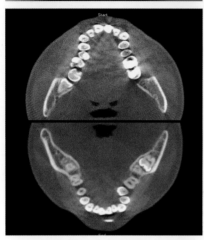 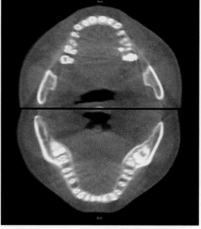 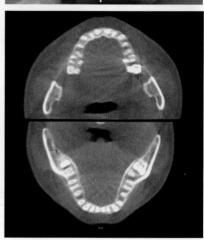

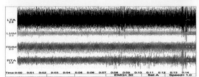 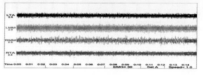

**头颅侧位片所见**
- 鼻唇角小、颏唇沟较深的软组织侧貌形态。
- 前牙区牙槽骨过高,前牙覆𬌗较深。
- 舌骨位于PM线稍后方,导致下颌后缩。
- 上下颌第二磨牙位于PM线前方。
- 相对于咬合平面,上下颌第一恒磨牙均向近中倾斜,咬合力呈较分散的状态。

**CT(轴位)所见**
- 由于咬合力过强,上下颌磨牙均舌倾,牙弓、牙槽弓狭窄,磨牙区牙槽骨松质骨颊舌径较窄。

**肌电图所见**
- 咬肌、右侧颞肌肌力较强且两侧不对称。

**头颅侧位片所见**
- 软组织侧貌得到改善,良好的鼻唇角和协调的颏唇沟形态。
- 前牙区牙槽骨高度降低,前牙深覆𬌗得到改善。
- 舌骨接近PM线,下颌向近中移动,颌间关系改善,建立了良好的前牙覆𬌗、覆盖关系。
- 上下颌第二恒磨牙均排列在PM线的前方。
- 上下颌第一磨牙牙长轴、咬合力方向均与咬合平面垂直,建立了磨牙支持的咬合状态。

**CT(轴位)所见**
- 咬合力减弱,上下颌磨牙颊舌向竖直,牙弓、牙槽弓形态良好,牙槽骨松质骨颊舌径增加,所有牙齿在牙槽骨内均排列良好。

**肌电图所见**
- 咬肌,右侧颞肌肌力降低且左右不对称有所减轻。

**头颅侧位片所见**
- 软组织侧貌更加协调美观。
- 正常的前牙覆𬌗得以维持。
- 舌骨在水平及垂直向位置良好,建立并维持了良好的颌间关系。
- 上下颌第一恒磨牙牙长轴、咬合力方向均与咬合平面垂直,维持了磨牙支持的咬合状态。

**CT(轴位)所见**
- 牙弓、牙槽弓形态和咬合关系稳定。

**肌电图所见**
- 咬肌、右侧颞肌肌力降低,两侧不对称情况基本改善。

1-3  初诊时至矫治结束后 2 年 4 个月的头颅侧位片、CT( 轴位 ) 图像和肌电图

初诊时(27岁9个月)      治疗结束时(30岁9个月)      矫治后2年4个月(33岁1个月)

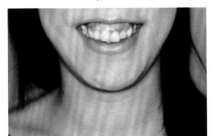 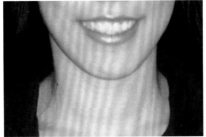 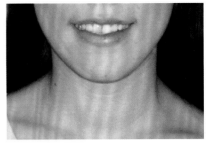

正面观
● 头部向右侧倾斜,露龈微笑。

CT(冠状位curved MPR)所见
● 由于右侧胸锁乳突肌紧张造成颈椎和齿突明显向右侧弯曲。
● 两侧髁突、下颌升支不对称。

正面观
● 头部向右侧倾斜有所减轻,露龈微笑改善。

CT(冠状位curved MPR)所见
● 颈椎和齿突向右侧弯曲有所减轻。

正面观
● 正面观左右对称,露龈微笑改善。

CT(冠状位curved MPR)所见
● 颈椎和齿突向右侧弯曲改善,但由于是成年患者,两侧髁突、下颌升支的不对称无法改变。

1-4 初诊时至主动矫治结束后 2 年 4 个月的正面观和 CT ( 冠状位 curved MPR ) 图像

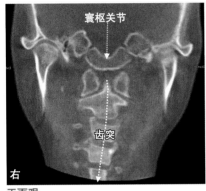

牙槽骨高度降低,露龈微笑改善

—— 初诊时(27岁9个月)
—— 治疗结束时(30岁9个月)
—— 矫治后2年4个月(33岁1个月)

3.0°

|  | 初诊时 | 治疗结束时 | 治疗结束后2年4个月 | 初诊至治疗结束 2年4个月的变化 |
|---|---|---|---|---|
| SNA | 81.0° | 80.0° | 80.0° | −1.0° |
| SNB | 75.0° | 75.5° | 76.5° | +1.5° |
| ANB | 6.0° | 4.5° | 3.5° | −2.5° |
| GoA | 131.0° | 131.0° | 133.0° | +2.0° |
| F.Occp-AB | 86.0° | 88.0° | 89.0° | −3.0° |
| U1 to SN | 113.0° | 96.0° | 95.5° | −17.5° |
| L1 to DC-L1i | 77.0° | 89.0° | 90.0° | +13.0° |

1-5 初诊至治疗后 2 年 4 个月的头影测量及重叠分析结果(以 S 点为原点的 SN 平面重叠,以 ANS 为原点的腭平面重叠,以 Me 为原点的下颌平面重叠)

## 病例 2

## 生长发育期、上颌发育过度的Ⅱ类深覆𬌗病例

外院诊断需微种植体支抗治疗，经缓解咬肌、颞肌肌力，增加磨牙垂直咬合高度，从而改善深覆𬌗、深覆盖

患者：15岁10个月，男性。

主诉：龅牙。

初诊检查：Ⅱ类深覆𬌗（上颌发育过度），上颌前牙唇倾，上牙弓、牙槽弓狭窄。

矫治器治疗：上颌使用可摘式螺旋扩弓器，上下颌戴入固定矫治器（使用带后倾曲的澳丝，配合长Ⅱ类牵引，尖牙区、前磨牙区三角形牵引）。

功能治疗：舌体上抬训练、三指开口训练、下颌前伸训练以及唇肌功能训练。

治疗结果：咬肌、颞肌功能活动降低，上下颌磨牙直立，磨牙区垂直咬合高度增加，重建了咬合平面，上下颌第一磨牙牙长轴、咬合力方向均与𬌗平面垂直，建立了磨牙支持的咬合状态。

上下颌尖牙、磨牙为中性关系，尖牙、磨牙区形成了紧密的尖窝咬合关系。

第二恒磨牙均位于PM线前方。

正、侧貌形态改善良好，牙周组织健康，咬合关系稳定。

治疗时间：32个月。

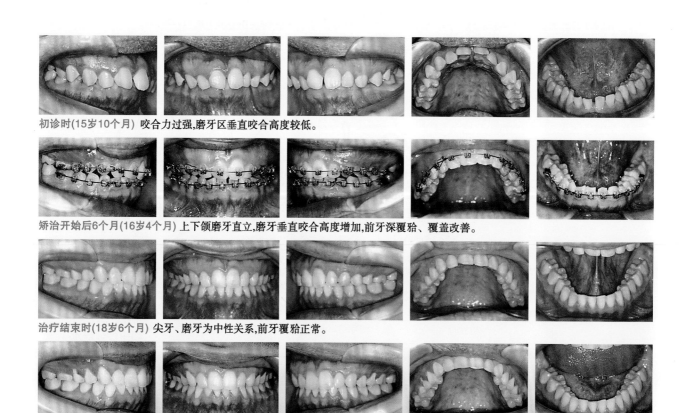

初诊时(15岁10个月) 咬合力过强，磨牙区垂直咬合高度较低。

矫治开始后6个月(16岁4个月) 上下颌磨牙直立，磨牙垂直咬合高度增加，前牙深覆𬌗、覆盖改善。

治疗结束时(18岁6个月) 尖牙、磨牙为中性关系，前牙覆𬌗正常。

治疗后3年1个月(21岁7个月) 咬合关系稳定，牙龈轻微红肿，进行口腔卫生指导。

2-1 初诊时至主动矫治结束后3年1个月的口内像

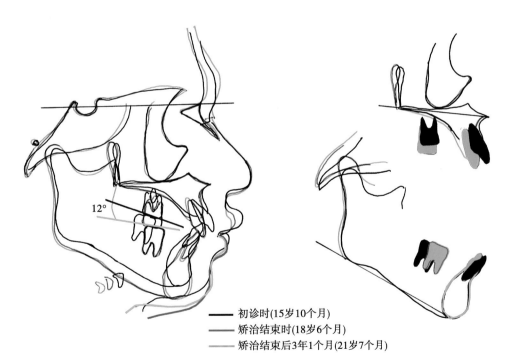

初诊时(15岁10个月)　　　　主动治疗结束时(18岁6个月)　　　矫治结束后3年1个月(21岁7个月)

PM线　72°　　　PM线　80°　　　PM线　80°

右　　　　　　　　　　　　　　　　　　　　　　　　　左

12°

━━ 初诊时(15岁10个月)
━━ 矫治结束时(18岁6个月)
━━ 矫治结束后3年1个月(21岁7个月)

|  | 初诊时 | 治疗结束时 | 治疗结束3年1个月 | 初诊时至治疗结束3年1个月的变化 |
|---|---|---|---|---|
| SNA | 89.0° | 85.0° | 84.5° | − 4.5° |
| SNB | 81.0° | 82.0° | 82.5° | + 1.5° |
| ANB | 8.0° | 3.0° | 2.0° | − 6.0° |
| GoA | 123.0° | 129.0° | 128.5° | + 5.5° |
| F.Occp−AB | 78.0° | 90.0° | 90.0° | + 12.0° |
| U1 to SN | 115.0° | 101.0° | 101.5° | − 13.5° |
| L1 to Dc−L1i | 83.0° | 91.0° | 90.5° | + 7.5° |

2-2　初诊时至矫治结束后3年1个月的头颅侧位片、全口曲面断层片、肌电图和头影测量及重叠分析结果

## 病例 3

### 生长发育期下颌后缩Ⅱ类深覆𬌗病例（非拔牙矫治）

#### 肌功能训练辅助弓丝扩弓，从而改善咬合关系

---

患者：13岁0个月，女性。

主诉：龅牙，咬合时下牙咬在上颌牙内侧有剧烈的咬合痛。

初诊时所见：Ⅱ类深覆𬌗（下颌后缩），上前牙唇倾，上牙弓、牙槽弓狭窄。

矫治器治疗：上下颌戴入固定矫治器（使用带后倾曲的澳丝，配合长Ⅱ类牵引，尖牙、前磨牙区进行三角形牵引，下颌粘接舌侧扣）。

功能恢复治疗：舌体上抬训练、三指开口训练、下颌前伸训练以及唇肌功能训练。

治疗结果：咬肌、颞肌功能活动降低，上下颌磨牙直立，垂直咬合高度增加，重建了咬合平面，上下颌第一恒磨牙牙长轴与咬合力方向均垂直于𬌗平面，从而建立了磨牙支持的咬合状态。

　　　　　尖牙、磨牙达到中性关系，尖牙、磨牙区建立了紧密的尖窝咬合关系。

　　　　　第二恒磨牙均位于PM线前方。

　　　　　正、侧貌改善良好，牙周组织健康，咬合关系稳定。

疗程：29个月。

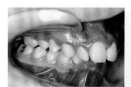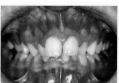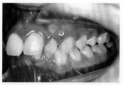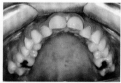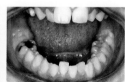

初诊时（13岁0个月）上下颌磨牙明显向舌侧倾斜，垂直咬合高度较低，上颌牙弓呈V形。

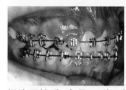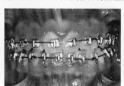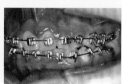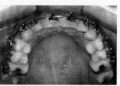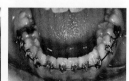

矫治开始后8个月（13岁8个月）上颌未使用扩弓矫治器，仅戴入宽于牙弓形态的弓丝来调整牙弓形态。

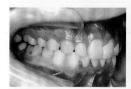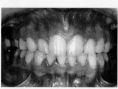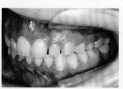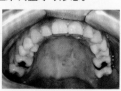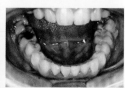

治疗结束时（15岁5个月）上下颌磨牙直立，垂直咬合高度增加，上颌牙列向远中移动，咬合关系得到改善。

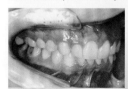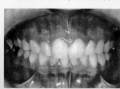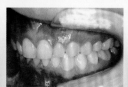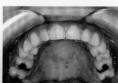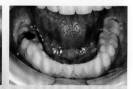

治疗后5年0个月（20岁5个月）尖牙、磨牙为中性关系，形成了稳定的牙弓、牙槽弓形态和咬合关系。

3-1　初诊时至治疗结束后5年0个月的口内像

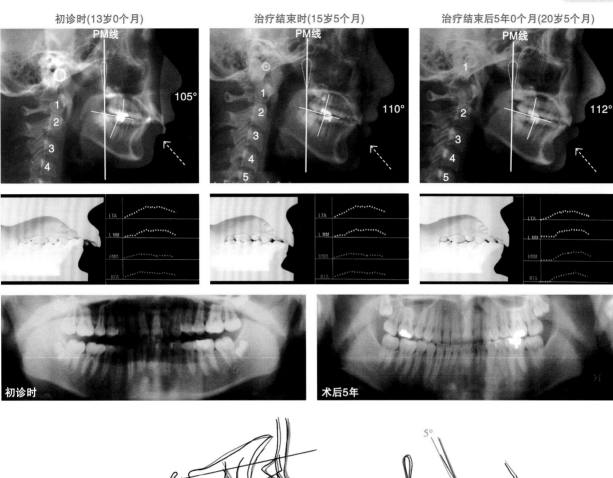

初诊时(13岁0个月) 　治疗结束时(15岁5个月) 　治疗结束后5年0个月(20岁5个月)

初诊时 　术后5年

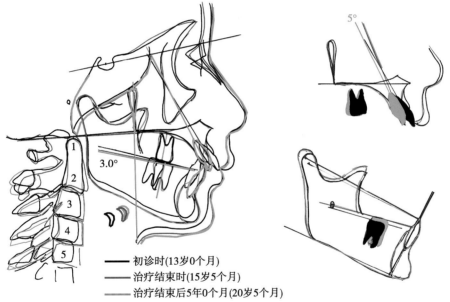

—— 初诊时(13岁0个月)
—— 治疗结束时(15岁5个月)
—— 治疗结束后5年0个月(20岁5个月)

|  | 初诊时 | 治疗结束时 | 治疗结束5年0个月 | 初诊时至治疗结束后5年0个月的变化 |
|---|---|---|---|---|
| SNA | 83.0° | 81.0° | 81.0° | − 2.0° |
| SNB | 74.5° | 75.5° | 75.5° | + 1.0° |
| ANB | 8.5° | 5.5° | 5.5° | − 3.0° |
| GoA | 121.0° | 121.5° | 123.0° | + 2.0° |
| F.Occp-AB | 93.0° | 90.0° | 90.0° | − 3.0° |
| U1 to SN | 109.0° | 102.0° | 107.0° | − 2.0° |
| L1 to Dc-L1i | 87.0° | 88.5° | 89.0° | + 2.0° |

3-2 初诊时至治疗结束后 5 年 0 个月的头颅侧位片、矢状面模型、肌电图、全口曲面断层片和头影测量及重叠分析结果

## 病例 4

# 生长发育期下颌后缩Ⅱ类深覆𬌗病例(拔牙部位:14,24,34,44)

### 恢复肌功能促进颌骨的生长发育,形成良好的口唇侧貌

患者:15岁5个月。

主诉:前牙无咬合,发音困难。

初诊检查:Ⅱ类深覆𬌗(下颌后缩),前牙无咬合,口呼吸,异常吞咽,上颌磨牙舌侧倾斜导致牙弓、牙槽弓狭窄。

矫治器治疗:矫治开始时,白天上颌使用可摘式螺旋扩弓矫治器,夜间使用FKO(功能性矫治器)。当尖牙调整为中性关系时,上下颌戴入固定矫治器(使用带后倾曲的澳丝,配合长Ⅱ类牵引)。

功能治疗:舌体上抬训练、三指开口训练、下颌前伸训练和唇肌功能训练。

拔牙部位:四个第一前磨牙。

治疗结果:垂直咬合高度增加,重建了咬合平面。上下颌第一恒磨牙直立,磨牙牙长轴和咬合力均与咬合平面垂直,建立了磨牙支持的咬合状态。

尖牙、磨牙达到中性关系,形成了紧密的尖窝咬合状态。

第二恒磨牙均位于PM线前方。牙周组织健康。

治疗时间:36个月。

讨论:治疗结束时18岁5个月,患者处于生长发育末期,通过促进下颌骨的发育,形成了良好的颌骨关系和软组织侧貌,证明健全的肌功能对颌面部骨骼的发育有很大的促进作用。

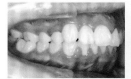 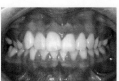 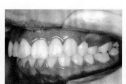 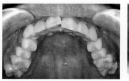 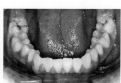

初诊时(15岁5个月) 上颌牙弓、牙槽弓狭窄,下颌磨牙垂直咬合高度较低。

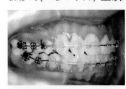 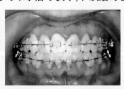 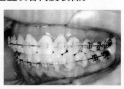 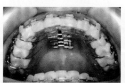 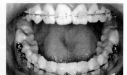

矫治开始后6个月(15岁11个月) 当尖牙、磨牙调整为中性关系后,拔除14,24,之后再拔除34,44。

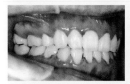 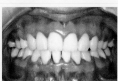 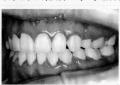 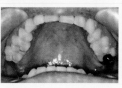 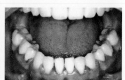

治疗结束时(18岁5个月) 尖牙、磨牙为中性关系。

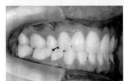 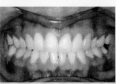 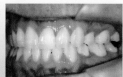 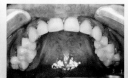 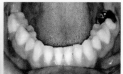

治疗后9年10个月(28岁3个月) 建立了良好的咬合关系,牙体牙周组织健康。

4-1 初诊时至治疗结束9年10个月的口内像

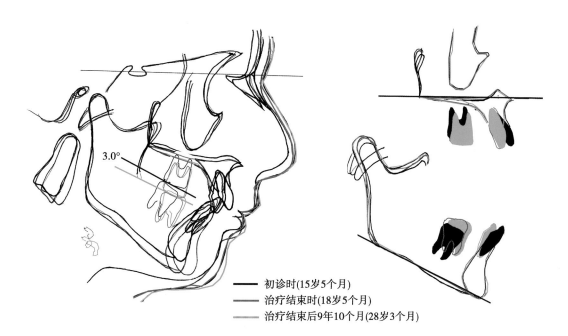

初诊时(15岁5个月)　　　　治疗结束时(18岁5个月)　　　　治疗结束后9年10个月(28岁3个月)

PM线　　92°　　　PM线　　103°　　　PM线　　105°

右　　　　　　　　　　　　　　　　　　　　　　　　　　左

3.0°

—— 初诊时(15岁5个月)
—— 治疗结束时(18岁5个月)
—— 治疗结束后9年10个月(28岁3个月)

| | 初诊时 | 治疗结束时 | 治疗结束9年10个月 | 初诊时至治疗结束<br>9年10个月的变化 |
|---|---|---|---|---|
| SNA | 82.0° | 81.5° | 80.0° | − 2.0° |
| SNB | 75.0° | 76.0° | 78.0° | + 3.0° |
| ANB | 7.0° | 5.5° | 2.0° | − 5.0° |
| GoA | 127.0° | 128.0° | 123.0° | − 4.0° |
| F.Occp−AB | 93.0° | 89.0° | 90.0° | − 3.0° |
| U1 to SN | 110.0° | 104.0° | 106.0° | − 4.0° |
| L1 to Dc−L1i | 75.0° | 92.0° | 91.0° | + 16.0° |

4-2　初诊时至治疗结束后 9 年 10 个月的头颅侧位片、全口曲面断层片、肌电图和头影测量及重叠分析结果

## 病例 5

## 联合修复治疗、改善上颌发育过度的 Ⅱ 类深覆𬌗成人病例
## (非拔牙矫治)

### 降低咬合力,增加垂直咬合高度,改善磨牙舌倾,便于修复治疗

患者:43 岁 7 个月,女性。

主诉:右侧下颌磨牙舌侧倾斜导致咬合不良,由修复科医生介绍而来。

初诊检查:Ⅱ类深覆𬌗(上颌发育过度)。由于右侧上下颌磨牙明显舌倾造成牙弓、牙槽弓狭窄,磨牙区垂
　　　　直咬合高度较低,前牙深覆𬌗、深覆盖。左侧下颌第二恒磨牙缺失。

矫治器治疗:为了进行后期修复,去除现存修复体,由修复医生行暂时修复后开始正畸治疗。上颌使用可
　　　　摘式螺旋扩弓矫治器,上下颌戴入固定矫治器(使用带后倾曲的澳丝,配合长Ⅱ类牵引和三角
　　　　形牵引)。

功能治疗:舌体上抬训练、三指开口训练和下颌前伸训练。

治疗结果:上下颌牙弓、牙槽弓形态良好。左侧下颌第二磨牙区植入种植体,以维持垂直咬合高度。尖牙、
　　　　磨牙为中性关系。磨牙牙长轴、咬合力均与咬合平面垂直,建立了磨牙支持的咬合状态。治疗
　　　　结束后,牙周组织健康,咬合关系稳定。

治疗时间:12 个月。

讨论:通过正畸治疗,改善了咬合状态,进一步健全了咀嚼功能,在改善口腔健康的同时,为修复治疗提供
　　　了便利条件,实现了多学科联合治疗的目标。

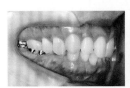 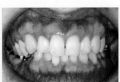 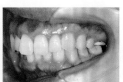 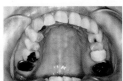 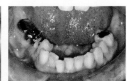

初诊时(43岁7个月) 由于咬合力过强,右侧上下颌磨牙明显侧倾斜。

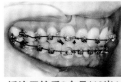 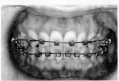 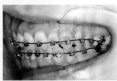 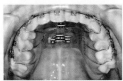 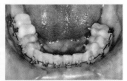

矫治开始后3个月(43岁10个月) 由于磨牙的直立,垂直咬合高度的增加,上下颌牙弓、牙槽弓形态调整良好,咬合关系得以改善。

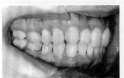 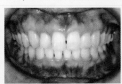 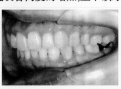 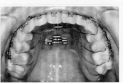 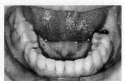

治疗结束时(44岁7个月) 右侧尖牙为尖对尖关系,磨牙关系基本为中性,37植入种植体。

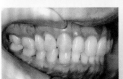 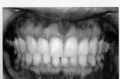 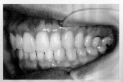 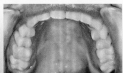 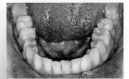

矫治结束后2年0月(46岁7个月) 右侧咬合关系进一步改善,咬合关系稳定。

种植体植入:别部尚司医生(东京开业牙医)

5-1 初诊时至矫治结束后 2 年 0 个月的口内像

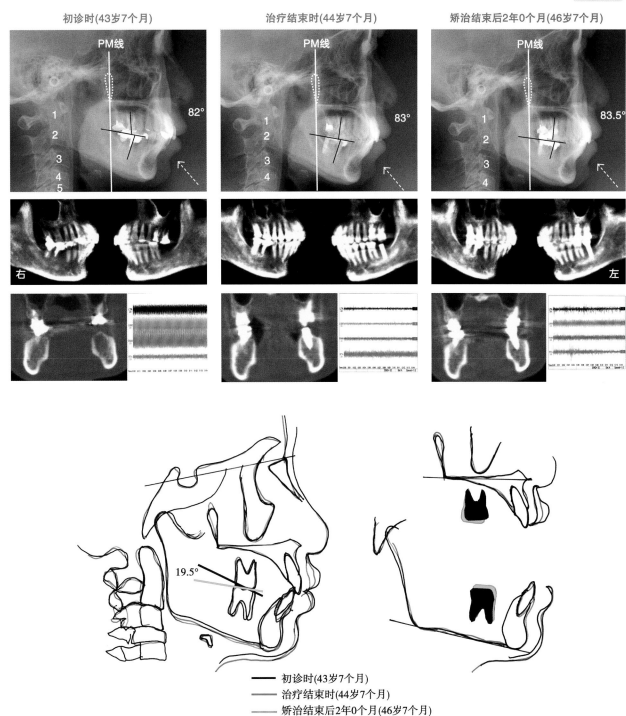

初诊时(43岁7个月)　　　　治疗结束时(44岁7个月)　　　矫治结束后2年0个月(46岁7个月)

初诊时(43岁7个月)
治疗结束时(44岁7个月)
矫治结束后2年0个月(46岁7个月)

|  | 初诊时 | 治疗结束时 | 治疗结束2年0个月 | 初诊时至治疗结束<br>2年0个月的变化 |
|---|---|---|---|---|
| SNA | 84.0° | 84.0° | 84.0° | 0.0° |
| SNB | 78.0° | 79.0° | 79.0° | + 1.0° |
| ANB | 6.0° | 5.0° | 5.0° | − 1.0° |
| GoA | 108.0° | 109.0° | 109.5° | + 1.5° |
| F.Occp-AB | 69.0° | 88.0° | 88.5° | + 19.5° |
| U1 to SN | 100.0° | 91.0° | 91.5° | − 8.5° |
| L1 to Dc-L1i | 80.0° | 88.5° | 88.5° | + 8.5° |

5-2　初诊时至治疗结束后 9 年 10 个月的头颅侧位片、CT（近远中向斜位 oblique、轴位）图像、肌电图和头影测量及重叠分析结果

## 病例 6

# 磨牙中性关系、伴露龈微笑的双颌前突成人病例（拔牙部位 14,24,34,44）

### 降低前牙区牙槽突高度,形成了协调美观的牙颌面形态及软组织侧貌

**患者**:23 岁 4 个月,女性。

**主诉**:龅牙,上颌前突求治。

**初诊检查**:磨牙中性关系,双颌前突。露龈微笑明显。上颌磨牙腭向倾斜,上颌牙弓、牙槽弓狭窄。

**矫治器治疗**:上颌粘接托槽,戴入 Nance 弓(使用带后倾曲弓的澳丝,配合颌内牵引:上颌尖牙至上颌第一恒磨牙)(Nance 弓的作用:防止后倾曲造成第一恒磨牙远中倾斜以及颌内牵引造成第一恒磨牙近中倾斜;远中移动上牙弓,内收前牙,降低牙槽骨高度)。待尖牙关系调整为中性关系后,粘接下颌托槽。

**功能治疗**:使用口香糖进行舌体上抬训练、开闭口训练、咀嚼功能训练以及唇肌功能训练。

**拔牙部位**:先拔除上颌第一前磨牙,待尖牙改善为中性关系后,再拔除下颌第一前磨牙。

**治疗结果**:上牙弓向远中移动,下牙弓向近中移动,改善了上、下颌切牙的唇倾度,降低上颌前牙区和正中联合部的牙槽骨高度,建立良好的咬合关系。重建咬合平面,上下颌第一恒磨牙牙长轴和咬合力均与咬合平面垂直,咬合关系稳定。第二恒磨牙均位于 PM 线前方,形成了良好的颌间关系及协调的颏唇沟和口唇侧貌。牙周组织健康。矫治结束后建立了稳定的咬合关系。

**治疗时间**:36 个月。

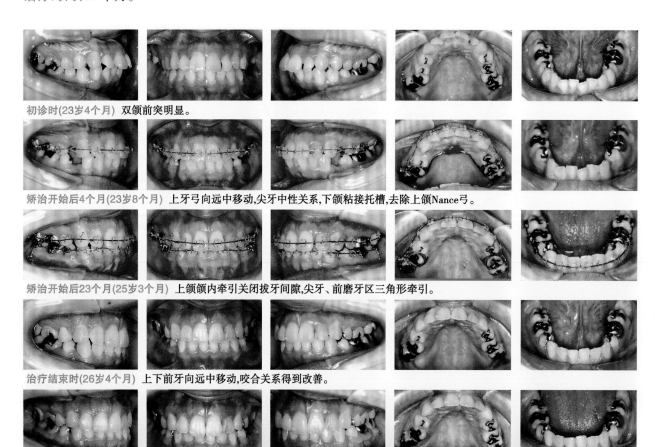

初诊时(23岁4个月) 双颌前突明显。

矫治开始后4个月(23岁8个月) 上牙弓向远中移动,尖牙中性关系,下颌粘接托槽,去除上颌Nance弓。

矫治开始后23个月(25岁3个月) 上颌颌内牵引关闭拔牙间隙,尖牙、前磨牙区三角形牵引。

治疗结束时(26岁4个月) 上下前牙向远中移动,咬合关系得到改善。

矫治结束后3年0个月(29岁4个月) 咬合关系维持稳定。

6-1 初诊时至矫治结束后 3 年 0 个月的口内像

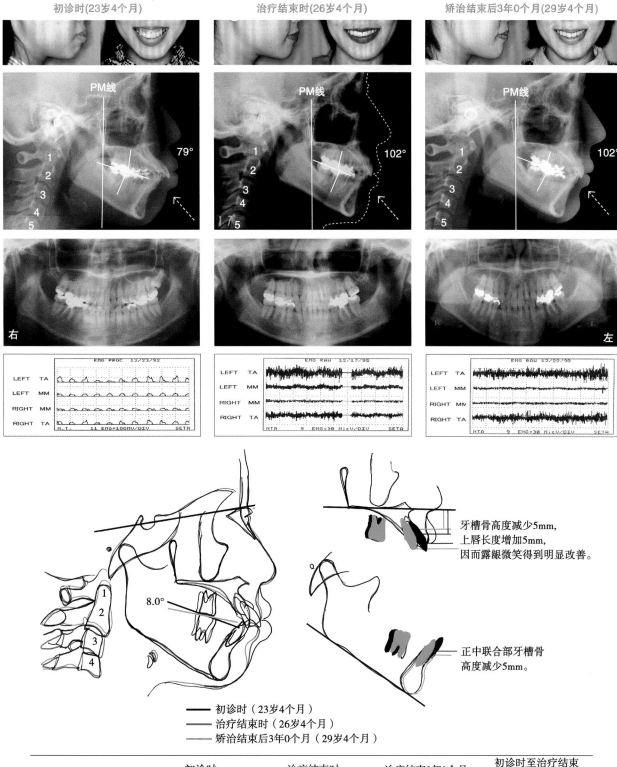

初诊时(23岁4个月)　　　　治疗结束时(26岁4个月)　　　矫治结束后3年0个月(29岁4个月)

牙槽骨高度减少5mm,
上唇长度增加5mm,
因而露龈微笑得到明显改善。

正中联合部牙槽骨
高度减少5mm。

**——** 初诊时（23岁4个月）
**——** 治疗结束时（26岁4个月）
**——** 矫治结束后3年0个月（29岁4个月）

|  | 初诊时 | 治疗结束时 | 治疗结束3年0个月 | 初诊时至治疗结束3年0个月的变化 |
|---|---|---|---|---|
| SNA | 80.0° | 80.0° | 80.0° | 0.0° |
| SNB | 77.0° | 77.5° | 77.5° | + 0.5° |
| ANB | 3.0° | 2.5° | 2.5° | − 0.5° |
| GoA | 127.5° | 126.0° | 126.0° | − 1.5° |
| F.Occp-AB | 82.0° | 90.0° | 90.0° | + 8.0° |
| U1 to SN | 123.0° | 100.0° | 101.0° | − 22.0° |
| L1 to Dc-L1i | 73.0° | 90.0° | 90.0° | + 17.0° |

6-2　初诊时至治疗结束后 3 年 0 个月的正侧貌、头颅侧位片、全口曲面断层片、肌电图(EMG)和头影测量及重叠分析结果

---

专栏 舌系带成形术的时机

舌系带过短时,应在舌体上抬训练前进行手术,以便为舌体上抬训练做准备。

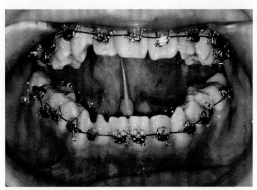

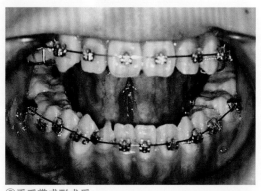

①舌系带成形术前

由于舌系带过短,舌体的活动范围较小,舌尖难以触及上腭。

②舌系带成形术后

舌系带成形术后,舌体运动范围增大,舌尖可轻易触及上腭。

---

专栏 舌体上抬训练

利用口香糖进行舌体上抬训练,可调整牙弓、牙槽弓形态(使固有口腔空间增大),对维持牙弓形态非常有利。

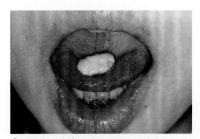

① 咀嚼口香糖形成一团置于舌尖。

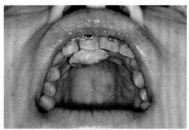

② 用舌尖将口香糖置于上颌切牙腭侧。

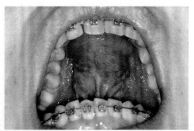

③ 用舌背将口香糖贴于上腭。

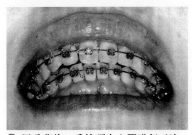

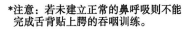

④ 用舌背将口香糖顶在上腭进行唾液吞咽。

*注意：若未建立正常的鼻呼吸则不能完成舌背贴上腭的吞咽训练。

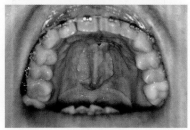

⑤ 用舌背将口香糖顶在上腭进行唾液吞咽训练时,口香糖会向咽喉方向延展(如图所示)。

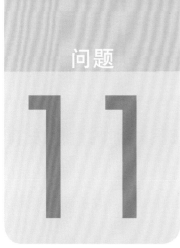

# Ⅲ类深反覆𬌗病例
# 如何治疗？

- 降低咬合力
- 直立磨牙
- 增加磨牙区咬合高度
- 上牙弓向近中移动
- 下牙弓向远中移动

　　大多数Ⅲ类深反覆𬌗病例的上颌磨牙向远中倾斜,下颌磨牙向近中倾斜,随之Ⅲ类关系逐渐加重,由于患者咬合力过大(咬肌、颞肌功能过强)造成磨牙区垂直咬合高度较低,因而形成深反覆𬌗。

　　因此,这类病例的矫治方法主要是直立磨牙,增加磨牙区垂直咬合高度,使上牙弓向近中移动、下牙弓向远中移动,从而改善颌骨间关系和牙弓间关系。

　　此外,通过肌功能训练降低咬合力亦为治疗要点(图1)。

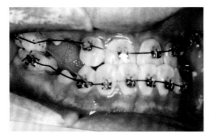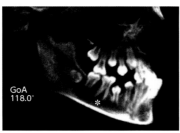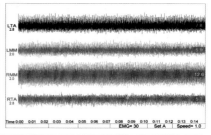

**矫治开始时(12岁5个月)**

为了改善前牙反𬌗、增加磨牙区咬合高度,上下颌使用带末端后倾曲的澳丝,配合长Ⅲ类牵引(从上颌第一恒磨牙舌侧扣进行牵引),同时进行舌体上抬训练和开闭口训练,以减少咬肌、颞肌的咬合力。*磨牙咬合高度低。

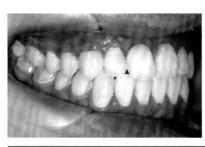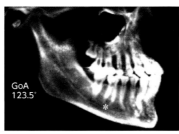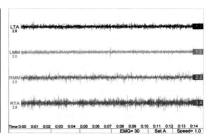

**矫治结束后3年10个月(18岁4个月)**

咬肌、颞肌肌力有所缓解,且两侧基本对称。因此,上下颌磨牙得以直立,磨牙区垂直咬合高度增加,上牙弓向近中移动、下牙弓向远中移动,反𬌗得到改善,尖牙、磨牙为中性关系,维持了紧密的尖窝咬合状态。*磨牙咬合高度增加。

➡ 参照病例1

图1　Ⅲ类深反覆𬌗的治疗要点

## 病例 1

# 上颌发育不足、下颌发育过度伴下颌升支、髁突明显不对称的生长发育期Ⅲ类深反覆𬌗病例(非拔牙矫治)

外院诊断为手术病例,通过缓解咬肌、颞肌肌力以增加磨牙区咬合高度,改善前牙覆𬌗、覆盖

患者:12岁4个月,男性。

主诉:反𬌗,拒绝手术治疗。

初诊检查:Ⅲ类深反覆𬌗(上颌发育不足,下颌发育过度),磨牙区咬合高度较低,左右下颌升支、髁突不对称。

治疗计划:降低咬合力,增加磨牙区咬合高度,促进磨牙区牙槽骨垂直向生长。使上牙列向近中移动、下牙列向远中移动,建立尖牙、磨牙中性关系。增加上前牙牙槽骨高度,改善软组织侧貌形态。

矫治器治疗:患者处于替牙期,无法戴用𬌗垫,因此上颌第一恒磨牙𬌗面粘结树脂用来打开咬合,上下颌粘接托槽(使用带后倾曲的澳丝,配合长Ⅲ类牵引,尖牙、磨牙进行三角形牵引:从上颌磨牙舌侧扣进行牵引)。

功能治疗:舌体上抬训练、三指开口训练和唇肌功能训练。

拔牙部位:非拔牙矫治。

治疗结果:咬肌、颞肌肌张力缓解,两侧肌张力不对称得到纠正,上、下颌磨牙直立,垂直咬合高度增加,两侧下颌升支、髁突基本对称,上牙弓向近中移动、下牙弓向远中移动,颌间关系、咬合关系得到改善。

尖牙、磨牙达到中性关系,建立了紧密的尖窝咬合状态。

另外,上下颌第一磨牙牙轴、咬合力均与咬合平面垂直,形成了磨牙支持的咬合状态,建立了正常的前牙覆𬌗、覆盖关系,获得了协调、美观的软组织侧貌。

牙体、牙周组织健康,治疗后咬合关系维持稳定。

治疗时间:25个月。

讨论:由于是在生长发育早期进行矫治,随着下颌生长,上颌发育状态良好,因而建立了良好的咬合关系。

本病例证明在生长发育期改善前牙的覆𬌗、覆盖关系对上颌骨的向前发育有显著的促进作用。

# 初诊时(12 岁 4 个月)

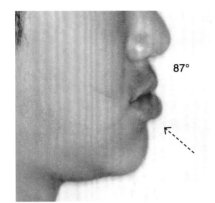

87°

下颌前突，下唇外翻，颏唇沟较深。

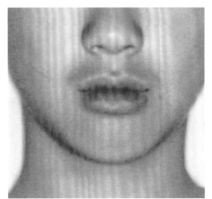

嘴唇较厚。

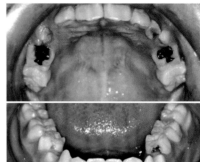

两侧磨牙区处于替牙阶段，龋齿较多，上下颌第二前磨牙间隙不足。

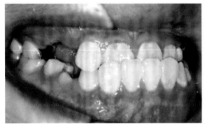

磨牙区咬合高度较低，磨牙完全近中关系。

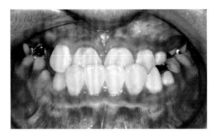

深反覆𬌗，下颌稍左偏。

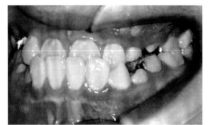

下颌第一磨牙近中倾斜，第二前磨牙间隙不足。

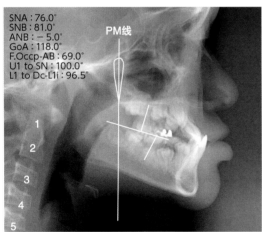

SNA：76.0°
SNB：81.0°
ANB：－5.0°
GoA：118.0°
F.Occp-AB：69.0°
U1 to SN：100.0°
L1 to Dc-L1i：96.5°

PM线

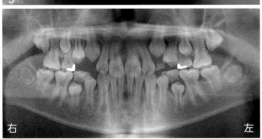

右　左

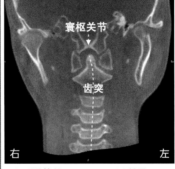

寰枢关节

齿突

右　左

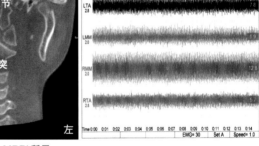

CT(冠状位curved MPR)所见
左侧髁突发育不足，左右不对称，颈椎向右侧弯曲。

头颅侧位片，CT(冠状位curved MPR)所见
- 舌骨垂直向位置良好，上颌发育不足，下颌发育过度。
- 下颌第二恒磨牙的1/2位于PM线后方，由于处于生长发育期，考虑可以将其排入牙列。
- 上颌第一恒磨牙相对于咬合平面远中倾斜，下颌第一恒磨牙近中倾斜，咬合力呈较为分散的状态。
- 颈椎向右侧弯曲，左侧髁突发育不足，左右不对称。
- 颏唇沟较深，软组织侧貌不协调。

全口曲面断层片所见
- 上颌第一恒磨牙根尖接近腭水平板，下颌第一磨牙根尖接近下颌骨下缘，导致垂直咬合高度不足。
- 上下颌第二前磨牙间隙不足。
- 上颌右侧和下颌双侧智齿存在。

肌电图(EMG)所见
- 右侧咬肌、左侧颞肌功能活动过强。

1-1　初诊时面像和口内像，头颅侧位片，全口曲面断层片，CT( 冠状位 ) 图像和肌电图

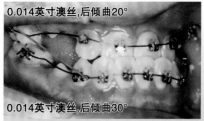

0.014英寸澳丝,后倾曲20°

0.014英寸澳丝,后倾曲30°

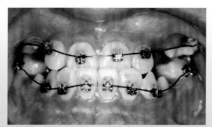

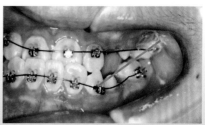

矫治开始时(12岁5个月)　从上颌第一恒磨牙(粘接于舌面的舌侧扣)至下颌尖牙进行长Ⅲ类牵引。为了降低咬合力,进行三指开口训练。

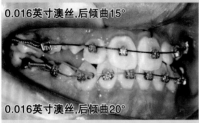

0.016英寸澳丝,后倾曲15°

0.016英寸澳丝,后倾曲20°

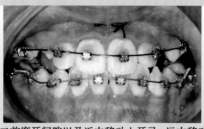

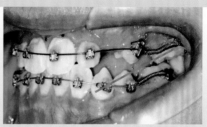

矫治开始后3个月(12岁8个月)　为了开展第二前磨牙间隙以及近中移动上牙弓、远中移动下牙弓,上下颌第一恒磨牙与第一前磨牙之间放置推簧。同时配合长Ⅲ类牵引,行上唇系带成形手术。

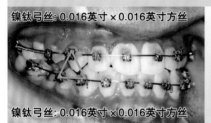

镍钛弓丝: 0.016英寸×0.016英寸方丝

镍钛弓丝: 0.016英寸×0.016英寸方丝

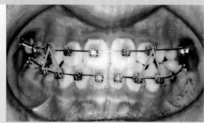

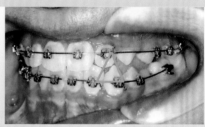

矫治开始后8个月(13岁1个月)　上下颌尖牙为中性关系,进行三角形牵引以建立紧密的尖窝咬合关系。

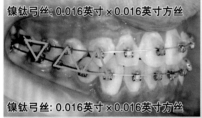

镍钛弓丝: 0.016英寸×0.016英寸方丝

镍钛弓丝: 0.016英寸×0.016英寸方丝

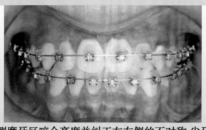

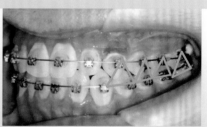

矫治开始后20个月(14岁1个月)　为增加左侧磨牙区咬合高度并纠正左右侧的不对称,尖牙、磨牙区进行三角形牵引,由于左侧垂直咬合高度较低,因此较对侧多一处牵引。

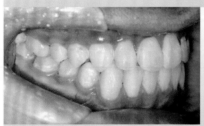

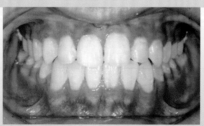

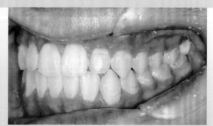

矫治结束时(14岁6个月)　磨牙区垂直咬合高度增加,两侧不对称咬合形态得到纠正,上下颌中线一致,前牙覆𬌗、覆盖正常,尖牙、磨牙均为中性关系,尖窝咬合关系紧密。

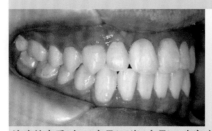

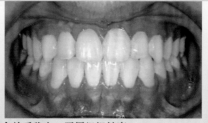

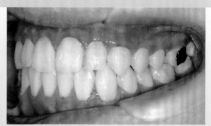

治疗结束后3年10个月(18岁4例月)　尖窝咬合关系稳定,牙周组织健康。

1-2　治疗开始至治疗后3年10个月的口内像

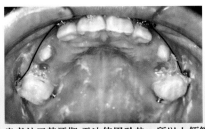 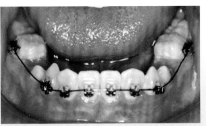

主动治疗开始时的治疗目的
降低咬合力,增加磨牙区垂直咬合高度,改善前牙覆𬌗、覆盖关系,纠正两侧下颌升支、髁突的不对称。

方法
上下颌粘接托槽(使用带后倾曲的0.014英寸澳丝:上颌20°,下颌30°,配合长Ⅲ类牵引),舌体上抬训练,颊部预热后行三指开口训练、唇肌功能训练和咀嚼功能训练,以纠正两侧咬肌、颞肌的不对称。

患者处于替牙期,无法使用𬌗垫,所以上颌第一磨牙𬌗面粘结树脂来打开咬合。

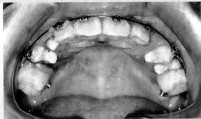 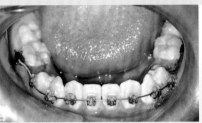

治疗开始3个月的治疗效果
前牙覆𬌗、覆盖改善,上、下颌中线一致。

下一步治疗目标
改善尖牙、磨牙为中性关系,开展上下颌第二前磨牙间隙。

方法
使用带后倾曲的0.016英寸澳丝,配合长Ⅲ类牵引,行舌体上抬训练、开闭口训练和伸上唇训练,一直持续至治疗结束。

磨除𬌗面粘结的树脂,上颌弓丝扩宽,防止咬合干扰。

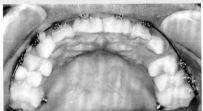 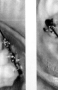

治疗开始8个月的治疗效果
上下颌第二前磨牙间隙充足,尖牙、磨牙达到中性关系,牙弓、牙槽弓形态良好,舌体运动的固有口腔空间充足。

下一步治疗目标
尖牙、磨牙区建立紧密的尖窝咬合关系。

方法
使用0.016英寸×0.016英寸镍钛方丝,配合尖牙区三角形牵引。

通过舌体上抬训练,舌体逐渐缩小。

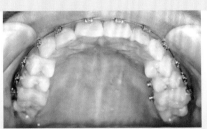 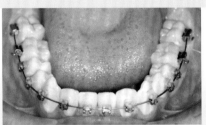

治疗开始20个月的治疗效果
四颗第二前磨牙排齐入牙列,尖牙、磨牙为中性关系。

下一步治疗目标
尖牙、磨牙建立紧密的尖窝咬合关系。

方法
下颌第二磨牙粘接颊面管,使用0.016英寸×0.016英寸镍钛方丝,配合磨牙区三角形牵引。

下颌第二恒磨牙粘接颊面管,上颌磨牙粘接舌侧扣,配合三角形牵引,纠正两侧垂直咬合高度的不对称并建立紧密的尖窝咬合关系。

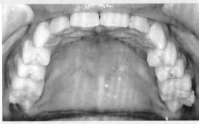 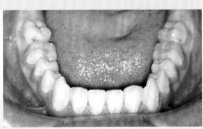

治疗结束时
上下尖牙、磨牙中性关系,咬合紧密,咬肌、颞肌肌力缓解,两侧肌张力对称,咬合高度增加、左右基本对称。继续进行舌体上抬训练、开闭口训练和咬合薄弱侧的咀嚼功能训练。

保持
白天佩戴可摘式保持器,夜间佩戴正位器,戴用两年以上。

下颌第二恒磨牙略有颊舌向调整并直立,形成稳定的牙弓形态(右侧由于智齿牙胚的干扰,直立程度稍不足)。

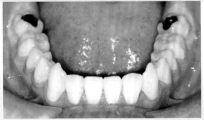 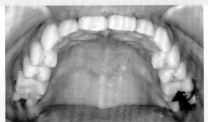

治疗结束后3年10个月所见
上下颌尖牙、磨牙为中性关系,牙弓、牙槽弓形态稳定,尖牙、磨牙区尖窝咬合关系紧密、稳定。进行口腔卫生指导,防止龋齿的发生。

舌体运动空间充足,上下颌牙弓形态维持稳定,龋齿有所增加。

| 初诊时(12岁4个月) | 治疗结束时(14岁6个月) | 治疗结束后3年10个月(18岁4个月) |
|---|---|---|

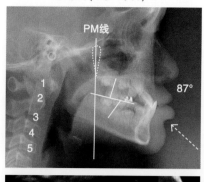 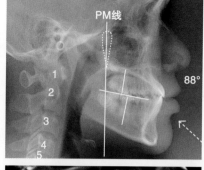 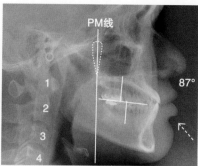

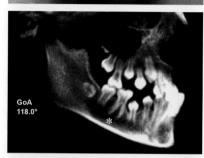 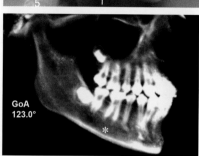 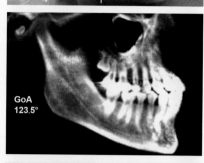

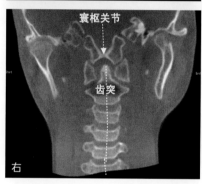 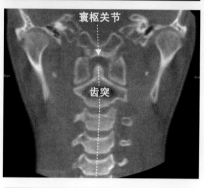 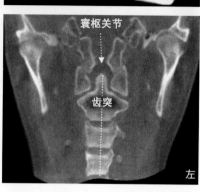

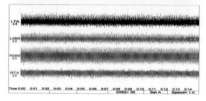

**头颅侧位片、CT(近远中向斜位oblique)所见**

- 下颌前突。
- 舌骨垂直向位置可,上颌发育不足,下颌发育过度。
- 第二恒磨牙均位于PM线前方。
- 上颌第一恒磨牙相对于咬合平面向远中倾斜,下颌第一恒磨牙向近中倾斜。
- 磨牙区垂直咬合高度较低。

**CT(冠状位)所见**

- 颈椎和齿突向右侧弯曲,左侧下颌升支、髁突发育不足,左右不对称。

**肌电图所见**

- 咬肌、颞肌功能活动过强且左右不对称。

**头颅侧位片、CT(近远中向斜位oblique)所见**

- 协调美观的软组织侧貌。
- 颌间关系良好,咬合关系良好。
- 上下颌第一恒磨牙长轴与咬合平面垂直,磨牙区垂直咬合高度增加,前牙覆殆、覆盖关系改善。

**CT(冠状位)所见**

- 颈椎和齿突的弯曲有所改善,两侧下颌支、髁突的不对称情况有所改善。

**肌电图所见**

- 咬肌、颞肌功能活动减弱,左右大致对称。

**头颅侧位片、CT(近远中向斜位oblique)所见**

- 软组织侧貌较丰满。
- 舌骨水平位置接近PM线,上颌向前生长。
- 上下颌第一恒磨牙长轴与咬合平面垂直,咬合关系稳定。
- 治疗结束时并非完全平行的下牙牙根变得更加平行,推测是由于获得了完善的功能以及紧密的咬合关系的结果。

**CT(冠状位)所见**

- 颈椎和齿突的弯曲基本得到纠正。

**肌电图所见**

- 咬肌、颞肌功能活动进一步降低,左右基本对称。

1-3 初诊至治疗结束后 3 年 10 个月的头颅侧位片、CT ( 近远中向斜位、冠状位 ) 图像和肌电图

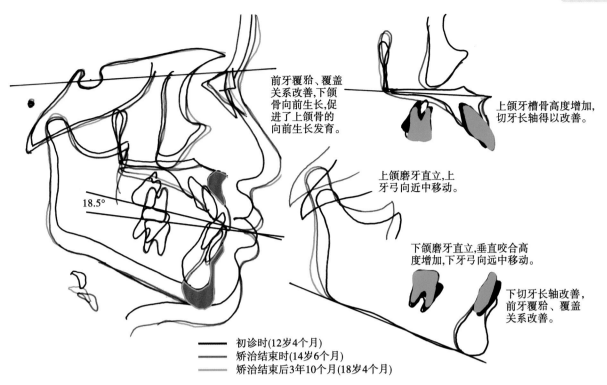

前牙覆𬌗、覆盖
关系改善,下颌
骨向前生长,促
进了上颌骨的
向前生长发育。

上颌牙槽骨高度增加,
切牙长轴得以改善。

上颌磨牙直立,上
牙弓向近中移动。

下颌磨牙直立,垂直咬合高
度增加,下牙弓向远中移动。

下切牙长轴改善,
前牙覆𬌗、覆盖
关系改善。

18.5°

初诊时(12岁4个月)
矫治结束时(14岁6个月)
矫治结束后3年10个月(18岁4个月)

|  | 初诊时 | 治疗结束时 | 治疗结束后3年10个月 | 治疗开始到矫治结束<br>后3年10个月的变化 |
|---|---|---|---|---|
| SNA | 76.0° | 85.0° | 85.0° | + 9.0° |
| SNB | 81.0° | 85.0° | 85.5° | + 4.5° |
| ANB | − 5.0° | 0.0° | − 0.5° | + 4.5° |
| GoA | 118.0° | 123.0° | 123.5° | + 5.5° |
| F.Occp-AB | 69.0° | 88.0° | 87.5° | + 18.5° |
| U1 to SN | 105.0° | 111.0° | 111.0° | + 6.0° |
| L1 to Dc-L1i | 96.5° | 94.5° | 94.0° | − 2.5° |

1-4 初诊至治疗结束后3年10个月的X线头影测量结果及重叠图(以S点为原点的SN平面重叠,以
ANS为原点的腭平面重叠,以Me为原点的下颌平面重叠)

## 病例2

（术者：小野美代子）

## 前牙区拥挤伴上颌发育不足、下颌发育过度的Ⅲ类深反覆殆病例（非拔牙矫治）

外院诊断为手术病例,通过降低咬肌、颞肌功能活动使磨牙咬合高度增加,9个月改善前牙覆殆、覆盖

患者:13岁4个月,女性。

主诉:反殆,前牙区拥挤,不愿接受手术治疗。

初诊检查:磨牙完全近中关系(上颌发育不足,下颌发育过度),上颌牙弓、牙槽弓狭窄,牙列拥挤。

矫治器治疗:上下颌粘接托槽(使用带后倾曲的澳丝,配合长Ⅲ类牵引,尖牙、磨牙区进行三角形牵引)。

功能恢复治疗:舌体上抬训练、三指开口训练和唇肌功能训练。

治疗结果:磨牙区垂直咬合高度增加,咬合打开,前牙覆殆、覆盖关系得到改善。磨牙、尖牙为中性关系,尖窝咬合关系紧密。特别是上下颌第一恒磨牙牙长轴、咬合力均与咬合平面垂直,建立了磨牙支持的咬合状态,获得了协调、美观的软组织侧貌,牙周组织健康,咬合关系维持稳定。

治疗期间:22个月。

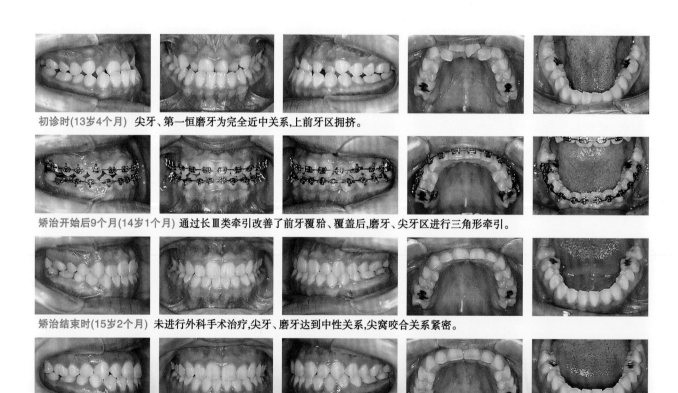

初诊时(13岁4个月) 尖牙、第一恒磨牙为完全近中关系,上前牙区拥挤。

矫治开始后9个月(14岁1个月) 通过长Ⅲ类牵引改善了前牙覆殆、覆盖后,磨牙、尖牙区进行三角形牵引。

矫治结束时(15岁2个月) 未进行外科手术治疗,尖牙、磨牙达到中性关系,尖窝咬合关系紧密。

矫治结束后5年2个月(20岁4个月) 咬合关系稳定,牙周组织健康。

2-1 初诊至治疗结束后5年2个月的口内像

初诊时(13岁4个月)　　　　　治疗结束时(15岁2个月)　　　　治疗结束后5年2个月(20岁4个月)

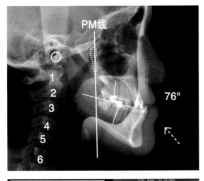 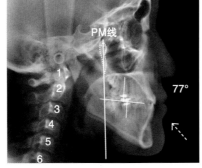 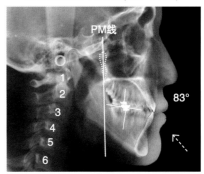

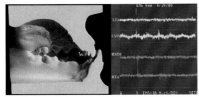 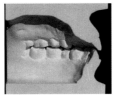 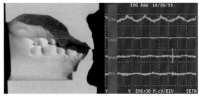

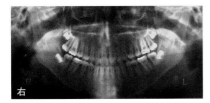 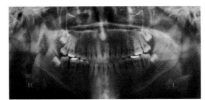 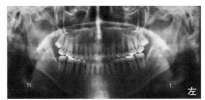

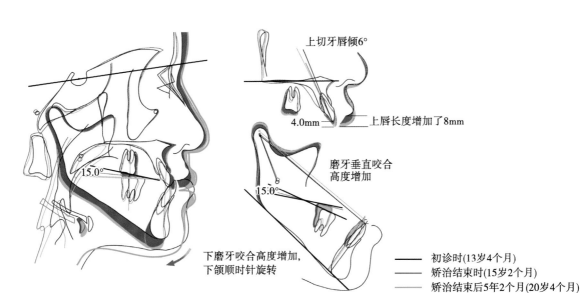

上切牙唇倾6°

上唇长度增加了8mm

4.0mm

磨牙垂直咬合高度增加

15.0°

15.0°

下磨牙咬合高度增加,下颌顺时针旋转

—— 初诊时(13岁4个月)
—— 矫治结束时(15岁2个月)
—— 矫治结束后5年2个月(20岁4个月)

| | 初诊时 | 治疗结束时 | 治疗结束后5年2个月 | 治疗开始到矫治结束后5年2个月的变化 |
|---|---|---|---|---|
| SNA | 78.5° | 80.0° | 80.0° | + 1.5° |
| SNB | 82.5° | 81.0° | 80.0° | − 2.5° |
| ANB | − 4.0° | − 1.0° | 0.0° | + 4.0° |
| GoA | 140.0° | 137.0° | 135.0° | − 5.0° |
| F.Occp-AB | 75.0° | 85.0° | 90.0° | + 15.0° |
| U1 to SN | 102.0° | 106.0° | 108.0° | + 6.0° |
| L1 to Dc-L1i | 81.5° | 81.0° | 81.0° | − 0.5° |

2-2　初诊至治疗结束后5年2个月的头颅侧位片,矢状面模型,肌电图,全口曲面断层片和头影测量及重叠分析结果

问题

# 12

关 键 词

- 鼻呼吸,正常的吞咽方式
- 上下唇长度黄金比例
  (1.0:1.7)
- 磨牙支持的咬合状态
- 过矫正

# 咬合关系长期稳定的病例有什么共同点吗?

通过对咬合关系稳定的病例进行长期观察,无论有无生长发育或是否接受了拔牙矫治,分别从矫治结束时和矫治后分析其共性。

## 1. 矫治结束时,面部软组织形态、颌间关系、咬合形态和功能方面的共同点

### 1) 面部软组织形态

正面观左右不对称减轻,上下唇长度接近黄金比例(1.0:1.7)(图1)。

### 2) 颌间关系(颌面部骨骼形态)

对于Ⅱ类患者,ANB角很难改善到正常值的1倍标准差范围以内,但是对于Ⅲ类患者是可以实现的(图2)。

### 3) 咬合形态

①建立了上下颌尖牙、磨牙的Ⅰ类咬合关系。
②磨牙咬合高度左右基本对称,上下颌中线基本一致。
③牙弓、牙槽弓形态稳定。
④尖牙、磨牙尖窝交错咬合紧密。
⑤上下颌第一恒磨牙牙长轴与咬合平面垂直,建立了磨牙支持(咬合力与咬合平面垂直,关节无额外负担)的咬合状态(图2)。
⑥前牙区覆𬌗轻度过矫正(图3)。
⑦上前牙牙长轴倾斜度轻度过矫正。

### 4) 功能(图4)

①舌体可上抬,获得鼻呼吸及正常的吞咽方式。
②咬肌、颞肌肌力正常,左右对称。
③软组织侧貌协调。

---

注1:深覆𬌗病例,无论Ⅱ类或Ⅲ类患者前牙均改善为浅覆𬌗。其原因是深覆𬌗病例矫治后咬合力仍过强,磨牙区咬合高度有降低的趋势,从而使深覆𬌗复发。
　　另一方面,对于开𬌗病例,无论Ⅱ类或Ⅲ类患者前牙均改善为稍深的覆𬌗,其原因是开𬌗病例矫治后咬合力仍较弱,磨牙咬合高度有增加趋势,从而使覆𬌗变浅。

注2:Ⅱ类病例,上颌切牙改善到稍舌倾的状态,其原因是矫治后上唇肌的肌张力仍较薄弱,下颌的生长及运动都可能造成上前牙唇向倾斜。相反,Ⅲ类病例矫治后上唇肌张力紧张易造成上颌切牙舌向倾斜,故应将上颌切牙改善到略唇倾的位置。

| 矫治结束时处于生长发育期的 下颌后缩型Ⅱ类深覆𬌗非拔牙病例 | |
|---|---|
| 初诊时(7岁10个月) | 矫治结束时(14岁0个月) |

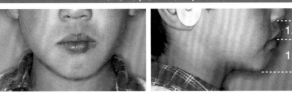
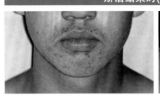
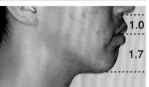

1.0
1.5

1.0
1.7

➡ 参照病例1

| 矫治结束时处于生长发育期的 下颌后缩型Ⅱ类开𬌗拔牙病例 | |
|---|---|
| 初诊时(7岁7个月) | 矫治结束时(12岁6个月) |

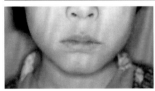
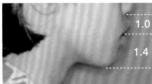
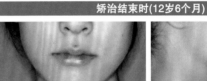
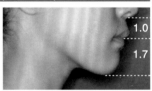

1.0
1.4

1.0
1.7

➡ 参照病例3

| 矫治结束时处于生长发育终止期的上颌 发育不足、下颌发育过度Ⅲ类开𬌗拔牙病例 | |
|---|---|
| 初诊时(11岁11个月) | 矫治结束时(15岁6个月) |

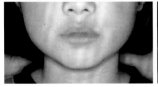
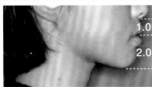
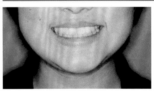
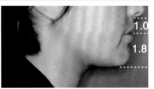

1.0
2.0

1.0
1.8

➡ 参照病例4

| 矫治开始时处于生长发育终止期的 下颌发育过度Ⅲ类开𬌗拔牙病例 | |
|---|---|
| 初诊时(25岁3个月) | 矫治结束时(29岁0个月) |

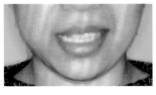
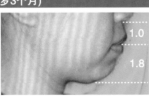
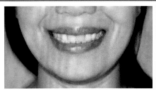
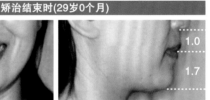

1.0
1.8

1.0
1.7

➡ 参照病例7

**图1　矫治结束时,观察颜面部变化的共同特点**
初诊时表现的左右不对称均有所减轻,上下唇长度比接近黄金比例(1.0∶1.7)。

咬合关系长期稳定的病例有什么共同点吗？

| 处于生长发育期的下颌后缩型<br>Ⅱ类开𬌗拔牙病例 | 生长发育终止期的上颌发育不足,下颌<br>发育过度的Ⅲ类开𬌗拔牙病例 |
|---|---|
| 矫治结束时(12岁6个月) | 矫治结束时(15岁6个月) |

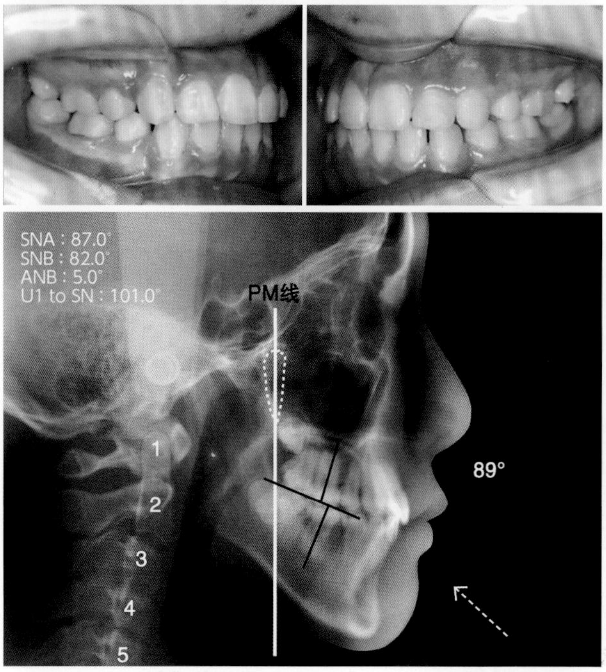

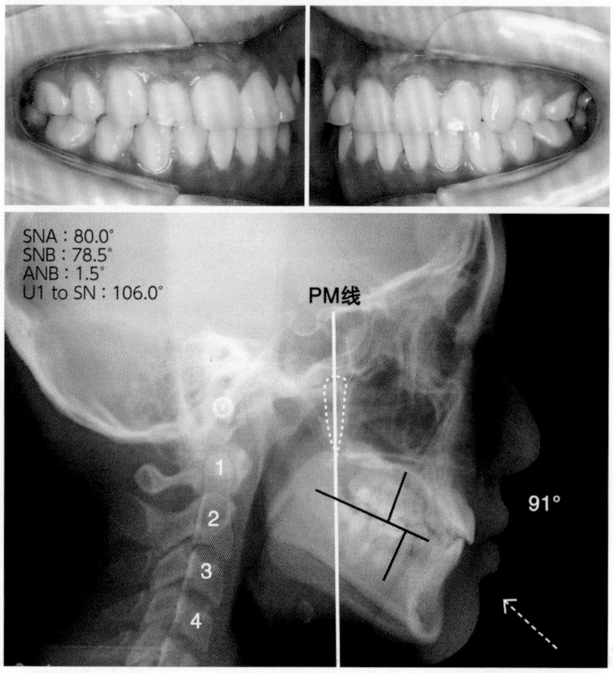

SNA：87.0°
SNB：82.0°
ANB：5.0°
U1 to SN：101.0°

PM线

89°

➡ 参照病例3

SNA：80.0°
SNB：78.5°
ANB：1.5°
U1 to SN：106.0°

PM线

91°

➡ 参照病例4

| 生长发育终止期的下颌后缩型<br>Ⅱ类开𬌗非拔牙病例 | 生长发育终止期的下颌发育<br>过度的Ⅲ类开𬌗拔牙病例 |
|---|---|
| 矫治结束时(24岁10个月) | 矫治结束时(29岁0个月) |

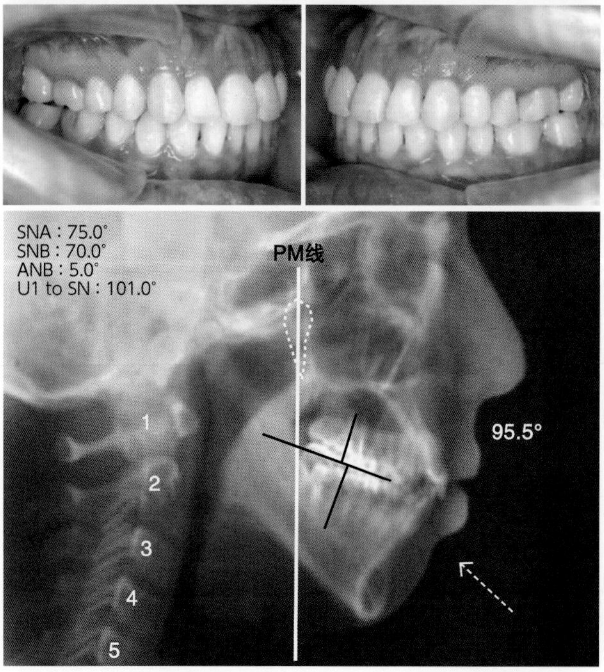

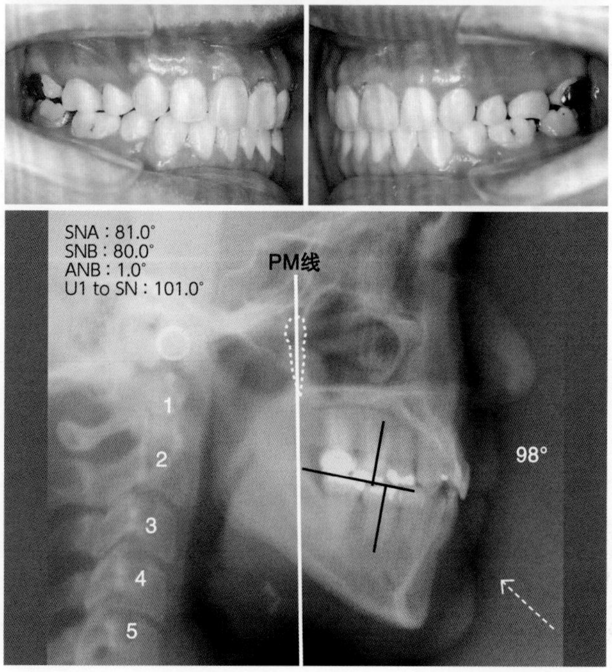

SNA：75.0°
SNB：70.0°
ANB：5.0°
U1 to SN：101.0°

PM线

95.5°

➡ 参照病例6

SNA：81.0°
SNB：80.0°
ANB：1.0°
U1 to SN：101.0°

PM线

98°

➡ 参照病例7

**图2　矫治结束时,颌间关系、咬合形态的共同特点**

颌间关系：ANB角在Ⅱ类病例中不能改善至正常值的1倍标准差范围以内,但在Ⅲ类病例中可以改善到正常值的1倍标准差范围以内。

咬合形态：上下颌尖牙、磨牙Ⅰ类咬合关系,磨牙牙轴及咬合力均与咬合平面垂直,尖窝交错咬合紧密,建立了磨牙支持的咬合状态。

| 处于生长发育期的下颌后缩型<br>Ⅱ类深覆殆拔牙病例 | | |
| --- | --- | --- |
| 初诊时(9岁9个月) | 矫治结束时(12岁4个月) | 矫治结束后45年2个月(57岁6个月) |

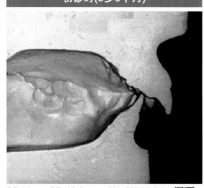 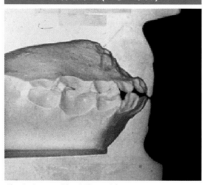 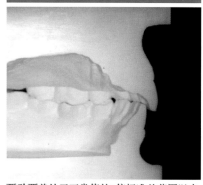

OJ:11mm.OB:10.0mm. U1-SN:106.0°,深覆殆深覆盖,上前牙唇倾。

前牙对刃,上前牙稍显舌倾(U1-SN: 81.0°),处于过矫正状态。

覆殆覆盖处于正常值的1倍标准差范围以内,上下前牙倾斜度良好(OJ: 2.0mm.OB:2.5mm. U1-SN: 100.5°)。

| 处于生长发育期的下颌后缩型<br>Ⅱ类开殆拔牙病例 | | |
| --- | --- | --- |
| 初诊时(9岁7个月) | 矫治结束时(14岁9个月) | 矫治结束后15年0个月(29岁9个月) |

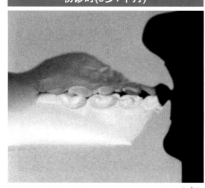 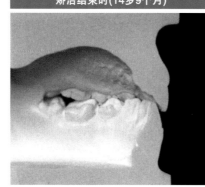 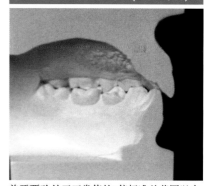

OJ:0.0mm.OB:–3.0mm. U1-SN:109.5°,上切牙唇倾,前牙开殆。

前牙覆殆较深,OB:3.0mm. 上前牙稍显舌倾。U1-SN:91.0°,处于过矫正状态。

前牙覆殆处于正常值的1倍标准差范围以内,上下前牙倾斜度良好(OJ:2.5mm. OB:2.0mm. U1-SN:105.0°)。

图3 矫治结束时,咬合形态(特别是前牙覆殆)的共同特点
不论是下颌后缩型Ⅱ类深覆殆拔牙病例还是下颌后缩型Ⅱ类开殆拔牙病例,在生长发育期前牙的覆殆和倾斜度都要进行过矫正,目的是希望矫治后自行调整到正常范围。

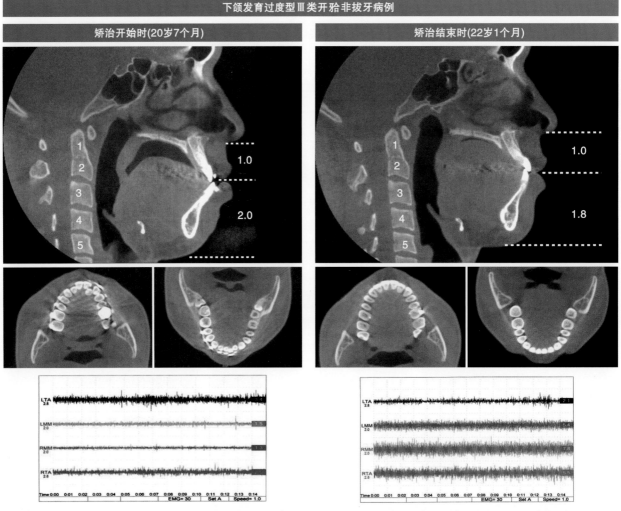

下颌发育过度型Ⅲ类开殆非拔牙病例

| 矫治开始时(20岁7个月) | 矫治结束时(22岁1个月) |
|---|---|

1. 舌骨位于正常位置稍下方,舌体上抬运动困难(舌背无法触及上腭),由于呼吸道狭窄,导致口呼吸、异常吞咽,上下牙弓、牙槽弓狭窄,下前牙唇倾。而且,部分磨牙舌倾,并未排列在牙槽骨内。
2. 咬肌肌力低(咬合力较弱),磨牙咬合高度较高,造成前牙浅覆殆。

1. 舌骨向正常位置移动,舌体上抬运动自如,舌背可轻松贴于上腭,呼吸道变宽,获得鼻呼吸及正常的吞咽方式。因而,口内外肌力平衡,上下牙弓、牙槽弓形态正常,下前牙唇倾得以改善,所有牙齿均位于牙槽骨的松质骨内。
2. 咬肌肌力增高(咬合力增加),磨牙咬合高度减少,前牙覆殆趋于正常。

图4 矫治结束时,颌间关系、咬合形态、肌功能方面的共同特点

## 2. 矫治结束后,面部软组织形态、颌间关系、咬合形态以及功能方面的共同点

### 1) 颜面部

矫治结束时,正面观左右对称,上下唇长度比呈黄金比例(1.0∶1.7),形成了软组织侧貌协调美观的鼻唇角和颏唇沟形态(图5)。

(例外:下颌发育过度的Ⅲ类反殆患者,如果 ANB 为-10.0°,则无法改善)

### 2) 颌间关系(颜面部及颌骨形态)

在矫治结束时处于生长发育期的Ⅱ类患者,不管拔牙与否,ANB 均可以改善到正常值1倍标准差范围以内。但是,对于生长发育终止期的Ⅱ类患者,不管拔牙与否,ANB 均不能改善到正常值1倍标准差范围以内。

对于Ⅲ类患者,在矫治结束时颌间关系应该改善得更好。

(例外:下颌发育过度的Ⅲ类反殆病例,ANB 从-10.0°改善为-5.0°,未改善到正常值1倍标准差范围以内)

| 治疗结束时处于生长发育期的下颌后缩型Ⅱ类深覆盖非拔牙病例 | 治疗结束时处于生长发育期的下颌后缩型Ⅱ类开骀拔牙病例 |
|---|---|
| 矫治结束后3年1个月(17岁1个月) | 矫治结束后12年3个月(24岁9个月) |

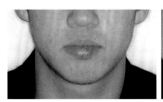 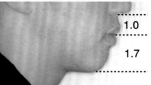

➡ 参照病例1

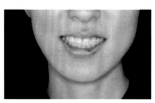 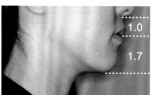

➡ 参照病例3

| 治疗结束时处于生长发育期的上颌发育不足、下颌前突的Ⅲ类开骀拔牙病例 | 治疗开始时生长发育停止的下颌前突的Ⅲ类开骀拔牙病例 |
|---|---|
| 矫治结束后5年0个月(20岁6个月) | 矫治结束后5年0个月(34岁0个月) |

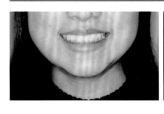 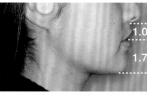

➡ 参照病例4

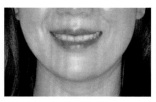 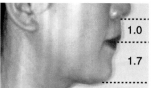

➡ 参照病例7

**图5　矫治结束后,颜面部的共同特点**
矫治结束时,正面观左右对称,上下唇长度呈黄金比例(1.0:1.7 关系),形成了软组织侧貌协调美观的鼻唇角和颏唇沟形态。

## 3) 咬合形态(图6~图9)

①上下颌尖牙、磨牙维持Ⅰ类咬合关系。
②磨牙咬合高度左右对称,上下中线一致。
③牙弓、牙槽弓形态稳定。
④尖牙、磨牙尖窝交错咬合紧密。
⑤上下颌第一恒磨牙牙长轴与咬合平面垂直,建立了磨牙支持的咬合状态。
⑥上颌第一恒磨牙牙长轴的延长线通过 key ridge 点并与咬合平面垂直。
⑦建立了对颞下颌关节无负担的切牙引导及磨牙区支持的咬合状态。
⑧前牙覆骀正常。
⑨上颌切牙倾斜度在正常值1倍标准差范围以内。
⑩矫治结束时同矫治前牙齿数目一致,牙体及牙周组织健康。

## 4) 功能(图9,图10)

①舌体上抬容易,维持了鼻呼吸和正常的吞咽方式。
②咬肌、颞肌功能正常,左右对称。
③维持了正常的口唇形态。
从以上咬合形态共性得知,无论有无生长发育潜力、是否拔牙矫治,在矫治结束时能达到以上咬合标准是维持咬合长期稳定的关键。

通过实际病例(病例1~病例7),向大家展示了稳定的咬合状态。

**治疗结束时处于生长发育期的下颌后缩型Ⅱ类开㬬拔牙病例**

**矫治结束后15年0个月(29岁9个月)**

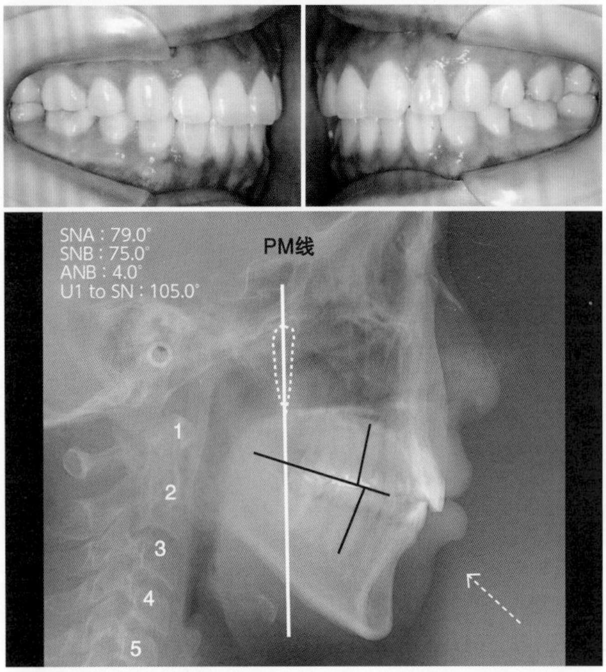
SNA : 79.0°
SNB : 75.0°
ANB : 4.0°
U1 to SN : 105.0°
PM线
1
2
3
4
5

**治疗结束时处于生长发育期的上颌发育不足、下颌发育过度的Ⅲ类开㬬拔牙病例**

**矫治结束后12年8个月(28岁1个月)**

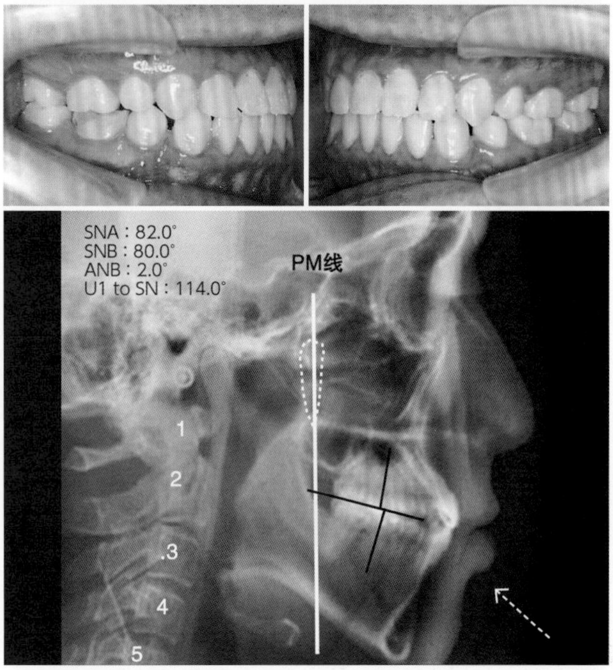
SNA : 82.0°
SNB : 80.0°
ANB : 2.0°
U1 to SN : 114.0°
PM线
1
2
3
4
5

**治疗开始时生长发育终止期的下颌后缩Ⅱ类开㬬非拔牙病例**

**矫治结束后4年2个月(29岁0个月)**

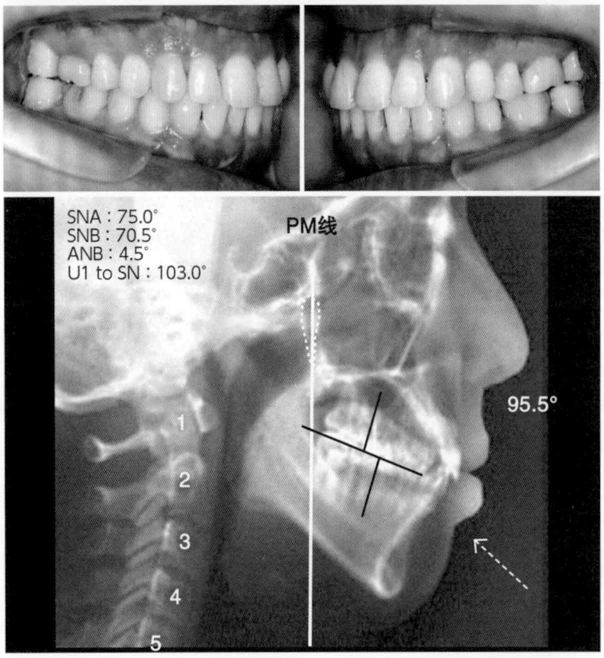
SNA : 75.0°
SNB : 70.5°
ANB : 4.5°
U1 to SN : 103.0°
PM线
95.5°
1
2
3
4
5

➡ 参照病例6

**治疗开始时生长发育终止期下颌发育过度的Ⅲ类开㬬拔牙病例**

**矫治结束后5年0个月(34岁0个月)**

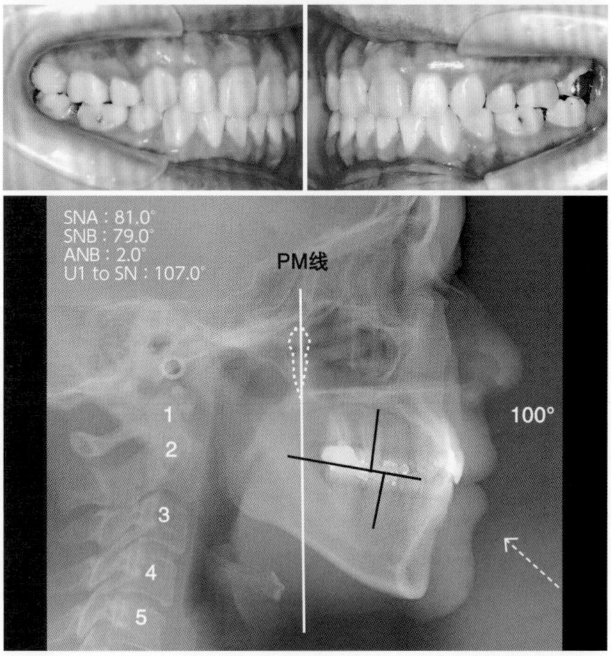
SNA : 81.0°
SNB : 79.0°
ANB : 2.0°
U1 to SN : 107.0°
PM线
100°
1
2
3
4
5

➡ 参照病例7

图6 **矫治结束后,颌间关系、咬合形态的共同特点**

**颌间关系:**对于矫治结束时处于生长发育期的Ⅱ类患者,ANB 可以改善为正常值的 1 倍标准差范围以内,但是矫治开始时已进入生长发育终止期的Ⅱ类患者,很难将 ANB 角改善到正常值的 1 倍标准差范围以内。对Ⅲ类患者长期观察显示矫治后比矫治刚结束时的颌间关系更完美。

**咬合形态:**上下颌尖牙、第一恒磨牙中性关系,咬合平面与上下颌磨牙牙长轴垂直,紧密的尖窝咬合形态,获得了磨牙支持的咬合状态。

| 治疗结束时处于生长发育期的下颌后缩型Ⅱ类深覆𬌗非拔牙病例 | 治疗结束时处于生长发育期的下颌发育过度型Ⅲ类开𬌗非拔牙病例 |
|---|---|
| 矫治结束后3年1个月(17岁1个月) | 矫治结束后3年2个月(17岁7个月) |

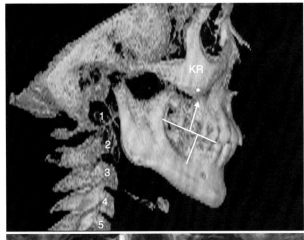 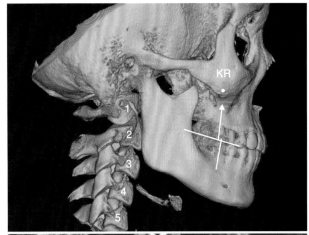

➡参见病例1　　　　➡参见病例2

**图7　矫治结束后咬合形态的共同特点**
上颌第一恒磨牙牙长轴延长线通过 key ridge(KR)，形成可承担咬合力的牙轴角度。

| 治疗结束时处于生长发育期的下颌后缩型Ⅱ类深覆𬌗非拔牙病例 | 治疗结束时处于生长发育期的下颌发育过度型Ⅲ类深反覆𬌗非拔牙病例 |
|---|---|
| 矫治结束后3年1个月(17岁1个月) | 矫治结束后3年2个月(17岁7个月) |

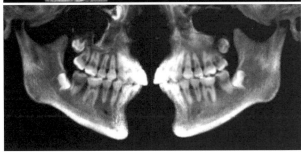 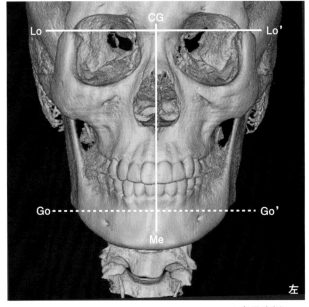

➡参见病例1　　　　➡参见病例2

**图8　矫治结束后，颌面部骨骼的共同特点**
Lo-Lo'连线成水平状态，通过 CG 点的垂线与正中线一致，Ⅱ类、Ⅲ类病例的上下颌中线和 Me 点均位于正中线上，形成左右对称的颜面形态。

| 治疗开始时生长发育终止期的<br>下颌后缩型Ⅱ类开殆非拔牙病例 | 治疗开始时生长发育终止期的上颌发育<br>不足、下颌发育过度的Ⅲ类开殆非拔牙病例 |
| --- | --- |
| 矫治结束后4年2个月(29岁0个月) | 矫治结束后16年5个月(33岁3个月) |

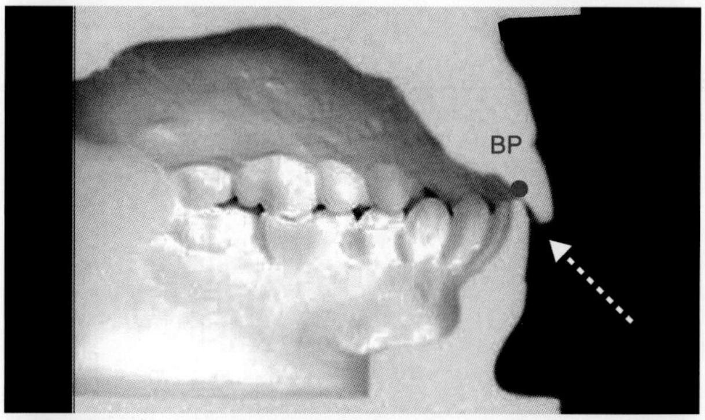

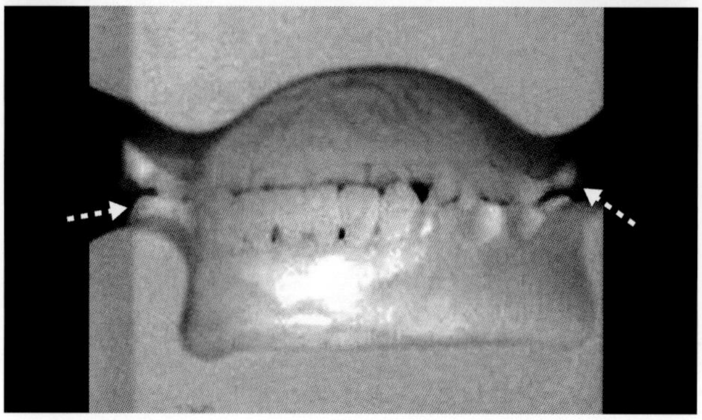

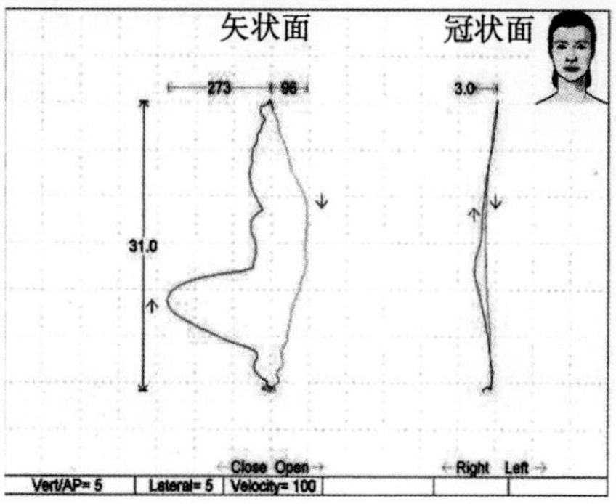

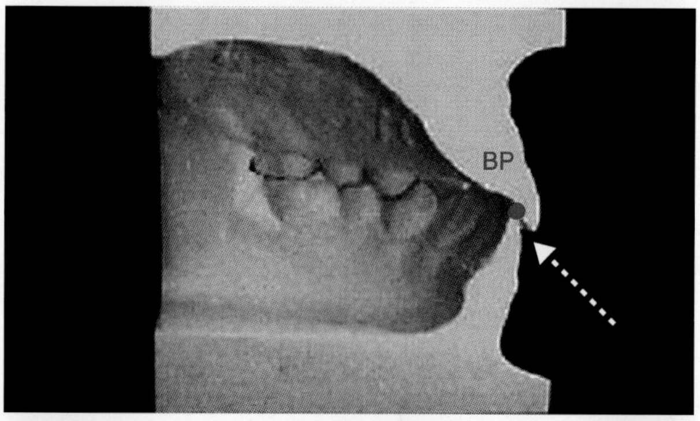

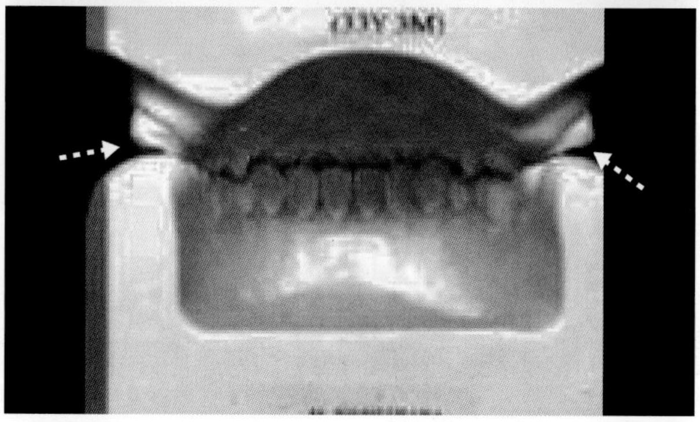

| 矫治结束时(24岁10个月) | 矫治结束时(16岁10个月) |
| --- | --- |

| 矫治结束后4年2个月(29岁0个月) | 矫治结束后16年2个月(33岁5个月) |

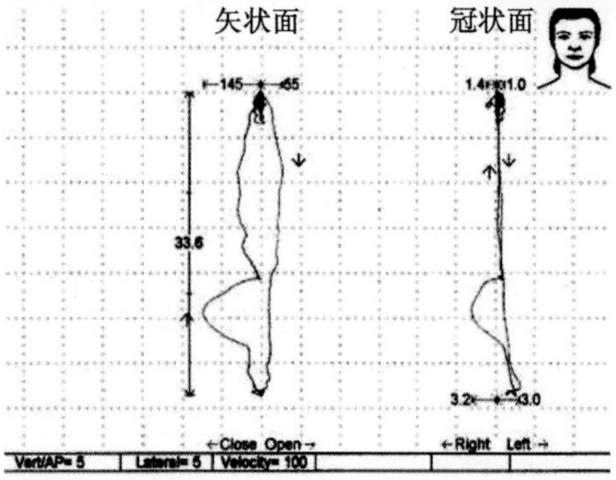

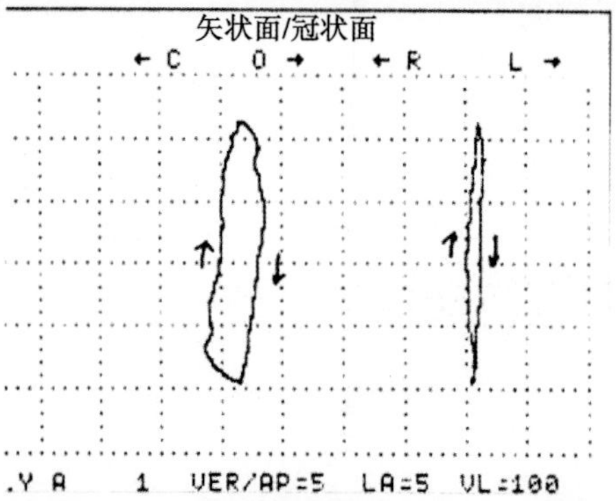

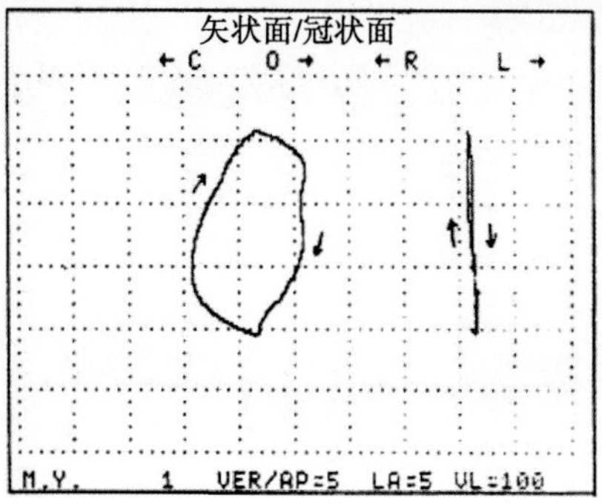

➡ 参见病例6

图9 矫治结束后,咬合形态的共同特点

模型所见:下切牙切端与上切牙舌侧隆突(Bp)接触,同时上颌磨牙略向颊倾,保证了下颌前伸(箭头)和侧方(箭头)运动
　　　　过程中无咬颌干扰。

MKG所见:与矫治结束时相比,下颌运动更加顺畅。

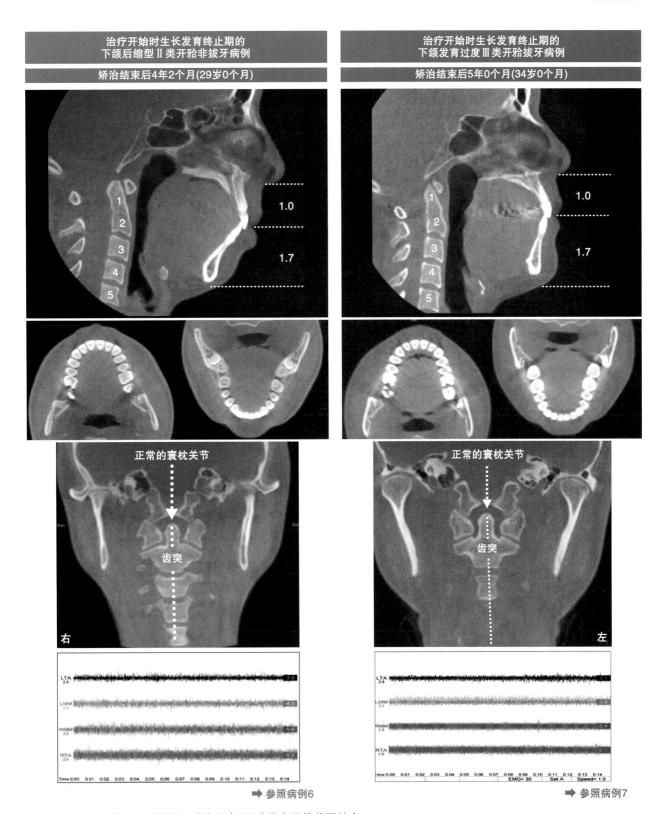

图 10　矫治结束后，颌间关系、咬合形态、肌功能方面的共同特点
1. 舌骨位于理想的垂直位置，舌体位置上移，舌背可贴于上腭，呼吸道较宽，维持了鼻呼吸及正常的吞咽方式。其结果：维持了良好的上下牙弓及牙槽弓形态，所有牙齿均排列于牙槽骨内。
2. 颈椎、齿突无异常，左右下颌升支、髁突形态对称。
3. 咬肌运动平衡，咬合力适中，左右对称。

**病例 1**

（术者：荒井志保）

# 矫治结束时处于生长发育期的下颌后缩型 II 类深覆𬌗病例（非拔牙）

患者：男性，7 岁 10 个月。

主诉：龅牙、下前牙双排牙求治。

全身状况：无异常。

初诊检查

1. **颜面部所见**：正面观左右不对称，侧貌下颌后缩。

2. **口内所见**：上下颌第一恒磨牙远中关系，下前牙严重拥挤。

3. **X 线头颅侧位片所见**：

1）呼吸、吞咽状况：舌骨在垂直向位置良好，舌体可上抬。呼吸道较宽，鼻呼吸，吞咽方式正常。

2）颌间关系：舌骨位于 PM 线后方，远离 PM 线，下颌后缩（SNB：72.0°，ANB：6.0°）。

3）咬合形态：上下颌第一恒磨牙牙长轴相对于咬合平面近中倾斜，咬合力呈较为分散的状态。

4. **矢状面模型所见**：上下颌第一恒磨牙牙冠短，造成后牙咬合高度较低（1-1 模型照片，箭头处），覆盖 1.5mm，覆𬌗 10.0mm，上切牙舌倾。

矫治方法

1. **矫治器矫治**：下颌𬌗垫打开咬合，上颌可摘式螺旋扩弓矫治器，上下颌粘托槽（戴入弯制后倾曲的澳丝），配合长 II 类牵引及三角牵引（尖牙、磨牙区），调整上颌牙弓牙槽弓形态，上牙弓向远中移动，下颌及下牙弓向近中移动，增加磨牙咬合高度，改善颌间及咬合关系。

2. **功能性恢复治疗**：舌体上抬训练、下颌前伸训练、开闭口运动、唇肌功能训练。

3. **拔牙部位**：非拔牙。

4. **矫治时间**：第一期：2 年 4 个月，第二期：2 年 4 个月。

5. **保持时间**：2 年。

矫治结果：矫治结束时所见

1. **颜面部所见**：正面观左右基本对称，侧貌观上下唇长度呈现黄金比例（1.0∶1.7）关系。

2. **口内所见**：上切牙过矫正，稍显唇倾，上下前牙全部位于牙弓内。上下中线一致，尖牙、磨牙 I 类咬合关系，尖窝交错，咬合紧密。

3. **X 线颅侧位片所见**：

1）呼吸、吞咽状况：舌骨垂直向位于理想位置，呼吸道增宽，鼻呼吸、正常吞咽方式得以维持。

2）颌间关系：ANB 从 6.0°改善为 4.5°，基本处于正常值的 1 倍标准差范围以内。

3）咬合形态：上颌切牙过矫正，稍显唇倾（U1-SN：83.5°→104.0°），上下颌第一恒磨牙牙长轴与咬合平面垂直，建立磨牙支持的咬合状态。

4. **矢状面模型所见**：上下颌磨牙牙冠高度有所增加（1-1 模型照片：黑色箭头处）。前牙覆𬌗：2.5mm，由于上切牙唇倾，覆盖为 2.0mm，形成了切牙引导的咬合状态。

矫治结束后 3 年 1 个月所见

1. **颜面部所见**：正面观左右对称，侧貌观上下唇长度比例关系维持黄金比例（1.0∶1.7）。

2. **口内所见**：上下颌中线一致，牙弓、牙槽弓形态稳定。尖牙、磨牙中性咬合关系，尖窝交错，咬合紧密。无龋齿发生，牙周组织非常健康。

3. **X 线头颅侧位片所见**：

1）呼吸、吞咽状况：维持鼻呼吸、正常吞咽方式。

2）颌间关系：ANB 为 3.5°，处于正常值 1 倍标准差范围以内。

3）咬合形态：上下颌切牙唇倾度良好（U1-SN：105.0°，L1-Dc-L1i：85.0°），上下颌第一恒磨牙牙长轴与咬合平面垂直，形成了磨牙支持的咬合状态。

4. **矢状面模型所见**：前牙覆𬌗、覆盖均为 2mm，下切牙切缘与上切牙舌面隆突（Bp）接触，维持了良好的切牙引导的咬合状态。

5. **EMG 所见**：咬肌、颞肌肌力左右对称，肌功能略强。因此，磨牙咬合高度及中线得以维持，但是，磨牙咬合高度有减小、前牙覆𬌗有加深趋势。

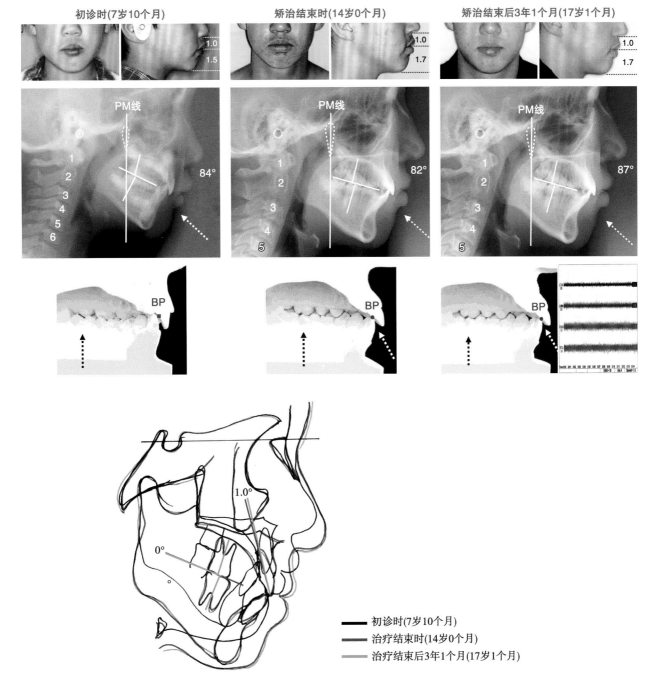

初诊时(7岁10个月)　　矫治结束时(14岁0个月)　　矫治结束后3年1个月(17岁1个月)

■ 初诊时(7岁10个月)
■ 治疗结束时(14岁0个月)
■ 治疗结束后3年1个月(17岁1个月)

|  | 初诊时 | 矫治结束时 | 矫治结束后3年1个月 | 矫治结束后的变化 | 正常均值±标准差 |
|---|---|---|---|---|---|
| SNA | 78.0° | 79.0° | 79.0° | 0° |  |
| SNB | 72.0° | 74.5° | 75.5° | +1.0° |  |
| ANB | 6.0° | 4.5° | 3.5° | −1.0° | 2.7°±1.54° |
| GoA | 130.0° | 128.0° | 128.0° | 0° |  |
| F.Occp-AB | 85.0° | 90.0° | 90.0° | 0° | 91.3°±4.42° |
| U1 to SN | 83.5° | 104.0° | 105.0° | +1.0° | 106.4°±5.08° |
| L1 to Dc-L1i | 83.0° | 81.0° | 85.0° | +4.0° | 88.9°±3.67° |

下颌向前生长发育，维持了上颌第一恒磨牙牙长轴与咬合平面垂直及磨牙支持的咬合状态。上前牙与矫治结束时相比有1.0°的唇倾，维持了切牙引导的咬合状态。

1-1　初诊至矫治结束后3年1个月的正面观、侧面观，X线头颅侧位片，矢状面模型照片和EMG，X线头影测量值及重叠图分析

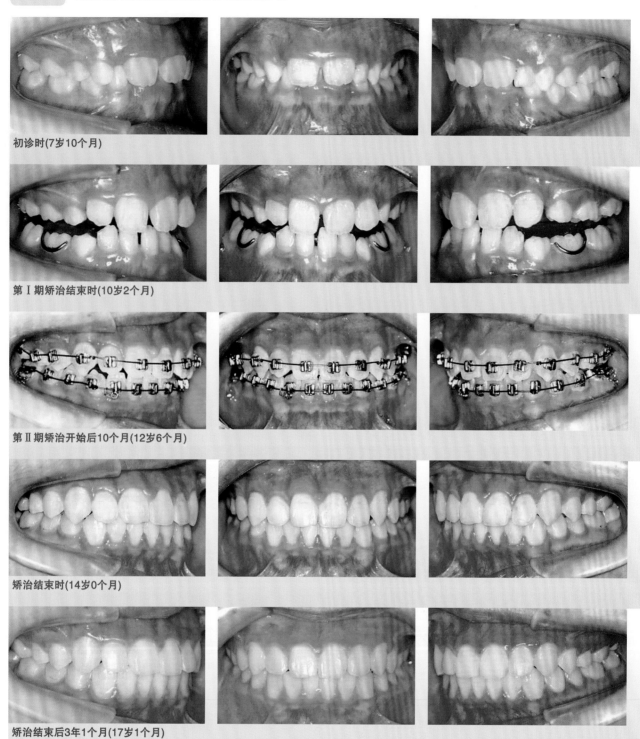

初诊时(7岁10个月)

第Ⅰ期矫治结束时(10岁2个月)

第Ⅱ期矫治开始后10个月(12岁6个月)

矫治结束时(14岁0个月)

矫治结束后3年1个月(17岁1个月)

1-2　初诊至矫治结束后 3 年 1 个月的口内像

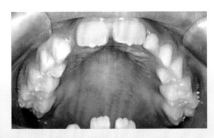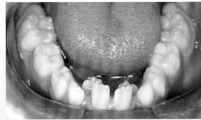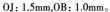

上下颌第一恒磨牙远中关系,前牙覆𬌗深,上切牙舌倾。
上下牙弓狭窄,上颌右侧乳侧切牙间隙不足尚未萌出,下前牙严重拥挤。
OJ：1.5mm,OB：1.0mm。

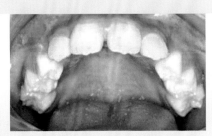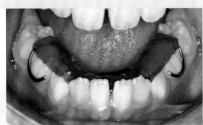

下颌戴入𬌗垫矫治器打开咬合,解除下前牙拥挤,但是上颌左右侧尖牙萌出间隙仍不足。

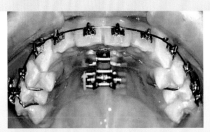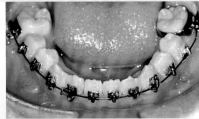

上颌可摘式螺旋扩弓矫治器,调整牙弓、牙槽弓形态,将上下颌尖牙排入牙列。
之后,等待上下颌第二恒磨牙萌出。

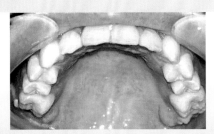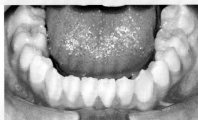

上下颌尖牙、磨牙中性咬合关系,上下颌切牙、尖牙全部整齐的排入到牙列中。
前牙覆𬌗稍浅,由于过矫正,上颌前牙稍显唇倾。
OJ：2.0mm,OB：2.5mm。

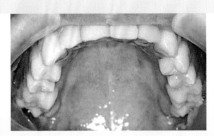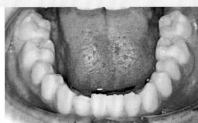

前牙牙轴倾斜度良好,覆𬌗、覆盖正常。
上下颌尖牙、磨牙中性咬合关系。
磨牙区尖窝交错,咬合紧密,牙周组织健康。
OJ：2.0mm,OB：2.0mm。

OJ：覆盖,OB：覆𬌗。

**病例 2**

（术者:荒井志保）

# 矫治结束时处于生长发育期的下颌发育过度Ⅲ类深反覆𬌗病例(非拔牙)

患者:女性,7岁7个月。　　　主诉:反𬌗,下前牙不齐。　　　全身状况:无异常。

**初诊检查**

1. **颜面部所见:**正面观左右不对称,侧貌上唇短,下颌突出。

2. **口内所见:**上下颌第一恒磨牙近中关系,上下前牙拥挤,右侧磨牙反𬌗,上唇系带短。

3. **X线头颅侧位片所见:**

1) 呼吸、吞咽状态:舌骨垂直位置良好,舌体可上抬,呼吸道较宽,鼻呼吸、吞咽方式正常。

2) 颌间关系:舌骨水平向接近PM线,下颌发育过度(SNB:86.0°,ANB:-5.0°)。

3) 咬合形态:上颌第一恒磨牙相对于咬合平面远中倾斜,下颌第一恒磨牙近中倾斜,近中关系有继续加重倾向,咬合力呈较为分散的形态。

4. **矢状面模型所见:**上下颌第一恒磨牙牙冠较短,造成磨牙咬合高度较低(2-1模型照片:黑箭头处),覆盖1.0mm,覆𬌗5.0mm,下切牙舌倾。

**矫治方法**

1. **矫治器矫治:**上颌戴入有扩大作用的舌弓,上下颌粘托槽[使用弯制后倾曲的澳丝,配合长Ⅲ类牵引和三角牵引(尖牙、磨牙区)],调整上颌牙弓、牙槽弓形态,上牙列近中移动,下牙列远中移动,增加磨牙咬合高度改善颌间关系。

2. **功能性恢复治疗:**舌体上抬训练,开闭口运动,口唇肌功能训练(增加上唇长度),嘱患者勿进行重力咀嚼运动。

3. **拔牙部位:**无。

4. **其他:**唇系带手术。

5. **矫治时间:**Ⅰ期:1年10个月,Ⅱ期:1年6个月。

6. **保持时间:**2年。

**矫治结果:矫治结束时所见**

1. **颜面部所见:**正面观大致对称,侧貌观面下部比例关系大致改善为黄金比例(1.0∶1.8)。

2. **口内所见:**由于过矫治,覆𬌗稍浅,牙弓、牙槽弓形态良好。右侧磨牙的反𬌗得以改善。尖牙、磨牙中性咬合关系,尖窝交错咬合紧密。

3. **X线头颅侧位片所见:**

1) 呼吸、吞咽状况:舌骨垂直位置良好,呼吸道较宽,建立了鼻呼吸和正常吞咽方式。

2) 颌间关系:ANB从-5.0°改变为1.0°,基本处于正常值的1倍标准差范围以内。

3) 咬合形态:上下颌第一恒磨牙牙长轴和咬合力均与咬合平面垂直,形成了磨牙支持的咬合状态。

4. **矢状面模型所见:**上下颌磨牙牙冠高度增加(2-1模型照片:黑箭头处),因而,覆𬌗改善为1.5mm,上切牙唇倾,前牙覆盖改善为1.5mm,形成了切牙引导的咬合状态。

5. **EMG所见:**咬肌、颞肌肌力不对称。

**矫治结束后3年2个月所见**

1. **颜面部所见:**正面观左右对称,侧貌观上唇伸长,面下部比例关系呈现出黄金比例(1.0∶1.7),美观的软组织侧貌形态。

2. **口内所见:**上下颌中线一致,稳定、良好的牙弓、牙槽弓形态。尖牙、磨牙中性咬合关系,尖窝交错咬合紧密。无龋齿,牙周组织非常健康。

3. **X线头颅侧位片所见:**

1) 呼吸、吞咽状况:维持鼻呼吸,吞咽方式正常。

2) 颌间关系:ANB为2.0°,处于正常值的1倍标准差范围以内。

3) 咬合形态:上下颌磨牙牙长轴与咬合平面垂直建立了磨牙支持的咬合状态。

4. **矢状面模型所见:**前牙覆盖1.5mm,覆𬌗2.5mm,下颌切牙切缘咬于上颌切牙腭侧Bp点,形成了切牙引导的咬合状态。

5. **EMG所见:**咬肌、颞肌肌力左右基本对称,因而,磨牙咬合高度左右对称,上下颌中线一致。

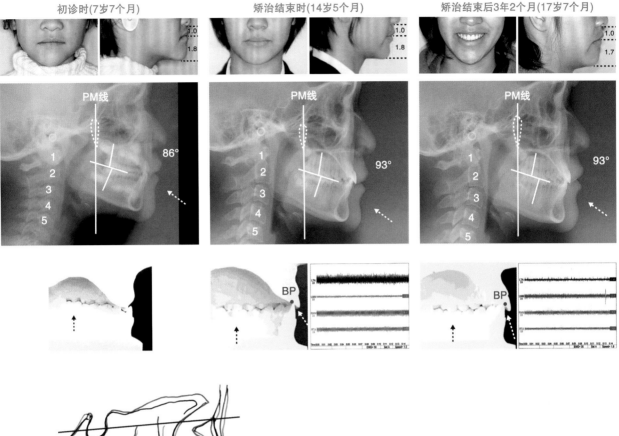

初诊时(7岁7个月) | 矫治结束时(14岁5个月) | 矫治结束后3年2个月(17岁7个月)

|  | 初诊时 | 矫治结束时 | 矫治结束后<br>3年2个月 | 矫治结束后<br>的变化 | 正常均值<br>±标准差 |
|---|---|---|---|---|---|
| SNA | 81.0° | 83.0° | 84.5° | +1.5° |  |
| SNB | 86.0° | 82.0° | 82.5° | +0.5° |  |
| ANB | −5.0° | 1.0° | 2.0° | +1.0° | 2.7° ± 1.54° |
| GoA | 118.0° | 118.0° | 120.0° | +2.0° |  |
| F.Occp-AB | 69.0° | 83.0° | 88.0° | +5.0° | 91.3° ± 4.42° |
| U1 to SN | 101.0° | 104.0° | 104.5° | +0.5° | 106.4° ± 5.08° |
| L1 to Dc-L1i | 103.0° | 105.0° | 104.0° | −1.0° | 88.9° ± 3.67° |

矫治结束时仍处于生长发育期,上下颌均向前下方生长发育。
因此矫治后咬合平面改变了5.0°,上颌第一恒磨牙近中倾斜,牙长轴与咬合平面垂直,维持了磨牙支持的咬合状态,上颌切牙比矫治结束时又有0.5°的唇倾,保持了切牙的咬合状态。

2-1　初诊至矫治结束后 3 年 2 个月的正面观、侧面观,X 线头颅侧位片,矢状面模型照片和 EMG,头影测量及重叠分析结果

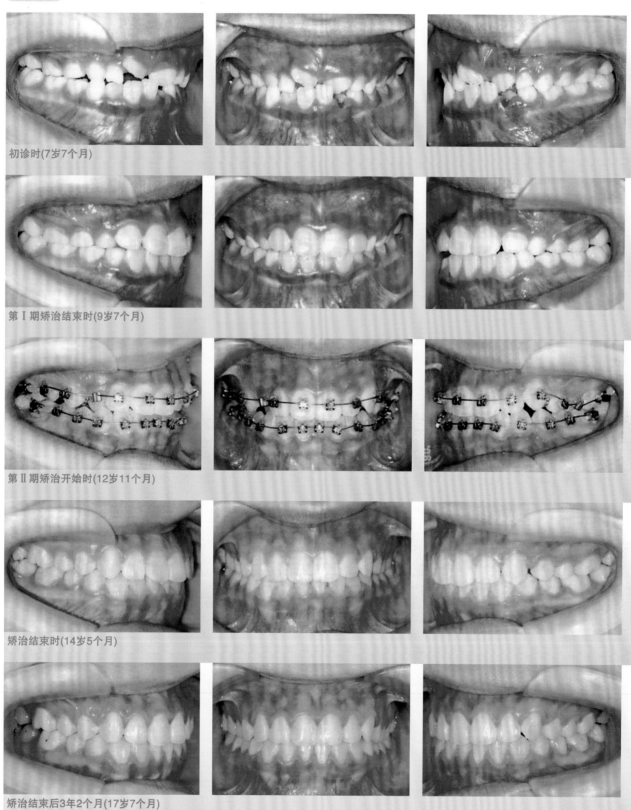

初诊时(7岁7个月)

第Ⅰ期矫治结束时(9岁7个月)

第Ⅱ期矫治开始时(12岁11个月)

矫治结束时(14岁5个月)

矫治结束后3年2个月(17岁7个月)

2-2　初诊至矫治结束后3年2个月的口内像

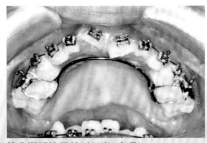 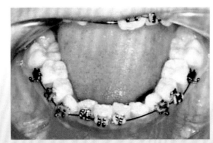

上下颌磨牙Ⅲ类咬合关系,上下前牙拥挤。
右侧磨牙区反𬌗,造成下颌右偏。
为了防止上颌腭弓有支抗曲作用维持磨牙远中倾斜,当反𬌗改善后立即去除。
OJ:1.0mm,OB:5.0mm。

第Ⅰ期矫治开始时(7岁9个月)

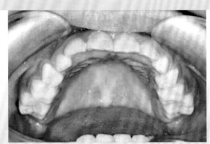 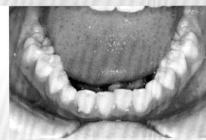

右侧磨牙及前牙反𬌗解除。
上颌外翻的左右中切牙得到纠正,上下颌中线一致,磨牙Ⅰ类咬合关系形成后去除矫治器,等待乳牙替换。

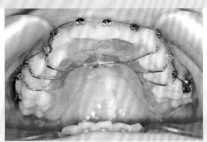 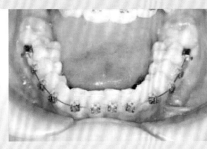

上颌可摘式螺旋扩弓矫治器,上下颌粘托槽,进行舌体上抬训练,开始Ⅱ期矫治。
上下中线一致。

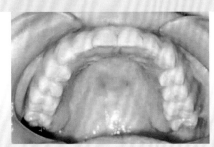 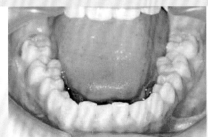

前牙覆𬌗、覆盖正常,上下颌牙弓、牙槽弓形态良好,右侧磨牙反𬌗得到纠正。尖牙、磨牙Ⅰ类咬合关系,尖窝交错咬合紧密。
OJ:1.5mm,OB:1.5mm。

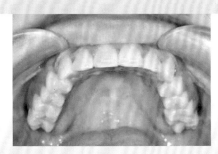 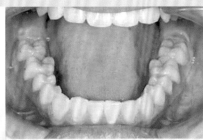

上下颌中线一致,上下颌尖牙、磨牙Ⅰ类咬合关系,牙弓、牙槽弓形态稳定。尖牙、磨牙尖窝交错、咬合紧密。
无龋齿,牙周组织非常健康。
OJ:1.5mm,OB:2.5mm。

OJ:覆盖,OB:覆𬌗。

## 病例 3

# 矫治结束时处于生长发育期的下颌后缩型 II 类开𬌗病例
# (拔牙部位:14,24,34,44)

患者:女性,7岁7个月。　　　主诉:开𬌗,"sa"发音不清。　　　全身症状:无异常。

初诊检查
　　1. **颜面部所见**:由于左侧胸锁乳突肌紧张,正面观向左侧偏斜,左右不对称,侧貌观下颌后缩。
　　2. **口内所见**:吮指造成前牙开𬌗,上牙弓、牙槽弓狭窄,上切牙明显唇倾。
　　3. **X 线头颅侧位片**:
　　1) 呼吸、吞咽状况:舌骨垂直位置靠下,呼吸道狭窄,造成口呼吸及异常吞咽方式。
　　2) 颌间关系:舌骨水平向位于 PM 线后方,抑制下颌向前发育,造成下颌后缩(SNB:76.0°,ANB:9.0°)。
　　3) 咬合形态:下颌第一恒磨牙相对于咬合平面近中倾斜,咬合力呈较为分散的状态。
　　4. **矢状面模型所见**:上颌切牙明显唇倾,覆盖:5.0mm,覆𬌗:8.0mm。

矫治方法
　　1. **矫治器矫治**:牙齿替换完毕后,上下颌粘托槽[使用末端带后倾曲的澳丝,配合短 II 类及三角牵引(切牙、尖牙、前磨牙区),拔牙间隙处平行牵引],竖直上下颌磨牙,使上牙弓近中移动、下牙弓远中移动改善颌间及咬合关系。
　　2. **肌功能恢复训练**:纠正吮指习惯(吮指侧手指包裹绷带阻止吮指),舌体上抬训练以及口唇肌功能训练。
　　3. **拔牙部位**:上下左右第一前磨牙共 4 颗。
　　4. **功能性恢复治疗及等待牙齿替换的观察时间**:3 年 1 个月。
　　5. **矫治时间(戴入托槽矫治时间)**:1 年 5 个月。
　　6. **保持时间**:2 年。

矫治结果:矫治结束时所见
　　1. **颜面部所见**:正面观左右不对称,侧面观面下部比例关系成黄金比例(1.0:1.7),协调美观的软组织侧貌形态。
　　2. **口内所见**:由于过矫正,覆𬌗稍深,下颌稍右偏,但是尖牙、磨牙 I 类咬合关系。上下颌牙弓、牙槽骨形态良好,舌体运动空间充足,尖牙、磨牙区尖窝交错咬合紧密。
　　3. **X 线头颅侧位片**:
　　1) 呼吸、吞咽状况:舌骨垂直位置良好,舌体位置上移,呼吸道增宽,获得鼻呼吸及正常的吞咽方式。
　　2) 颌间关系:ANB 5.0°,处于正常值的 1 倍标准差范围之内。
　　3) 咬合形态:上颌切牙过矫治到稍显舌倾的位置(U1-SN:101.0°),下颌第一恒磨牙牙长轴及咬合力均与咬合平面垂直,建立了磨牙支持的咬合状态。
　　4. **矢状面模型所见**:由于过矫治,上颌切牙稍显舌倾,前牙覆𬌗稍深,覆盖 1.3mm,覆𬌗 2.5mm,下颌第二磨牙舌倾(3-1 模型照片,黑箭头处)。
　　5. **EMG 所见**:右侧咬肌肌力较强,左右不对称,造成右侧磨牙舌向倾斜,磨牙咬合高度低,下颌右偏,导致上下颌中线不一致。

矫治结束后 12 年 3 个月
　　1. **颜面部所见**:正面观仍存在左右不对称,侧面观上下唇长度比例关系呈黄金比例(1.0:1.7),获得了协调美观的颏唇沟形态。
　　2. **口内所见**:上下颌尖牙、磨牙 I 类咬合关系,维持了非常稳定的咬合形态以及健康的牙周组织。
　　3. **X 线头颅侧位片**:
　　1) 呼吸、吞咽状况:舌骨垂直位置良好,舌体位置上移,呼吸道较宽,维持了鼻呼吸及正常的吞咽方式。
　　2) 颌间关系:ANB 2.0°,处于正常值的 1 倍标准差范围之内。
　　3) 咬合形态:上颌切牙倾斜度处于正常值 1 倍标准差范围之内(U1-SN:109.0°),下颌第一恒磨牙牙长轴与咬合平面垂直,维持了磨牙支持式咬合状态。
　　4. **矢状面模型所见**:覆盖 2.0mm,覆𬌗 2.5mm,下颌切牙切缘咬于上颌切牙舌侧隆突(Bp),形成了切牙引导的咬合状态,(3-1 模型照片,白箭头处),尖窝交错咬合紧密(3-1 模型照片,黑箭头处)。
　　5. **EMG 所见**:右侧咬肌肌力较强,左右不对称,造成右侧磨牙舌倾,后牙咬合高度不足且左右不对称,造成下颌右偏,上下颌中线不一致。

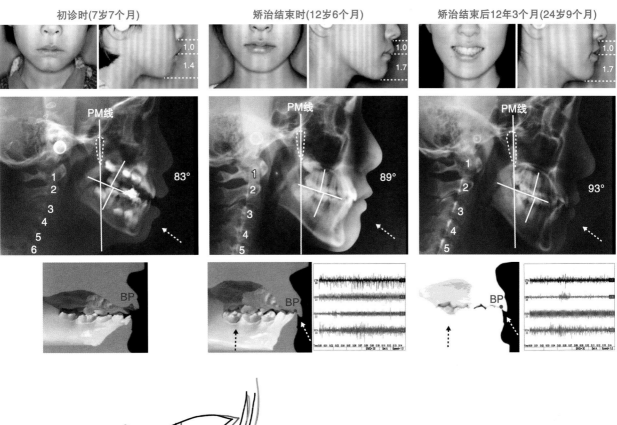

初诊时(7岁7个月)　　　矫治结束时(12岁6个月)　　　矫治结束后12年3个月(24岁9个月)

―― 初诊时(7岁7个月)

―― 治疗结束时(12岁6个月)

―― 治疗结束后12年3个月(24岁9个月)

| | 初诊时 | 矫治结束时 | 矫治结束后12年3个月 | 矫治结束后的变化 | 正常均值±标准差 |
|---|---|---|---|---|---|
| SNA | 85.0° | 87.0° | 87.0° | 0° | |
| SNB | 76.0° | 82.0° | 85.0° | +3.0° | |
| ANB | 9.0° | 5.0° | 2.0° | −3.0° | 2.7° ± 1.54° |
| GoA | 131.0° | 129.0° | 127.0° | −2.0° | |
| F.Occp-AB | 86.0° | 87.0° | 89.0° | +2.0° | 91.3° ± 4.42° |
| U1 to SN | 114.0° | 101.0° | 109.0° | +8.0° | 106.4° ± 5.08° |
| L1 to Dc-L1i | 76.0° | 94.0° | 91.0° | −3.0° | 88.9° ± 3.67° |

矫治结束时处于生长发育期,下颌前方生长发育旺盛,咬合平面变化了2.0°,由于上下颌磨牙倾斜度及垂直高度的关系,维持了磨牙支持咬合状态。矫治结束时由于过矫治舌倾的上切牙向唇侧倾斜了8.0°,基本处于正常值的1倍标准差范围以内,维持了切牙引导的咬合状态。

3-1　初诊至矫治结束后 12 年 3 个月的正面观、侧面观、X 线头颅侧位片,矢状面模型照片和 EMG,头影测量及重叠分析结果

咬合关系长期稳定的病例有什么共同点吗?

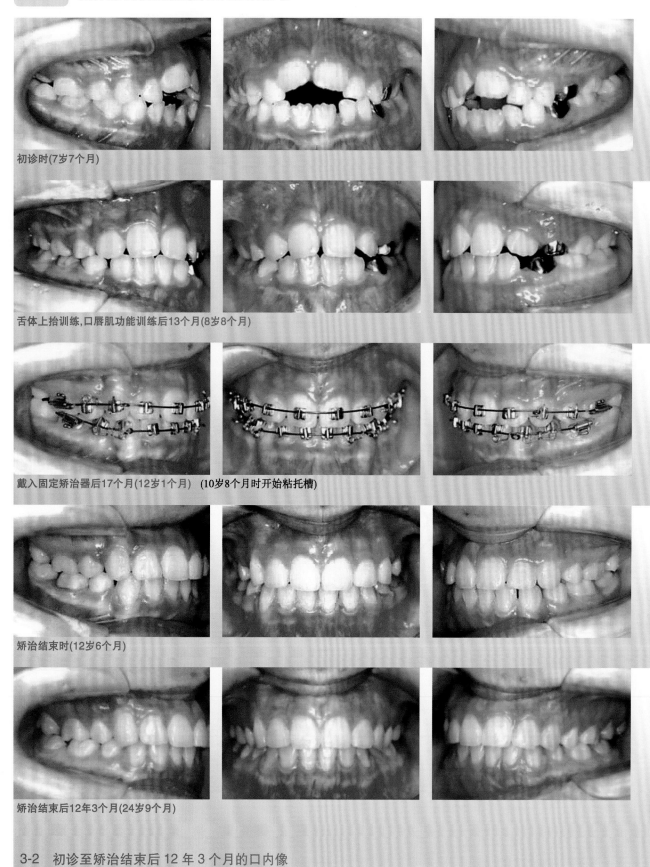

初诊时(7岁7个月)

舌体上抬训练,口唇肌功能训练后13个月(8岁8个月)

戴入固定矫治器后17个月(12岁1个月)　(10岁8个月时开始粘托槽)

矫治结束时(12岁6个月)

矫治结束后12年3个月(24岁9个月)

3-2　初诊至矫治结束后 12 年 3 个月的口内像

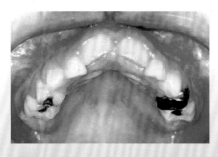
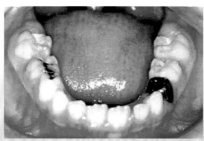

吮指造成开𬌗、口呼吸及异常吞咽。
上牙弓、牙槽弓形态狭窄,舌体运动空间不足,
上切牙明显唇倾。
OJ：5.0mm,OB：-8.0mm。

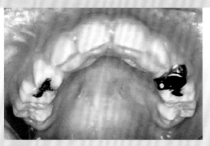
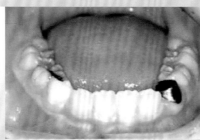

指套改正吮指习惯(给被吸吮手指包裹绷带使
手指无法弯曲,从而无法吸吮)。
通过舌上抬训练调整上牙弓、牙槽弓形态,创
造舌体运动空间,获得鼻呼吸及正常的吞咽方
式。
唇肌功能训练减轻上切牙唇倾,OJ：1.5mm,
OB：1.5mm。
之后等待牙齿替换。

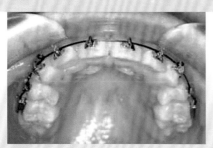
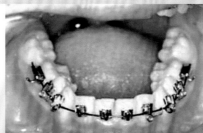

拔牙间隙关闭,上下颌第二恒磨牙全部排列于
牙槽骨的松质骨内,上下中线基本一致。尖牙、
磨牙 I 类咬合关系,尖窝交错咬合紧密。
由于过矫治,上切牙稍显舌倾,覆𬌗稍深。
OJ：1.0mm,OB：2.5mm。

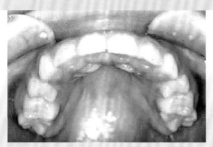
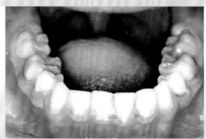

尖牙、磨牙 I 类咬合关系,形成尖窝交错咬合
紧密的磨牙支持的咬合状态。
由于过矫治,上切牙稍显舌倾,覆𬌗稍深。
OJ：1.3mm,OB：2.5mm。

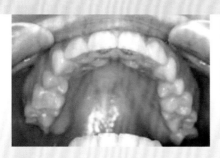
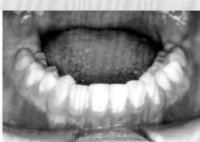

维持鼻呼吸及正常的吞咽方式。
切牙唇倾度良好,覆𬌗正常,上下颌尖牙、磨牙
I 类咬合关系,维持了尖窝交错咬合紧密的磨
牙支持的咬合状态。
无龋齿,牙周组织非常健康。
OJ：2.0mm,OB：2.5mm。

OJ：覆盖,OB：覆𬌗。

## 病例 4

# 矫治结束时处于生长发育末期的上颌发育不足、下颌发育过度的 Ⅲ 类开𬌗病例（拔牙部位：14,24,34,44）

患者:女性,11 岁 11 个月。　　　主诉:发音不清,牙齿不齐要求矫治。　　　全身症状:无异常。

初诊检查

1. **颜面部所见**:正面观左右不对称,侧貌观上唇短,不协调。

2. **口内所见**:上唇系带和舌系带短小,开𬌗。上下尖牙、磨牙Ⅲ类咬合关系,上颌前牙重度拥挤。

3. **X 线头颅侧位片所见**:

1）呼吸、吞咽状况:由于舌系带短小,舌体位置较低、呼吸道狭窄,造成口呼吸和异常吞咽方式。

2）颌间关系:下颌发育良好,上颌发育不足(SNA:75.0°,SNB:80.0°,ANB:−5.0°)。

3）咬合形态:上颌第一恒磨牙相对于咬合平面远中倾斜,下颌第一恒磨牙近中倾斜,导致磨牙关系更加近中,咬合力呈分散的形态。

4. **矢状面模型所见**:覆盖−1.0mm,覆𬌗 0mm。

矫治方法

1. **矫治器矫治**:上下颌粘托槽[使用末端带有后倾曲的澳丝,短Ⅲ类及三角牵引(切牙、尖牙、前磨牙区)和平行牵引(关闭拔牙间隙)],使上牙弓近中移动,下牙弓远中移动,改善颌间及咬合关系。

2. **功能性恢复治疗**:舌体上抬训练,唇肌功能训练(为了延长短小的上唇系带),平衡左右咀嚼运动。

3. **拔牙部位**:上下左右第一前磨牙共 4 颗。

4. **其他**:唇系带、舌系带成形手术。

5. **矫治时间**:3 年 7 个月。

6. **保持时间**:2 年。

矫治结果

1. **颜面部所见**:正面观基本对称,侧貌观面上下唇比例关系:下唇长度虽稍长(1.0∶1.8),但是软组织侧貌形态良好。

2. **口内所见**:覆𬌗正常,上下中线一致,尖牙、磨牙Ⅰ类咬合关系。牙弓、牙槽弓形态良好,尖牙、磨牙区尖窝交错咬合紧密。舌系带成形术及舌体上抬训练改变了不良舌习惯。

3. **X 线头颅侧位片所见**:

1）呼吸、吞咽状况:舌骨位于理想的垂直位置,舌体位置上移,呼吸道增宽,获得了鼻呼吸及正常的吞咽方式。

2）颌间关系:ANB:1.5°,处于正常值的 1 倍标准差范围以内。

3）咬合形态:上下颌第一恒磨牙牙长轴及咬合力与咬合平面垂直,建立磨牙支持的咬合状态。

4. **矢状面模型所见**:覆盖、覆𬌗均为 2.0mm,形成了切牙引导的咬合状态。

矫治结束后 5 年 0 个月

1. **颜面部所见**:正面观左右对称,侧貌观上下唇长度比例关系为黄金比例(1.0∶1.7),美观协调的软组织侧貌形态。

2. **口内所见**:维持了矫治结束时尖牙、磨牙尖窝交错紧密的咬合形态,牙周组织非常健康。

3. **X 线头颅侧位片所见**:

1）呼吸、吞咽状况:维持了鼻呼吸及正常的吞咽方式。

2）颌间关系:ANB:2.0°,处于正常值的 1 倍标准差范围以内。

3）咬合形态:上下颌第一恒磨牙牙长轴与咬合平面垂直,维持了磨牙支持的咬合状态。

4. **矢状面模型所见**:覆盖、覆𬌗稍有增加,为 2.5mm,下切牙切缘与上切牙舌侧隆突(Bp)接触,建立了切牙引导的咬合状态(4-1 模型照片,白箭头处)。

5. **EMG**:咀嚼肌训练增强了咬合力,咬肌肌力增加,降低了磨牙咬合高度,增加了前牙覆𬌗。

初诊时(11岁11个月)　　　　矫治结束时(15岁6个月)　　　矫治结束后5年0个月(20岁6个月)

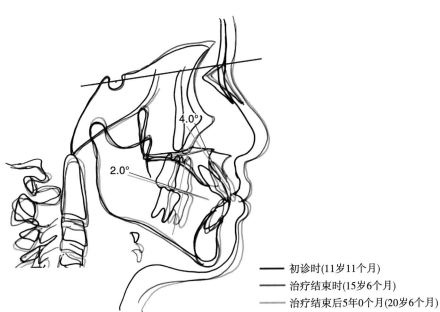

—— 初诊时(11岁11个月)

—— 治疗结束时(15岁6个月)

—— 治疗结束后5年0个月(20岁6个月)

| | 初诊时 | 矫治结束时 | 矫治结束后5年0个月 | 矫治结束后的变化 | 正常均值±标准差 |
|---|---|---|---|---|---|
| SNA | 75.0° | 80.0° | 83.0° | +3.0° | |
| SNB | 80.0° | 78.5° | 81.0° | +2.5° | |
| ANB | −5.0° | 1.5° | 2.0° | +0.5° | 2.7°±1.54° |
| GoA | 129.0° | 126.5° | 126.5° | 0° | |
| F.Occp-AB | 72.0° | 85.0° | 86.0° | +1.0° | 91.3°±4.42° |
| U1 to SN | 120.0° | 106.0° | 110.0° | +4.0° | 106.4°±5.08° |
| L1 to Dc-L1i | 76.0° | 90.0° | 90.0° | 0° | 88.9°±3.67° |

矫治结束时处于生长发育末期,上下颌有少量向前方生长发育,咬合平面基本稳定,上颌磨牙牙轴与咬合平面垂直,维持磨牙支持的咬合状态。

上切牙在矫治结束后有10.0°唇倾,唇倾度处于正常值1倍标准差范围以内,形成了切牙引导的咬合状态。

4-1　初诊至矫治结束后5年0个月的正面观、侧面观,X线头颅侧位片,矢状面模型照片和EMG,头影测量及重叠分析结果

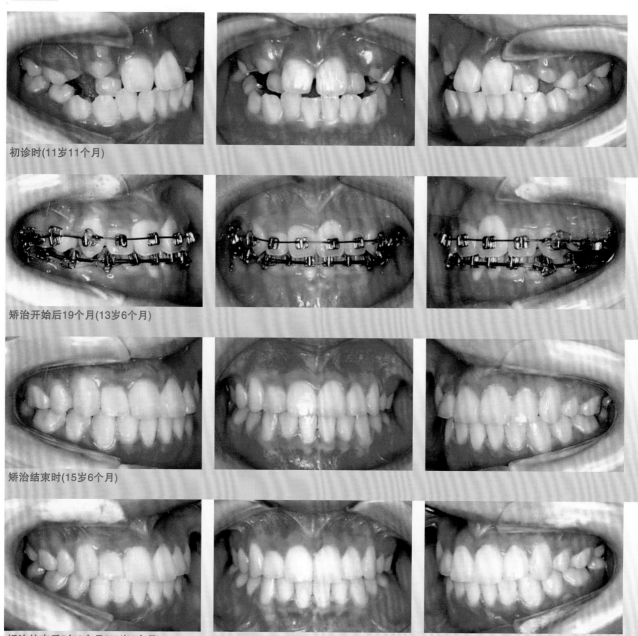

初诊时(11岁11个月)

矫治开始后19个月(13岁6个月)

矫治结束时(15岁6个月)

矫治结束后5年0个月(20岁6个月)

4-2　初诊至矫治结束后 5 年 0 个月的口内像

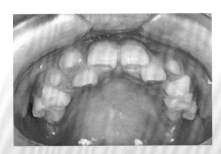
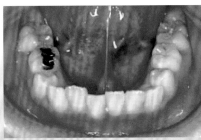

导致口呼吸、异常吞咽方式,上下颌尖牙、磨牙近中关系。
上牙弓、牙槽弓狭窄,右侧磨牙反𬌗,下颌左偏。
OJ: -1.0mm,OB: 0mm。

舌系带短小。

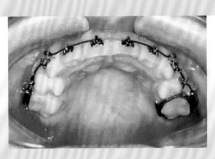
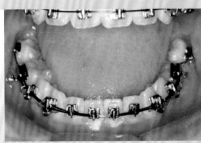

行舌系带成形术,舌体上抬容易,获得了鼻呼吸及正常的吞咽方式。
拔牙间隙关闭,上牙弓、牙槽弓形态调整良好,上下中线一致,尖牙、磨牙中性关系,尖窝交错咬合紧密。
OJ: 2.0mm,OB: 2.0mm。

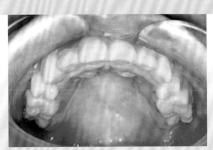
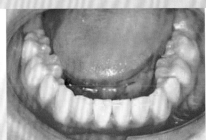

上下颌尖牙、磨牙中性关系,尖窝交错咬合紧密,舌系带仍稍显短小,嘱增加舌体上抬及咀嚼功能训练。
OJ: 2.0mm,OB: 2.0mm。

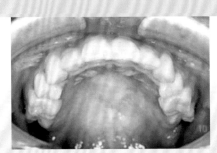
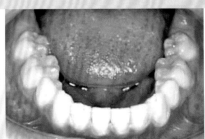

维持了鼻呼吸及正常的吞咽方式。上切牙唇倾度良好,前牙覆𬌗正常,上下中线一致。上下颌尖牙、磨牙中性关系,尖窝交错咬合紧密,形成了磨牙支持的咬合状态。
无龋齿,牙周组织健康。
OJ: 2.5mm,OB: 2.5mm。

OJ:覆盖,OB:覆𬌗。

## 病例 5

# 矫治结束时处于生长发育期的Ⅰ类拥挤病例（拔牙部位:14,24,34,44)

患者:女性,10岁3个月。　　　主诉:前牙不整齐要求矫治。　　　全身症状:无异常。

初诊检查

1. **颜面部所见**:正面观左右不对称,侧貌观上下唇前突,不协调。

2. **口内所见**:上下颌磨牙中性关系,牙弓、牙槽弓狭窄,前牙区拥挤。

3. **头颅侧位片所见**:

1)呼吸、吞咽状况:舌骨垂直位置良好,呼吸道较宽,鼻呼吸、吞咽方式正常。

2)颌间关系:ANB 2.5°。

3)咬合形态:上下颌第一恒磨牙牙长轴相对于咬合平面近中倾斜,咬合力呈较为分散的形态。上下颌第二磨牙牙冠的1/2处于PM线后方,将其排入牙列较为困难。

4. **矢状面模型所见**:上切牙唇倾,上下颌第一恒磨牙牙冠较短(5-1模型照片:黑箭头处),磨牙咬合高度低,覆盖4.5mm,覆𬌗3.0mm。

矫治方法

1. **矫治器矫治**:上下颌粘托槽[使用末端带有后倾曲的澳丝,配合长Ⅱ类、三角牵引(尖牙、前磨牙区)及平行牵引(尖牙至第一恒磨牙,关闭拔牙间隙)],竖直上下颌磨牙,增加磨牙咬合高度,后移上下颌磨牙,改善颌间、咬合关系。

2. **功能性恢复治疗**:舌体上抬训练,开闭口运动,唇肌功能及咀嚼肌功能训练。

3. **拔牙部位**:上下颌左右第一前磨牙共4颗。

4. **矫治时间**:2年2个月。

5. **保持时间**:2年。

矫治结果:矫治结束时

1. **颜面部所见**:正面观左右对称,侧面观上下唇长度黄金比例(1.0:1.7),颏唇沟形态协调美观的软组织侧貌。

2. **口内所见**:由于进行了过矫正,上切牙稍显舌倾,前牙覆𬌗较浅,上下颌尖牙、磨牙中性关系,上下中线一致,尖牙、磨牙尖窝交错咬合紧密。拔牙间隙完全关闭,上下颌第二磨牙全部排齐入牙列。

3. **头颅侧位片**:

1)呼吸、吞咽状况:舌骨位于理想的垂直位置,舌体位置上移,呼吸道较宽,鼻呼吸、吞咽方式正常。

2)颌间关系:ANB 5.0°,下颌后缩(上下颌尖牙、磨牙中性关系)。

3)咬合形态:上下颌第一恒磨牙牙长轴及咬合力与咬合平面垂直,获得了磨牙支持的咬合状态。

4. **矢状面模型所见**:上下颌磨牙竖直,咬合高度增加(5-1模型照片:黑箭头处),因此,前牙覆𬌗、覆盖减少为1.5mm,前牙切导形成(5-1模型照片:白箭头处)。

矫治结束后23年1个月

1. **颜面部所见**:比矫治结束时获得了更加协调美观的软组织侧貌。

2. **口内所见**:切牙倾斜度良好,前牙覆𬌗正常,上下颌中线一致,牙弓、牙槽弓形态稳定。尖牙、磨牙中性关系,尖窝交错咬合紧密,牙周组织非常健康。

3. **头颅侧位片所见**

1)呼吸、吞咽状况:维持了鼻呼吸和正常的吞咽方式。

2)颌间关系:ANB 4.5°,处于正常值的1倍标准差范围以内。

3)咬合形态:上下颌第一恒磨牙牙长轴及咬合力与咬合平面垂直,维持了磨牙支持的咬合状态。

4. **矢状面模型所见**:上颌切牙倾斜度良好(U1-SN:105.0°),前牙覆𬌗、覆盖均为2.5mm,下切牙切缘与上切牙舌侧隆突(Bp)接触,形成了切牙引导的咬合形态(5-1模型照片:白箭头处)。

5. **EMG所见**:咬肌、颞肌肌力适中左右对称,因此,磨牙咬合高度左右对称,前牙覆𬌗正常,上下中线一致。

初诊时(10岁3个月) 　　　　矫治结束时(12岁5个月) 　　　　矫治结束后23年1个月(35岁6个月)

| | 初诊时 | 矫治结束时 | 矫治结束后<br>23年1个月 | 矫治结束<br>后的变化 | 正常均值±标准差 |
|---|---|---|---|---|---|
| SNA | 76.5° | 79.0° | 79.5° | + 0.5° | |
| SNB | 74.5° | 74.0° | 75.0° | + 1.0° | |
| ANB | 2.0° | 5.0° | 4.5° | − 0.5° | 2.7° ± 1.54° |
| GoA | 132.0° | 130.0° | 127.0° | − 3.0° | |
| F.Occp-AB | 71.0° | 88.0° | 89.0° | + 1.0° | 91.3° ± 4.42° |
| U1 to SN | 109.5° | 91.0° | 105.0° | + 14.0° | 106.4° ± 5.08° |
| L1 to Dc-L1i | 102.0° | 96.0° | 92.0° | − 4.0° | 88.9° ± 3.67° |

矫治结束时仍处于生长发育期,下颌前方生长导致咬合平面有1.0°的变化,同时上颌磨牙牙长轴有1.0°的近中倾斜,保持与咬合平面的垂直关系,维持了磨牙支持的咬合状态。

伴随着下颌骨的前方生长及运动,上切牙有14.0°唇倾,形成切牙引导的咬合状态,下颌功能运动良好。

5-1 初诊至矫治结束后23年1个月的正面观、侧面观,头颅侧位片,矢状面模型照片和 EMG,头影测量 及重叠分析结果

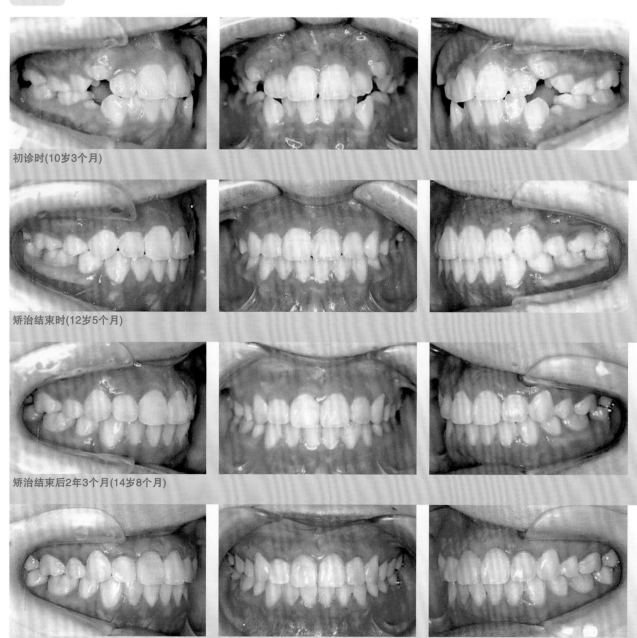

初诊时(10岁3个月)

矫治结束时(12岁5个月)

矫治结束后2年3个月(14岁8个月)

矫治结束后23年1个月(35岁6个月)

5-2 初诊至矫治结束后23年1个月的口内像

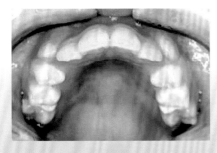 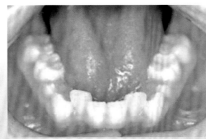

磨牙中性关系,上牙弓、牙槽弓狭窄,上下颌牙弓前部拥挤。
上下颌第二磨牙萌出空间不足。
OJ: 4.5mm,OB: 3.0mm。

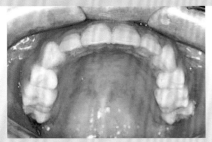 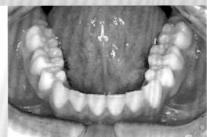

由于过矫正,上颌切牙稍显舌倾,覆𬌗稍浅。上下颌尖牙、磨牙中性关系,上下颌前牙中线一致,尖牙、磨牙尖窝交错咬合紧密。
拔牙间隙完全关闭。
OJ: 1.5mm,OB: 1.5mm。

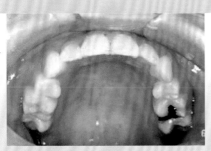 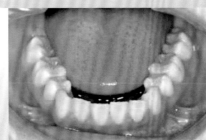

上下颌中线一致,牙弓、牙槽弓形态良好。尖牙、磨牙尖窝交错咬合紧密,结束保持。
牙周组织健康。
OJ: 1.5mm,OB: 2.5mm。

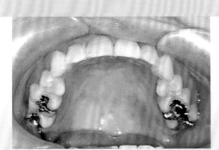 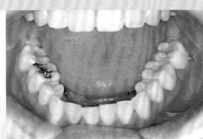

维持鼻呼吸和正常的吞咽方式。
上切牙倾斜度良好,覆𬌗覆盖正常,上下颌中线一致。尖牙、磨牙中性关系,尖窝交错咬合紧密,维持磨牙支持的咬合状态。
牙周组织健康。
OJ: 2.5mm,OB: 2.5mm。

OJ：覆盖,OB：覆𬌗。

177

**病例6**

# 矫治开始时生长发育停止的下颌后缩型Ⅱ类开𬌗病例(非拔牙)

患者:女性,22岁5个月。　　　主诉:开𬌗,发音困难。　　　全身症状:无异常。

初诊检查

1. **颜面部所见**:正面观左右基本对称,侧貌观下颌后缩。
2. **口内所见**:舌系带短小,上下颌尖牙、磨牙远中关系,前牙开𬌗,上牙弓狭窄,磨牙区反𬌗。
3. **头颅侧位片**:
1) 呼吸、吞咽状况:舌骨垂直位置稍靠下造成呼吸道狭窄,导致口呼吸、异常吞咽方式。
2) 颌间关系:舌骨水平位置位于PM线后方,造成下颌后缩(SNB:67.0°,ANB:8.0°)。
3) 咬合形态:上颌第一恒磨牙牙长轴相对于咬合平面近中倾斜,咬合力呈较为分散的形态。
4. **矢状面模型所见**:上切牙明显唇倾,覆盖:10.0mm,覆𬌗:-2.0mm。上颌第一恒磨牙近中倾斜(6-1模型照片:黑箭头处)。
5. **EMG所见**:咬肌肌力较低,咬合力较弱,造成磨牙咬合高度增加。

矫治方法

1. **矫治器矫治**:上颌可摘式螺旋扩弓矫治器,上下颌粘托槽[使用末端弯制后倾曲的澳丝,配合短Ⅱ类及三角牵引(切牙、尖牙、前磨牙区)],调整上颌牙弓及牙槽弓形态。竖直上下颌磨牙、压低以减少磨牙咬合高度,上牙弓远中移动,下牙弓近中移动改善颌间及咬合关系。
2. **功能性恢复治疗**:舌体上抬训练,口唇肌功能训练,下颌前移训练,咀嚼训练。
3. **拔牙部位**:非拔牙。
4. **其他**:舌系带成形术。
5. **矫治时间**:2年5个月。
6. **保持时间**:2年。

矫治结果:矫治结束时

1. **颜面部所见**:正面观基本对称,侧貌面下部上下唇长度为黄金比例(1.0:1.7)。
2. **口内所见**:由于过矫正,上颌切牙稍显舌倾,前牙覆𬌗稍深。上下颌中线基本一致。尖牙、磨牙中性关系,牙弓、牙槽弓形态良好,尖牙、磨牙区尖窝交错咬合紧密。
3. **头颅侧位片**
1) 呼吸、吞咽状况:舌骨垂直位置向上移动,呼吸道增宽,建立了鼻呼吸和正常的吞咽方式。
2) 颌间关系:ANB从8.0°改变为5.0°,但仍处于正常值1倍标准差以外,下颌后缩。
3) 咬合形态:上下颌尖牙、磨牙中性关系,上下颌第一恒磨牙牙长轴及咬合力均垂直于咬合平面,形成磨牙支持的咬合状态。
4. **矢状面模型所见**:上下颌磨牙竖直并压低,磨牙咬合高度减少,覆𬌗增加为2.0mm,由于过矫正,上颌切牙稍显舌倾,覆盖减小为1.0mm(6-1模型照片:白箭头处)。
5. **EMG所见**:咬肌肌力增加,因此,磨牙咬合高度减少,前牙覆𬌗增加。

矫治结束后4年2个月

1. **颜面部所见**:正面观左右对称,侧貌面下部上下唇长度维持黄金比例关系(1.0:1.7)。
2. **口内所见**:无龋齿,维持稳定的咬合形态及健康的牙周组织。
3. **头颅侧位片**:
1) 呼吸、吞咽状况:维持鼻呼吸和正常的吞咽方式。
2) 颌间关系:ANB 4.5°,仍处于正常值1倍标准差范围以外。
3) 咬合形态:上切牙唇倾度(U1-SN:103.0°)和覆𬌗改善为正常值1倍标准差范围以内,上下颌中线一致。上下颌尖牙、磨牙中性关系,尖窝交错咬合紧密,维持磨牙支持的咬合状态。
4. **矢状面模型所见**:覆盖增加为1.5mm,由于咬合力增加磨牙咬合高度减少覆𬌗增加为2.5mm,下切牙切缘与上切牙舌侧隆突(Bp)相接触,形成了切牙引导的咬合状态(6-1模型照片:白箭头处)。
5. **EMG所见**:咬肌、颞肌肌力增加,左右大致对称,因此,磨牙咬合高度减少且左右对称,纠正下颌偏斜及中线。

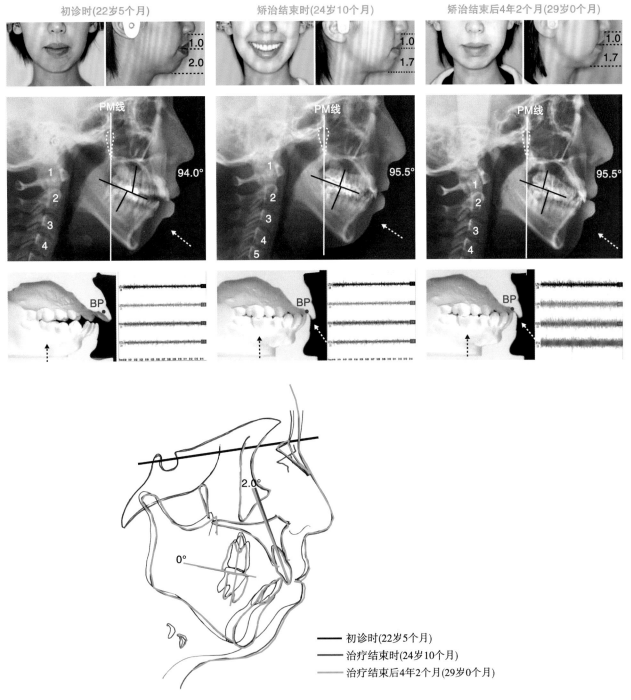

| | 初诊时 | 矫治结束时 | 矫治结束后<br>4年2个月 | 矫治结束<br>后的变化 | 正常均值 ± 标准差 |
|---|---|---|---|---|---|
| SNA | 75.0° | 75.0° | 75.0° | 0° | |
| SNB | 67.0° | 70.0° | 70.5° | + 0.5° | |
| ANB | 8.0° | 5.0° | 4.5° | − 0.5° | 2.7° ± 1.54° |
| GoA | 128.0° | 127.0° | 126.5° | − 0.5° | |
| F.Occp-AB | 85.0° | 90.0° | 90.0° | 0° | 91.3° ± 4.42° |
| U1 to SN | 104.0° | 101.0° | 103.0° | + 2.0° | 106.4° ± 5.08° |
| L1 to Dc-L1i | 84.0° | 90.0° | 90.0° | 0° | 88.9° ± 3.67° |

矫治结束后上颌第一恒磨牙牙长轴与咎合平面垂直,维持磨牙支持的咎合状态,上切牙唇倾2.0°,形成了切牙引导的咎合状态。

6-1　初诊至矫治结束后 4 年 2 个月的正面观、侧面观,头颅侧位片,矢状面模型照片和 EMG,头影测量
　　　及重叠分析结果

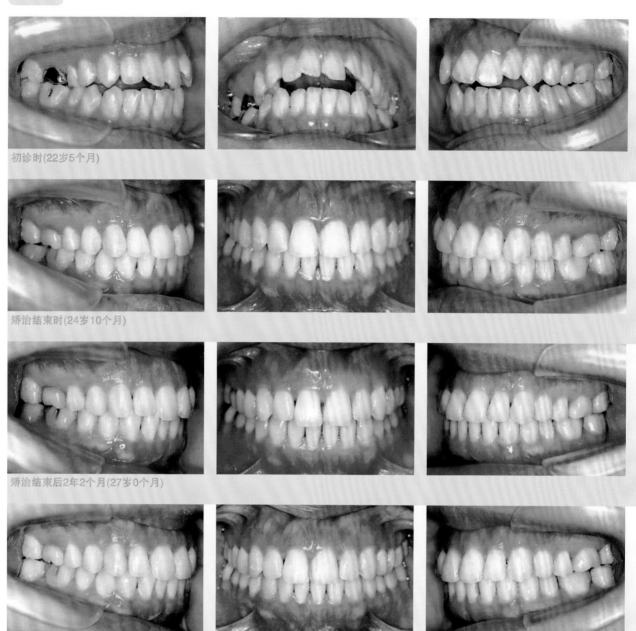

初诊时(22岁5个月)

矫治结束时(24岁10个月)

矫治结束后2年2个月(27岁0个月)

矫治结束后4年2个月(29岁0个月)

6-2  初诊至矫治结束后 4 年 2 个月的口内像

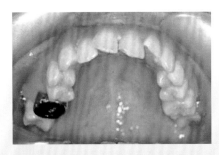
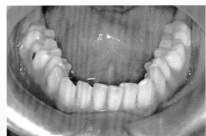
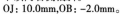

上下颌尖牙、磨牙远中关系,前牙开殆。
舌系带短小,舌体上抬困难,造成上牙弓、上牙槽弓形体狭窄,舌体运动空间不足,磨牙区反殆,下颌向右侧偏斜。
OJ: 10.0mm,OB: -2.0mm。

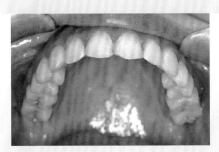
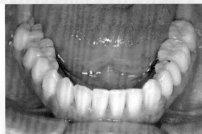

由于过矫正,上切牙略显舌倾、前牙覆殆稍深。上下中线基本一致,尖牙、磨牙中性关系,牙弓、牙槽弓形态良好。尖牙、磨牙区尖窝交错咬合紧密,建立了磨牙支持的咬合状态。
舌系带延长术后,舌体上抬容易,舌体运动空间充足,获得了鼻呼吸及正常的吞咽方式。
OJ: 1.0mm,OB: 2.0mm。

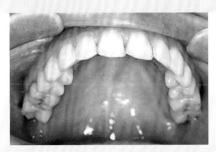
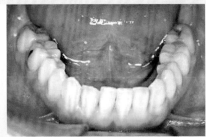

维持了鼻呼吸及正常的吞咽方式。
上下颌中线一致,牙弓、牙槽弓形态良好,咬合关系非常稳定,结束保持。牙周组织健康。
OJ: 1.0mm,OB: 2.2mm。

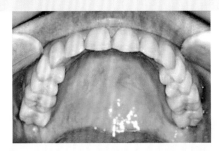
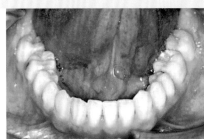

良好的切牙倾斜度和正常的前牙覆殆,上下颌中线一致,尖牙、磨牙中性关系,尖窝交错咬合紧密,维持磨牙支持的咬合状态。
牙周组织健康。
OJ: 1.5mm,OB: 2.5mm。

OJ: 覆盖,OB: 覆殆。

## 病例 7

# 矫治开始时生长发育停止的下颌发育过度Ⅲ类开𬌗病例
# (拔牙部位:14,24,34,44)

患者:25 岁 3 个月,女性。　　主诉:发音困难,不漂亮,要求矫治。　　全身症状:无异常。
初诊检查
1. **颜面部所见**:正面观左右不对称,侧貌面下 1/3 高度过高,双下颌侧貌。
2. **口内所见**:上下颌尖牙、磨牙完全近中关系,前牙开𬌗。右侧磨牙反𬌗造成下颌右偏,舌系带短小,舌体肥大。
3. **头颅侧位片所见**:
1) 呼吸、吞咽状况:舌骨垂直位置稍靠下造成呼吸道狭窄,导致口呼吸、异常吞咽方式。
2) 颌间关系:舌骨水平位置位于 PM 线后方,下颌发育过度(SNB:82.0°,ANB:−2.0°)。
3) 咬合形态:上颌第一恒磨牙牙长轴相对于咬合平面近中倾斜,咬合力较为分散的咬合形态。由于下颌骨下缘无法重叠推测双侧磨牙咬合高度不对称。
4. **矢状面模型所见**:上下颌第一恒磨牙近中倾斜(7-1 模型照片:黑箭头处),覆盖:0.5mm,覆𬌗:0mm。
5. **EMG 所见**:咬肌、颞肌肌力较低,咬合力较弱,造成后牙咬合高度增加。
矫治方法
1. **矫治器矫治**:上下颌粘贴托槽[使用末端弯制后倾曲的澳丝,配合使用短Ⅲ类、三角牵引(切牙、尖牙、前磨牙区)、平行牵引(尖牙至第一恒磨牙,关闭间隙)],上下颌磨牙竖直、压低,降低磨牙咬合高度,上牙弓近中移动、下牙弓远中移动,改善颌间关系。
2. **功能性恢复治疗**:舌体上抬训练,唇肌功能训练(延长上唇),左右均衡的咀嚼训练。
3. **拔牙部位**:上下左右第一前磨牙共 4 颗。
4. **其他**:舌系带成形。
5. **矫治时间**:3 年 7 个月。
6. **保持时间**:1 年 9 个月。
矫治结果:矫治结束时
1. **颜面部所见**:正面观左右基本对称,侧貌观:上下唇长度比例呈 1.0:1.7 的黄金比例关系,协调美观的颏唇沟形态。
2. **口内所见**:上下颌中线一致,尖牙、磨牙中性咬合关系,牙弓、牙槽弓形态良好,磨牙区尖窝交错咬合紧密。
3. **头颅侧位片所见**:
1) 呼吸、吞咽状况:舌骨垂直向上移,呼吸道增宽,获得了鼻呼吸及正常的吞咽方式。
2) 颌间关系:ANB 从−2.0°改变为 1.0°,处于正常值 1 倍标准差范围以内,颌间关系改善。
3) 咬合形态:上下颌第一恒磨牙牙长轴及咬合力均垂直于咬合平面,形成磨牙支持的咬合状态。
4. **矢状面模型所见**:磨牙区咬合高度降低,咬合紧密(7-1 模型照片:黑箭头处),覆盖:1.5mm,覆𬌗:1.5mm。
5. **EMG 所见**:咬肌肌力增加,左右对称,使磨牙咬合高度降低并对称。
矫治结束后 5 年 0 个月
1. **颜面部所见**:正面观左右对称,侧面观:上下唇长度黄金比例(1.0:1.7),维持了协调美观的颏唇沟形态侧貌。
2. **口内所见**:维持矫治结束时的咬合形态以及健康的牙周组织。
3. **头颅侧位片所见**:
1) 呼吸、吞咽状况:舌骨垂直位置良好,呼吸道较宽,维持鼻呼吸及正常的吞咽方式。
2) 颌间关系:ANB 2.0°,维持在正常值 1 倍标准差范围以内。
3) 咬合形态:上下颌第一恒磨牙牙长轴垂直于咬合平面,维持了磨牙支持的咬合状态。
4. **矢状面模型所见**:覆盖 1.5mm,覆𬌗 2.0mm,前牙覆𬌗关系良好,下切牙切缘与上切牙舌侧隆突(Bp)相接触,形成了切牙引导的咬合状态(7-1 模型照片:白箭头处)。
5. **EMG 所见**:咬肌、颞肌肌力增加,左右对称,因此,磨牙咬合高度减少且左右对称。

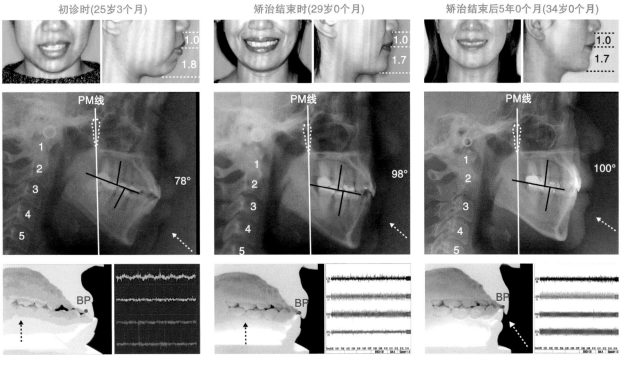

初诊时(25岁3个月)　　　　矫治结束时(29岁0个月)　　　　矫治结束后5年0个月(34岁0个月)

|  | 初诊时 | 矫治结束时 | 矫治结束后<br>5年0个月 | 矫治结束<br>后的变化 | 正常均值±标准差 |
|---|---|---|---|---|---|
| SNA | 80.0° | 81.0° | 81.0° | 0° | |
| SNB | 82.0° | 80.0° | 79.0° | − 1.0° | |
| ANB | − 2.0° | 1.0° | 2.0° | + 1.0° | 2.7° ± 1.54° |
| GoA | 135.0° | 133.0° | 132.0° | − 1.0° | |
| F.Occp-AB | 73.0° | 87.0° | 89.0° | + 2.0° | 91.3° ± 4.42° |
| U1 to SN | 112.0° | 101.0° | 107.0° | + 6.0° | 106.4° ± 5.08° |
| L1 to Dc-L1i | 80.0° | 91.0° | 90.0° | − 1.0° | 88.9° ± 3.67° |

矫治结束后上下第一恒磨牙和咬合平面有2.0°的变化,磨牙牙长轴与咬合平面垂直,维持了磨牙支持的咬合状态,上切牙唇倾2.0°,形成了切牙引导的咬合状态。

7-1　初诊至矫治结束后 4 年 2 个月的正面观、侧面观,头颅侧位片,矢状面模型照片和 EMG,头影测量及重叠分析结果

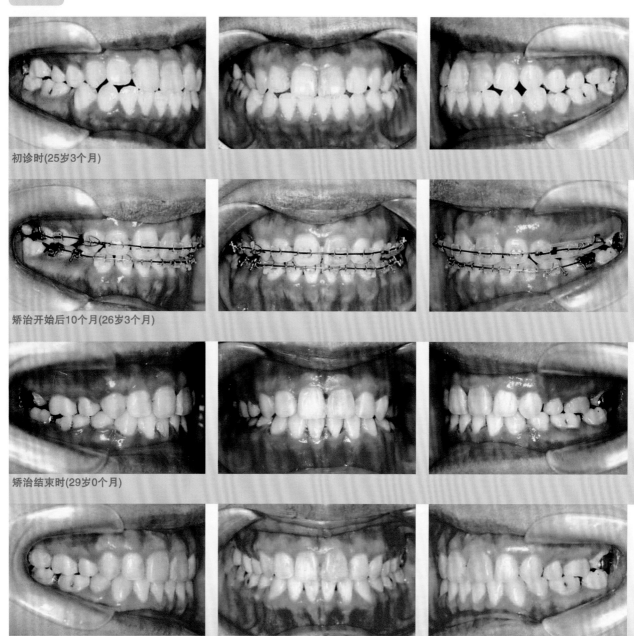

初诊时(25岁3个月)

矫治开始后10个月(26岁3个月)

矫治结束时(29岁0个月)

矫治结束后5年0个月(34岁0个月)

7-2　初诊至矫治结束后 5 年 0 个月的口内像

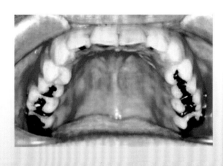 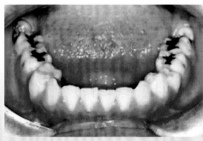

上下颌尖牙、磨牙完全近中关系,前牙开𬌗,右侧磨牙区反𬌗,造成下颌右侧偏斜。
舌系带短小,舌体肥大。
OJ: −0.5mm,OB: 0mm。

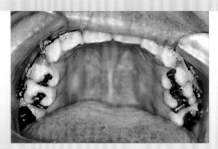 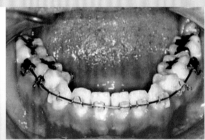

前牙覆𬌗改善,尖牙中性关系,先拔除下颌左右第一前磨牙,之后再拔除上颌左右第一前磨牙。

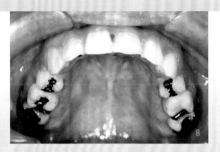 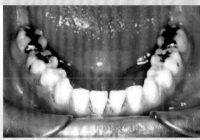

上下颌中线一致,尖牙、磨牙中性咬合关系,牙弓、牙槽弓形态良好,尖牙、磨牙尖窝交错咬合紧密。
OJ: 1.0mm,OB: 1.5mm。

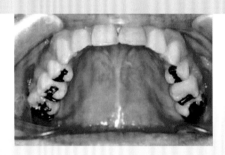 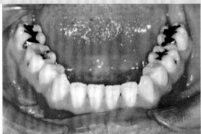

前牙覆𬌗正常,上下颌中线一致,尖牙、磨牙中性咬合关系,尖窝交错咬合紧密,牙周组织健康。
OJ: 1.5mm,OB: 2.0mm。

OJ: 覆盖, OB: 覆𬌗。

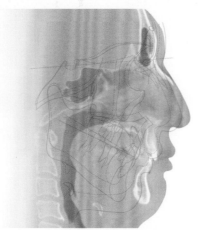

*Muscle Wins!*

关 键 词

- 咬合力的降低
- 磨牙的竖直
- 磨牙咬合高度的增加
- 上牙弓远中移动
- 下牙弓近中移动

# MW 正畸治疗对睡眠呼吸暂停综合征有疗效吗？

在接受正畸治疗的患者中，经常有患者主诉自己有打鼾、睡眠时呼吸暂停等症状，其中多数是有不良舌习惯和口呼吸习惯的开𬌗患者。

对于这类患者，在矫治器治疗的同时进行肌功能恢复训练，使舌骨回到正常位置，增大呼吸道，从而建立正常的鼻呼吸功能，减轻睡眠呼吸暂停的症状（图1）。

笔者将通过2例病例向大家介绍一下正畸治疗对此类患者的效果。

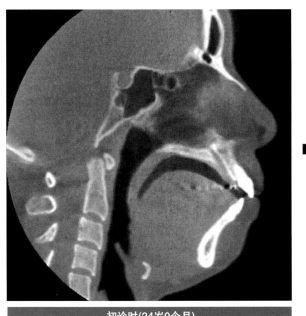

初诊时(24岁9个月)

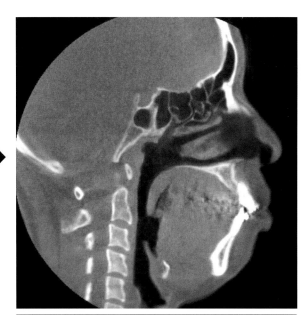

治疗开始后18个月(28岁4个月)

图 1　睡眠呼吸暂停综合征的患者（下颌后缩型Ⅱ类开𬌗）初诊时和治疗开始后 18 个月的 CT（轴位）图像

➡参照病例 2

187

表1　参考呼吸暂停低通气指数(AHI)对睡眠呼吸暂停综合征(SAS)进行分级

| | AHI<5 | 5≤AHI<15 | 15≤AHI<30 | 30≤AHI |
|---|---|---|---|---|
| 严重程度 | 健康 | 轻度 | 中度 | 重度 |

(成人の睡眠時無呼吸症候群　診断と治療のためのガイドライン2005)

## 1. 何为睡眠呼吸暂停综合征

睡眠呼吸暂停综合征(sleep apnea syndrome,SAS)为睡眠过程中有呼吸暂停或者低通气症状的一类疾病,由于氧气供给不足,可能引发脑血管、心脏受损等一系列并发症。有些症状在白天亦可能发生,会造成工作效率低下、交通事故,以及生产事故的发生,从而对整个社会造成影响。

在 7 小时的睡眠过程中,连续 10 秒以上的呼吸暂停发生 30 次以上或者是在 1 小时的睡眠中发生 5 次以上即可定义为 SAS,睡眠过程中平均 1 小时内发生呼吸暂停或低通气的次数为呼吸暂停低通气指数(apnea hypopnea index,AHI),并以此来进行分级(表1)。

AHI 大于 20 的患者适合经鼻持续正压呼吸法(continuous positive airway pressure,CPAP)进行治疗。轻到中度的患者可采用口腔矫治器(oral appliance,OA)进行治疗。在齿科医院对 SAS 进行治疗只是对症治疗而非对因治疗,治疗停止后有可能复发。

## 2. 舌骨位置的判断

SAS 的患者基本都是由于上呼吸道狭窄导致的阻塞性睡眠呼吸暂停综合征(OSAS),究其原因基本是因为肥胖、小下颌、扁桃体肥大等因素所致。在肥胖的患者中,由于颈部周围的脂肪过厚导致上呼吸道狭窄。虽然有些患者与肥胖无关,但是多数病例存在下颌发育不足(固有口腔空间狭窄),或者下颌后缩,造成舌体后坠从而阻塞呼吸道。

在以往的治疗过程中,笔者期待通过正畸治疗、改善咬合以获得鼻呼吸及正常的吞咽方式从而达到口颌功能健全的目的。口颌功能是否健全大致可通过头颅侧位片或者是 CT 图像上舌骨的位置进行判断(参照问题1),由于舌骨是舌骨上下肌群同时附着的地方,通过舌骨的位置可以对呼吸、吞咽状况进行判断。

对于固有口腔空间宽大,舌体运动自如的患者,其舌骨的位置在垂直向多位于第三、四颈椎之间,水平向多位于 PM 线稍后方(参照问题 1-图 3)。但是对于 OSAS 的患者,其舌骨位置多数降至第四颈椎下方。

## 3. 通过正畸治疗改善 OSAS

对于上下颌牙弓形态狭窄,舌体位置靠下的 OSAS 患者,需要改善咬合并进行舌体上抬训练,调整牙弓、牙槽弓形态,扩大固有口腔空间以获得鼻呼吸及正常的吞咽方式。舌体位置向上移动,呼吸道即可变宽,去除了导致 OSAS 的因素,其症状即可得到缓解。

在此将展示依此理论对 OSAS 治疗的 2 个病例。

### 1) 初诊检查

OSAS 的检查主要通过睡眠评价装置对呼吸暂停低通气指数进行测量。表 1 的记录为严重程度分级。

口腔检查主要有:口内像、头颅侧位片、CT(axial,轴位)、EMG 等,以采集咬合、舌骨位置、舌体上抬状况、呼吸道狭窄状况、咬肌、颞肌肌力等信息。

本次展示的 2 个病例都是轻度 OSAS 病例，存在牙弓狭窄、低位舌、口呼吸等症状，舌骨位置较低，磨牙咬合高度较高，前牙开𬌗，咬肌肌力不足。存在 OSAS 患者的特征性表现：起床时头痛。

## 2）治疗方法

### （1）矫治器治疗

使用低摩擦力托槽，0.012 英寸、0.014 英寸、0.016 英寸的澳丝，0.016 英寸×0.016 英寸的 NiTi 方丝，配合颌间牵引，上颌使用可摘式螺旋扩弓器等。

### （2）肌功能训练

①舌体上抬训练

目的：通过舌体上抬训练，调整并维持牙弓、牙槽弓形态，促进呼吸道变宽并建立正常的吞咽方式。

确立鼻呼吸和获得正常吞咽方式以后，使用口香糖进行舌体上抬训练，在佩戴上颌可摘式扩弓器的同时，用舌头将口香糖顶在扩弓器上，对扩弓器施加压力。

②咀嚼训练

用口香糖进行舌体上抬训练后，使用双侧牙齿均匀进行咀嚼（一侧咀嚼 30 次），咀嚼训练的目的是提高咬合力并纠正咬合力不对称及矫治双侧磨牙高度不对称，从而对咬合关系及颜面都有改善作用。

## 3）治疗结果

在此，通过展示 2 个 OSAS 病例，说明矫治器治疗与肌功能训练的治疗结果：舌体运动自如，牙弓、牙槽弓形态良好，鼻呼吸、吞咽方式正常。把初诊时和治疗结束时的 CT（轴位）进行比较发现，舌骨位置恢复到了理想的位置，舌体运动空间充足，可轻松贴在上腭（舌背部与上腭无缝隙），舌体位置已经上移。OSAS 检查结果 2 个病例 AHI 均有所下降，处于正常的状态。

### 病例 1

## 舌体肥大的 OSAS 伴上颌发育不足下颌发育过度的 Ⅲ 类开殆拔牙病例

**患者**：28 岁 6 个月，男性。
**主诉**：打鼾严重，起床时头痛，发音不清，易误吞，在外院诊断为手术病例。

| 初诊时<br>(28岁6个月) | 治疗开始后14个月<br>(29岁10个月)呼吸暂停症状消失 | 治疗结束时<br>(30岁8个月) |
|---|---|---|

SNA：78.0°
SNB：86.0°
ANB：－8.0°
Go.A：125.0°
F.OccP-AB：73.0°
PM线

SNA：79.0°
SNB：84.0°
ANB：－5.0°
Go.A：125.0°
F.OccP-AB：83.0°
PM线

SNA：80.0°
SNB：83.0°
ANB：－3.0°
Go.A：124.5°
F.OccP-AB：85.0°
PM线

| 呼吸情报 | |
|---|---|
| 无呼吸低呼吸数 | ：76 回 |
| 无呼吸低呼吸指数 | ：13.1 回/时 |
| 无呼吸低呼吸时间 最小 | 10 秒 |
| 平均 | 18 秒 |
| 最大 | 39 秒 |

| 呼吸情报 | |
|---|---|
| 无呼吸低呼吸数 | ：19 回 |
| 无呼吸低呼吸指数 | ：4.0 回/时 |
| 无呼吸低呼吸时间 最小 | 10 秒 |
| 平均 | 16 秒 |
| 最大 | 32 秒 |

**口内像**
- 上下颌尖牙、磨牙Ⅲ类关系。
- 舌系带短小、舌体肥大，固有口腔空间小，导致口呼吸、异常吞咽方式。

**CT(轴位)所见**
- 舌骨位置位于理想位置下方，舌体肥大导致口呼吸、异常吞咽方式。
- 舌骨水平位置接近PM线，下颌发育过度。

**EMG所见**
- 咬肌、颞肌肌力较低(咬合力弱)。

**OSAS检查**
- 呼吸暂停低通气次数：76次。
- 呼吸暂停低通气指数(AHI)：13.1次/小时。
- 呼吸暂停最长时间：39秒。
- 轻度OSAS。

**口内像**
- 上下颌尖牙、磨牙Ⅰ类关系。
- 舌体上抬训练使舌体变瘦，舌体运动空间充足，鼻呼吸正常，舌习惯改正。

**CT(轴位)所见**
- 舌骨位置上移，处于理想的垂直位置。
- 舌体变瘦，呼吸道增宽，获得鼻呼吸及正常吞咽方式，开殆有所改善。

**EMG所见**
- 咬肌、颞肌活性增强(咬合力加大)。

**OSAS检查**
- 呼吸暂停低通气次数：19次。
- 呼吸暂停低通气指(AHI)数：4.0次/小时。
- 呼吸暂停最长时间：32秒。

**其他**
- 打鼾情况减轻，头痛缓解。
- 误吞情况减轻，发音有所改善。

**口内像**
- 虽未进行舌系带手术，但通过舌体上抬训练使舌体运动空间充足，舌体运动灵活。

**头颅侧位片所见**
- 舌骨位置上移，处于理想的垂直位置。
- 舌体上抬训练使舌体进一步变瘦，舌体运动更加灵活，呼吸道增宽，获得鼻呼吸及正常吞咽方式。

**EMG所见**
- 咬肌、颞肌肌力增强(咬合力加大)，因此形成尖牙、磨牙尖窝交错紧密的咬合状态。

## 病例 2

（术者：荒井志保）

### OSAS 伴下颌后缩的 II 类开殆拔牙病例

患者：24 岁 9 个月，女性。

主诉：打鼾，起床时头痛，易误吞呛咳，牙齿拥挤求治。

| 初诊时<br>(24岁9个月) | 治疗开始后18个月<br>(28岁4个月)呼吸暂停症状消失 | 治疗结束时<br>(28岁8个月) |
|---|---|---|
| 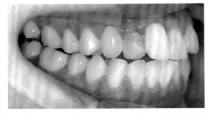 | 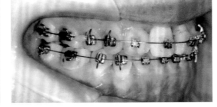 | 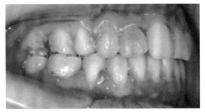 |
| 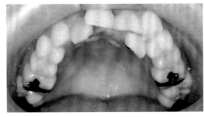 | 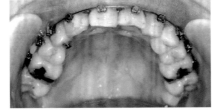 | 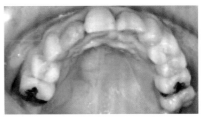 |
| 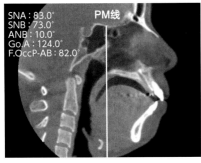 | 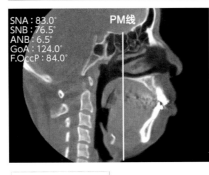 | 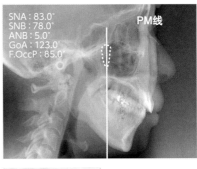 |
| 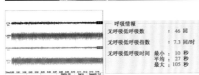 | | |

**初诊时 (左栏)**

SNA : 83.0°
SNB : 73.0°
ANB : 10.0°
Go.A : 124.0°
F.OccP-AB : 82.0°
PM线

呼吸情报
无呼吸低呼吸数　：46 回
无呼吸低呼吸指数：7.3 回/时
无呼吸低呼吸时间　最小　10 秒
　　　　　　　　　平均　27 秒
　　　　　　　　　最大　105 秒

口内像
- 上下颌尖牙、磨牙 II 类关系，磨牙区反殆。
- 上颌牙弓狭窄，舌体运动空间不足导致口呼吸、不良舌习惯。

CT(轴位)所见
- 舌骨位置位于理想位置下方。
- 舌体被迫前移，舌背无法触及上腭导致口呼吸、异常吞咽。
- 舌骨水平位置位于 PM 线后方，下颌后缩。

EMG所见
- 咬肌、颞肌肌力左右不对称。

OSAS检查
- 呼吸暂停低通气次数：46次。
- 呼吸暂停低通气指数(AHI)：7.3次/小时。
- 呼吸暂停最长时间：105秒。
- 轻度OSAS。

**治疗开始后18个月 (中栏)**

SNA : 83.0°
SNB : 76.5°
ANB : 6.5°
GoA : 124.0°
F.OccP : 84.0°
PM线

呼吸情报
无呼吸低呼吸数　：16 回
无呼吸低呼吸指数：3.3 回/时
无呼吸低呼吸时间　最小　10 秒
　　　　　　　　　平均　15 秒
　　　　　　　　　最大　23 秒

口内像
- 上下颌尖牙、磨牙 I 类关系。
- 牙弓、牙槽弓形态得以调整，舌体运动空间充足，鼻呼吸正常，舌习惯改正。

CT(轴位)所见
- 舌骨位置上移，处于理想的垂直位置。
- 舌体可上抬，可轻松贴于上腭，呼吸道增宽，获得鼻呼吸及正常吞咽方式，开殆有所改善。

EMG所见
- 咬肌、颞肌肌力不对称有所改善。

OSAS检查
- 呼吸暂停低通气次数：16次。
- 呼吸暂停低通气指数(AHI)：3.3次/小时。
- 呼吸暂停最长时间：23秒。

其他
- 打鼾及误食呛咳情况减轻，头痛缓解。

**治疗结束时 (右栏)**

SNA : 83.0°
SNB : 78.0°
ANB : 5.0°
GoA : 123.0°
F.OccP : 85.0°
PM线

口内像
- 舌体运动空间充足，颌间关系正常，咬合得到改善。

头颅侧位片所见
- 舌体上抬训练、下颌前移训练及咀嚼训练使得呼吸道进一步增宽。

EMG所见
- 咬肌、颞肌肌力增强(咬合力加大)，左右对称。因此形成尖牙、磨牙尖窝交错紧密的咬合状态。

191

# 参考文献

1) 近藤悦子：矯正治療後 25 年間の長期観察を行った症例（アングルⅡ級 1 類）の咬合の安定性についての検討．日臨矯誌 6：3-29，1994.

2) Enlow DH（三浦不二夫監訳，黒田敬之・東　光夫訳）：Handbook of Facial Growth　顎顔面の成長発育．医歯薬出版，東京，186-233，1980.

3) McNamara JA：A method of cephalometric evaluation. *Am J Orthod* 51：177-202，1981.

4) 近藤悦子：日本人成人男子についての頭部Ｘ線規格写真法による検討．日矯歯誌 31：117-136，1972.

5) Begg PR，Kesling PC：Begg orthodontic theory and technique. WB Saunders，Philadelphia，74-235，1977.

6) 榎　恵：Begg のライト・アーチワイヤーテクニックについて．歯界展望 23：1-27，1964.

7) Graber TM（中後忠夫ほか訳）：Orthodontic Principles and Practice　グレーバー：歯科矯正学―理論と実際（上）．医歯薬出版，東京，85-86，1976.

8) Frans PGM Van der Linden（三浦不二夫・黒田啓之訳）：Facial Growth and Facial Orthopaedics　顔面の成長と整形．クインテッセンス出版，東京，58-215，1988.

9) 大野粛英ほか：習癖による前歯部開咬症例―筋機能療法を用いた例．歯界展望別冊／臨床医の歯科矯正入門．医歯薬出版，東京，117-126，1987.

10) 近藤悦子，久保庭久美子，小野美代子：顎関節症を伴った骨格性Ⅱ級症例の治験例―ヘッドギアを併用しない矯正治療．ベッグ・矯正歯科 7：17-49，1996.

11) Moyers RE et al：Differential diagnosis of class Ⅱ malocclusions. *Am J Orthod* 78：447-494，1980.

12) McNamara JA：Component of class Ⅱ malocclusion in children 8-10 years of age. *Angle Orthod* 51：177-202，1981.

13) Schudy FF：The retention of the mandible resulting from growth：its implication in orthodontic treatment. *Angle Orthod* 35：36-50，1905.

14) Graber TM：Physiologic Principles of Functional Appliance. CV Mosby，St. Louis，1985.

15) Moss ML：The primary role of functional matrices in facial growth. *Am J Orthod* 55：556-577，1969.

16) Graber LW：Current concept in removable appliance therapy for Angle class Ⅱ malocclusion．日矯歯誌 44：1-9，1985.

17) 上村修三朗ほか：機能を伴う顎関節骨形態の適合性変化―下顎頭後面の陥凹について．歯放 30：211-218，1990.

18) Kondo E：Two skeletal class Ⅱ cases with retrognathic mandible and temporomandibular disorders―Orthodontic treatment without headgear. *Int J MEAW* 3 (1)：5-37，1996.

19) Kondo E：The long-term (25 years) stability of the occlusion of an angle class Ⅱ division 1 malocclusion. *Australian Orthod* 14：7-17，1995.

20) Kondo E：Case report：Occlusal stability in Class Ⅱ，Division 1，deep bite cases followed up for many years after orthodontic treatment. *Am J Orthod Dentofacial Orthop* 114：611-630，1998.

21) Rakosi T，Jonas I，Graber TM：Color Atlas of Dental Medicine：Orthodontic-Diagnosis. Thieme Medical Publishers，New York，179-235，1993.

22) Graber TM：Orthodontics Principles and Practice. WB Saunders，Philadelphia，249-325，1966.

23) Graber TM：Dentofacial Orthopedics with Functional Appliances. CV Mosby，St. Louis，3-12，1997.

24) 近藤悦子：審美性の回復を考慮して治療を行った成人の上顎前突症例．デンタルダイヤモンド 24 (2)：54-59，1999.

25) Kondo E，Aoba TJ：Skeletal Class Ⅱ case with retrognathic mandible and temporomandibular dysfunction：Orthodontic treatment without headgear. *World J Orthod* 1：173-186，2000.

26) McNamara JA，Brudon WL（黒田啓之監訳，宮島邦彰訳）：Orthodontic and Orthopedic Treatment in the Mixed Dentition　混合歯列期の矯正治療．日本臨床出版，東京，13-54，1997.

27) Graber TM：The unique nature of temporomandibular joint metabolism. Bone Formation and Repair (Rabie AM，Urst MR)，Elsevier Science，Amsterdam，1997.

28) Moyers RE：Years Book. Hand book of orthodontics 2nd edition for the student and general practitioner. Medical Publishers，Chicago，1970.

29) 榎　恵：劣等感と矯正施術―矯正施術の一目的としての劣等感の解消と個性の修正に就いて．日矯歯誌 4：13-21，1935.

30) 近藤悦子：骨格性Ⅲ級開咬症例の治療経過と一考察．日臨矯誌 1：36-56，1991.

31) 近藤悦子：骨格性Ⅲ級開咬症例の治療経過と一考察．日臨矯誌 3：36-56，1991.

32) 久保庭久美子，小野美代子，近藤悦子：開咬を伴った反対咬合の治験例　Class Ⅲ open-bite malocclusion with orthodontic treatment．ベッグ矯正歯科ジャー

ナル **5**，**6**：13-26，1995．

33）榎　恵，本橋康助ほか：ベッグ法　その基本術式と臨床（榎　恵監修，本橋康助ほか編）．医歯薬出版，東京，1-494，1980．

34）Lee BW：ベッグテクニックにおける適切な歯牙移動（Optimal tooth movement in orthodontics with special reference to the Begg technique）．ベッグ・矯正歯科 **3**：1-11，1992．

35）近藤悦子，豊城あずさ：顎関節症を伴った骨格性Ⅲ級開咬症例の1治験例（Skeletal Class Ⅲ open bite case with temporomandibular disorders without surgical orthodontics）．日成人矯歯誌 **3**（1）：109-126，1996．

36）近藤悦子：再治療を要した骨格性Ⅲ級症例の問題点．東京矯歯誌 **7**：72-83，1997．

37）Kondo E：Nonsurgical and nonextraction treatment of skeletal Class Ⅲ open bite：Its long-term stability．*Am J Orthod Dentofacial Orthop* **117**：267-287，2000．

38）Kondo E，Ohno T，Aoba TJ：Nonsurgical and nonextraction treatment of a skeletal Class Ⅲ patient with severe prognathic mandible：Long-term stability．*World J Orthod* **2**：115-126，2001．

39）Kondo E：Long-term prognosis of a skeletal Class Ⅲ patient with four replanted young permanent mandibular incisors in a case of trauma．*World J Orthod* **3**：27-40，2002．

40）Kondo E：Features and treatment of skeletal Class Ⅲ malocclusion with severe lateral mandibular shift and asymmetric vertical dimension．*World J Orthod* **5**：9-24，2004．

41）Kondo E：Case report of malocclusion with abnormal head posture and TMJ symptoms．*Am J Orthod Dentofacial Orthop* **116**（5）：481-493，1999．

42）Kondo E，Graber TM et al：Cervical spine problems in patients with temporomandibular disorder symptoms：An investigation of the orthodontic treatment effects for growing and nongrowing patients．*World J Orthod* **3**：295-312，2002．

43）McGregor M：The significance of certain measurements of the skull in the diagnosis of basilar impression．*Br J Radiol* **21**：171-181，1948．

44）Kondo E，Ono M，Aoba TJ：Utilization of third molars in the orthodontic treatment of skeletal Class Ⅲ subjects with severe lateral deviation：Case report．*World J Orthod* **5**：201-212，2004．

45）Kondo E：Utilization of wisdom teeth in orthodontic treatment．*Nippon Dent Rev* **527**：161-185，1986．

46）Kondo E：Utilization of wisdom teeth in adult orthodontic treatment．*Dental Frontier* **22**：14-32，2003．

47）Kondo E，Arai S：Nonsurgical and nonextraction treatment of a skeletal Class Ⅲ adult patient with severe prognathic mandible．*World J Orthod* **6**：233-247，2005．

48）Graber TM，Vanarsdall RL，Vig KL：Orthodontics；Current Principles and Techniques．4th ed，Elsevier Mosby，St. Louis，2005．

49）与五沢文夫，西巻秀樹，小野悦子：矯正治療に用いられるゴムの劣化について．日矯歯誌 **26**：49-55，1967．

50）与五沢文夫，西巻秀樹，近藤悦子：矯正治療に用いられるゴムの劣化について（第2報）．日矯歯誌 **27**（1）：88-94，1968．

51）Begg PR：Begg Orthodontic Theory and Technique．WB Saunders，Philadelphia，London，150-151，1965．

52）石川栄助：実用近代統計学．槇書店，東京，1957．

53）上條雍彦：口腔解剖学1　骨学．アナトーム社，東京，1965．

54）本橋康助，亀田　晃，近藤悦子：頭部X線規格正貌写真の研究にあたって考慮すべき2，3の事項について．Unpublished papers，1972．

55）Broadbent BH：The face of normal children．*Angle Orthod* **7**：138-208，1937．

56）Enlow DH：The Human Face．Hoeber and Low，New York，1968．

57）大野粛英，杉村英雄，近藤悦子，坂本正雄：乳歯期のposterio cross bite—その早期発見と治療法．歯界展望 **50**（4）：609-616，1977．

58）榎　恵：いつ・なにを・なぜ　矯正治療を始める時期とその目的について．歯界展望 **25**：639-653，767-781，1001-1010，1965．

59）榎　恵ほか：Posterior cross bite について．第27回日本歯科矯正学会，名古屋，1968．

60）大野粛英，近藤悦子，坂本正雄：連続抜去法—その臨床的なメリット，デメリット．歯界展望 **53**（5）：719-734，1979．

61）大野粛英，近藤悦子：矯正治療による智歯の利用について．日本歯科評論 **527**：161-185，1986．

62）近藤悦子：先天的欠如を持つ患者のMTM症例．歯科ジャーナル **25**（3）：353-363，1987．

63）近藤悦子，井上光道：外傷により完全脱臼した根未完成永久下顎 4 前歯の再植後の矯正治療経過—再植 6 年後から 12 年後までの咬合の変化と再植歯の経過について．歯界展望 **79**（3）：621-640，**79**（4）：883-902，1992.

64）近藤悦子：下顎枝・下顎頭の形態異常と頸椎および頸部筋の形態異常との関連性について—長期観察症例—UP-TO-DATE-ORTHO．ザ・クインテッセンス別冊／臨床家のための矯正 YEAR BOOK 2001．クインテッセンス出版，東京，33-48，2001.

65）Keith L Moore，Anne MR Agur（坂井建雄訳）：ムーア臨床解剖学．メディカル・サイエンス・インターナショナル，東京，191-209，340-443，2000.

66）中井検裕，縄田和満，松原　望ほか：統計学入門．東京大学出版会，東京，41-64，1994.

67）矢島美寛，廣津千尋，藤野和史ほか：自然科学の統計学．東京大学出版会，東京，177-305，1993.

68）Kondo E，Nakahara R，Ono M，Arai S，Kuboniwa K，Graber TM，Kanematsu E，Toyomura Y，Aoba TJ：Cervical spine problems in patients with temporomandibular disorder symptoms：An investigation of the orthodontic treatment effects for growing and nongrowing patients. *World J Orthod* **3**（4）：295-312，2002.

69）近藤悦子：成人矯正で智歯を効果的に利用していくには．特集：智歯の利用で咬合の改善が得られた．Dental Frontier QA **22**：13-32，2003.

70）近藤悦子：成長期矯正治療の 20 歳アウトカム評価と診療ガイドライン—舌と口腔周囲筋を含む咀嚼筋及び頸部筋活動の正常化を図っての矯正治療効果と術後の安定性について．東北矯歯誌 **12**（1）：87-95，2004.

71）Abrahams PH，Mraks Jr SC，Hutchings RT（佐藤達夫訳）：人体解剖カラーアトラス McMinn's Colour Atlas of Human Anatomy．原著第 4 版，南江堂，東京，1999.

72）榎　恵，本橋康助：異常嚥下癖について．日矯歯誌 **14**：35-42，1955.

73）Dox I，Melloni BJ，Eisner GM（高久史麿監訳）：メローニ図解医学辞典．原著改訂第 2 版，南江堂，東京，1995.

74）井出吉信，中沢勝宏：顎関節 機能解剖図譜．クインテッセンス出版，東京，1990.

75）井出吉信監修：CD-ROM　人体解剖学 1 骨学（頭蓋）．わかば出版，東京，2000.

76）上條雍彦：口腔解剖学 2　筋学．アナトーム社，東京，1991.

77）近藤悦子：Case Ⅱ 開咬症例．矯正臨床ジャーナル **4**（9）：35-51，1988.

78）近藤悦子：Muscle Wins！の矯正歯科臨床—呼吸および舌・咀嚼筋の機能を生かした治療—．医歯薬出版，東京，2007.

79）歯科医学大事典編集委員会編：歯科医学大事典．医歯薬出版，東京，1989，619.

80）前田健康監訳：ネッター頭頸部・口腔顎顔面の臨床解剖学アトラス　原著第 2 版．医歯薬出版，東京，2014.

81）睡眠呼吸障害研究会編：成人の睡眠時無呼吸症候群　診断と治療のためのガイドライン．メディカルレビュー社，東京，2005.

82）近藤悦子：呼吸機能が健全な顎顔面骨格形成の Key Factors．歯界展望 **113**（3）：417-431，2009.